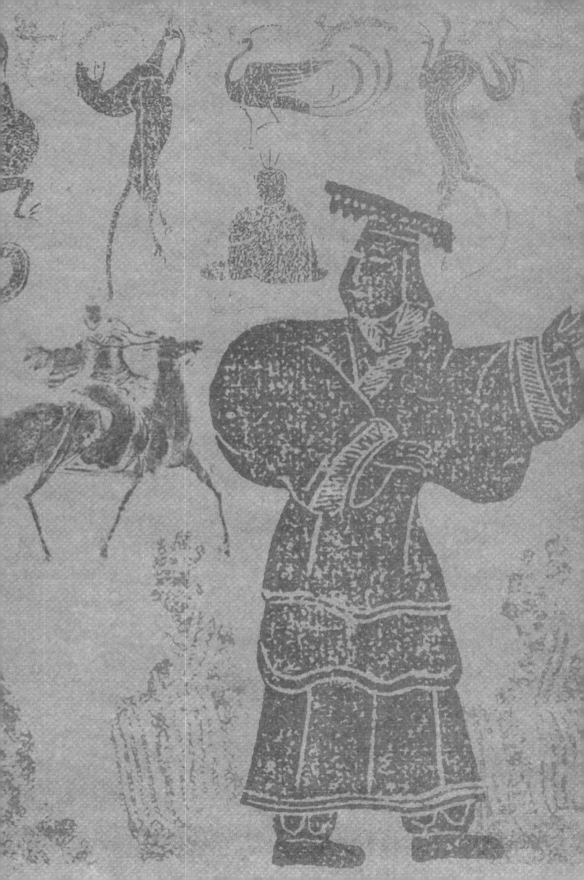

中国古医籍整理丛书

瞻山医案

清·任贤斗　著

李亚军　张建伟　张　星　校注

中国中医药出版社
·北　京·

图书在版编目（CIP）数据

瞻山医案/（清）任贤斗著；李亚军，张建伟，张星校注．
—北京：中国中医药出版社，2016.11
（中国古医籍整理丛书）
ISBN 978 - 7 - 5132 - 3457 - 3

Ⅰ.①瞻…　Ⅱ.①任…　②李…　③张…　④张…

Ⅲ.①医案—汇编—中国—清代　Ⅳ.①R249.49

中国版本图书馆 CIP 数据核字（2016）第 125407 号

中 国 中 医 药 出 版 社 出 版
北京市朝阳区北三环东路 28 号易亨大厦 16 层
邮政编码　100013
传真　010 64405750
保定市中画美凯印刷有限公司印刷
各地新华书店经销

＊

开本 710 × 1000　1/16　印张 17　字数 186 千字
2016 年 11 月第 1 版　2016 年 11 月第 1 次印刷
书　号　ISBN 978 - 7 - 5132 - 3457 - 3

＊

定价　48.00 元
网址　www.cptcm.com

国家中医药管理局
中医药古籍保护与利用能力建设项目
组织工作委员会

前　言

　　中医药古籍是传承中华优秀文化的重要载体，也是中医学传承数千年的知识宝库，凝聚着中华民族特有的精神价值、思维方法、生命理论和医疗经验，不仅对于传承中医学术具有重要的历史价值，更是现代中医药科技创新和学术进步的源头和根基。保护和利用好中医药古籍，是弘扬中国优秀传统文化、传承中医学术的必由之路，事关中医药事业发展全局。

　　1949 年以来，在政府的大力支持和推动下，开展了系统的中医药古籍整理研究。1958 年，国务院科学规划委员会古籍整理出版规划小组在北京成立，负责指导全国的古籍整理出版工作。1982 年，国务院古籍整理出版规划小组召开全国古籍整理出版规划会议，制定了《古籍整理出版规划（1982—1990）》，卫生部先后下达了两批 200 余种中医古籍整理任务，掀起了中医古籍整理研究的新高潮，对中医文化与学术的弘扬、传承和发展，发挥了极其重要的作用，产生了不可估量的深远影响。

　　2007 年《国务院办公厅关于进一步加强古籍保护工作的意见》明确提出进一步加强古籍整理、出版和研究利用，以及

"保护为主、抢救第一、合理利用、加强管理"的方针。2009年《国务院关于扶持和促进中医药事业发展的若干意见》指出，要"开展中医药古籍普查登记，建立综合信息数据库和珍贵古籍名录，加强整理、出版、研究和利用"。《中医药创新发展规划纲要（2006—2020）》强调继承与创新并重，推动中医药传承与创新发展。

2003~2010年，国家财政多次立项支持中国中医科学院开展针对性中医药古籍抢救保护工作，在中国中医科学院图书馆设立全国唯一的行业古籍保护中心，影印抢救濒危珍本、孤本中医古籍1640余种；整理发布《中国中医古籍总目》；遴选351种孤本收入《中医古籍孤本大全》影印出版；开展了海外中医古籍目录调研和孤本回归工作，收集了11个国家和2个地区137个图书馆的240余种书目，基本摸清流失海外的中医古籍现状，确定国内失传的中医药古籍共有220种，复制出版海外所藏中医药古籍133种。2010年，国家财政部、国家中医药管理局设立"中医药古籍保护与利用能力建设项目"，资助整理400余种中医药古籍，并着眼于加强中医药古籍保护和研究机构建设，培养中医古籍整理研究的后备人才，全面提高中医药古籍保护与利用能力。

在此，国家中医药管理局成立了中医药古籍保护和利用专家组和项目办公室，专家组负责项目指导、咨询、质量把关，项目办公室负责实施过程的统筹协调。专家组成员对古籍整理研究具有丰富的经验，有的专家从事古籍整理研究长达70余年，深知中医药古籍整理研究的重要性、艰巨性与复杂性，履行职责认真务实。专家组从书目确定、版本选择、点校、注释等各方面，为项目实施提供了强有力的专业指导。老一辈专家的学术水平和智慧，是项目成功的重要保证。项目承担单位山东中医药大学、南京中医药大学、上海中医药大学、福建中医药大学、浙江省中医药研究院、陕西省中医药研究院、河南省中医药研究院、辽宁中医药大学、成都中医药大学及所在省市中医药管理部门精心组织，充分发挥区域间互补协作的优势，并得到承担项目出版工作的中国中医药出版社大力配合，全面推进中医药古籍保护与利用网络体系的构建和人才队伍建设，使一批有志于中医学术传承与古籍整理工作的人才凝聚在一起，研究队伍日益壮大，研究水平不断提高。

本着"抢救、保护、发掘、利用"的理念，该项目重点选择近60年未曾出版的重要古医籍，综合考虑所选古籍的保护价值、学术价值和实用价值。400余种中医药古籍涵盖了医经、基础理论、诊法、伤寒金匮、温病、本草、方书、内科、外科、女科、儿科、伤科、眼科、咽喉口齿、针灸推拿、养生、医案医话医论、医史、临证综合等门类，跨越唐、宋、金元、明以迄清末。全部古籍均按照项目办公室组织完成的行业标准《中医古籍整理规范》及《中医药古籍整理细则》进行整理校注，绝大多数中医药古籍是第一次校注出版，一批孤本、稿本、抄本更是首次整理面世。对一些重要学术问题的研究成果，则集中收录于各书的"校注说明"或"校注后记"中。

"既出书又出人"是本项目追求的目标。近年来，中医药古籍整理工作形势严峻，老一辈逐渐退出，新一代普遍存在整理研究古籍的经验不足、专业思想不坚定等问题，使中医古籍整理面临人才流失严重、青黄不接的局面。通过本项目实施，搭建平台，完善机制，培养队伍，提升能力，经过近5年的建设，锻炼了一批优秀人才，老中青三代齐聚一堂，有效地稳定了研究队伍，为中医药古籍整理工作的开展和中医文化与学术的传承提供必备的知识和人才储备。

本项目的实施与《中国古医籍整理丛书》的出版，对于加强中医药古籍文献研究队伍建设、建立古籍研究平台，提高古籍整理水平均具有积极的推动作用，对弘扬我国优秀传统文化，推进中医药继承创新，进一步发挥中医药服务民众的养生保健与防病治病作用将产生深远影响。

第九届、第十届全国人大常委会副委员长许嘉璐先生，国家卫生计生委副主任、国家中医药管理局局长、中华中医药学会会长王国强先生，我国著名医史文献专家、中国中医科学院马继兴先生在百忙之中为丛书作序，我们深表敬意和感谢。

由于参与校注整理工作的人员较多，水平不一，诸多方面尚未臻完善，希望专家、读者不吝赐教。

国家中医药管理局中医药古籍保护与利用能力建设项目办公室

二〇一四年十二月

许序

"中医"之名立，迄今不逾百年，所以冠以"中"字者，以别于"洋"与"西"也。慎思之，明辨之，斯名之出，无奈耳，或亦时人不甘泯没而特标其犹在之举也。

前此，祖传医术（今世方称为"学"）绵延数千载，救民无数；华夏屡遭时疫，皆仰之以度困厄。中华民族之未如印第安遭染殖民者所携疾病而族灭者，中医之功也。

医兴则国兴，国强则医强。百年运衰，岂但国土肢解，五千年文明亦不得全，非遭泯灭，即蒙冤扭曲。西方医学以其捷便速效，始则为传教之利器，继则以"科学"之冕畅行于中华。中医虽为内外所夹击，斥之为蒙昧，为伪医，然四亿同胞衣食不保，得获西医之益者甚寡，中医犹为人民之所赖。虽然，中国医学日益陵替，乃不可免，势使之然也。呜呼！覆巢之下安有完卵？

嗣后，国家新生，中医旋即得以重振，与西医并举，探寻结合之路。今也，中华诸多文化，自民俗、礼仪、工艺、戏曲、历史、文学，以至伦理、信仰，皆渐复起，中国医学之兴乃属必然。

迄今中医犹为国家医疗系统之辅，城市尤甚。何哉？盖一则西医赖声、光、电技术而于 20 世纪发展极速，中医则难见其进。二则国人惊羡西医之"立竿见影"，遂以为其事事胜于中医。然西医已自觉将入绝境：其若干医法正负效应相若，甚或负远逾于正；研究医理者，渐知人乃一整体，心、身非如中世纪所认定为二对立物，且人体亦非宇宙之中心，仅为其一小单位，与宇宙万象万物息息相关。认识至此，其已向中国医学之理念"靠拢"矣，虽彼未必知中国医学何如也。唯其不知中国医理何如，纯由其实践而有所悟，益以证中国之认识人体不为伪，亦不为玄虚。然国人知此趋向者，几人？

国医欲再现宋明清高峰，成国中主流医学，则一须继承，一须创新。继承则必深研原典，激清汰浊，复吸纳西医及我藏、蒙、维、回、苗、彝诸民族医术之精华；创新之道，在于今之科技，既用其器，亦参照其道，反思已之医理，审问之，笃行之，深化之，普及之，于普及中认知人体及环境古今之异，以建成当代国医理论。欲达于斯境，或需百年欤？予恐西医既已醒悟，若加力吸收中医精粹，促中医西医深度结合，形成 21 世纪之新医学，届时"制高点"将在何方？国人于此转折之机，能不忧虑而奋力乎？

予所谓深研之原典，非指一二习见之书、千古权威之作；就医界整体言之，所传所承自应为医籍之全部。盖后世名医所著，乃其秉诸前人所述，总结终生行医用药经验所得，自当已成今世、后世之要籍。

盛世修典，信然。盖典籍得修，方可言传言承。虽前此 50 余载已启医籍整理、出版之役，惜旋即中辍。阅 20 载再兴整理、出版之潮，世所罕见之要籍千余部陆续问世，洋洋大观。

今复有"中医药古籍保护与利用能力建设"之工程，集九省市专家，历经五载，董理出版自唐迄清医籍，都400余种，凡中医之基础医理、伤寒、温病及各科诊治、医案医话、推拿本草，俱涵盖之。

噫！璐既知此，能不胜其悦乎？汇集刻印医籍，自古有之，然孰与今世之盛且精也！自今而后，中国医家及患者，得览斯典，当于前人益敬而畏之矣。中华民族之屡经灾难而益蕃，乃至未来之永续，端赖之也，自今以往岂可不后出转精乎？典籍既蜂出矣，余则有望于来者。

谨序。

第九届、十届全国人大常委会副委员长

许嘉璐

二〇一四年冬

王 序

中医学是中华民族在长期生产生活实践中，在与疾病作斗争中逐步形成并不断丰富发展的医学科学，是中国古代科学的瑰宝，为中华民族的繁衍昌盛作出了巨大贡献，对世界文明进步产生了积极影响。时至今日，中医学作为我国医学的特色和重要医药卫生资源，与西医学相互补充、相互促进、协调发展，共同担负着维护和促进人民健康的任务，已成为我国医药卫生事业的重要特征和显著优势。

中医药古籍在存世的中华古籍中占有相当重要的比重，不仅是中医学术传承数千年最为重要的知识载体，也是中医为中华民族繁衍昌盛发挥重要作用的历史见证。中医药典籍不仅承载着中医的学术经验，而且蕴含着中华民族优秀的思想文化，凝聚着中华民族的聪明智慧，是祖先留给我们的宝贵物质财富和精神财富。加强对中医药古籍的保护与利用，既是中医学发展的需要，也是传承中华文化的迫切要求，更是历史赋予我们的责任。

2010 年，国家中医药管理局启动了中医药古籍保护与利用能力建设项目。这既是传承中医药的重要工程，也是弘扬优秀民族文化的重要举措，不仅能够全面推进中医药的有效继承和创新发展，为维护人民健康做出贡献，也能够彰显中华民族的璀璨文化，为实现中华民族伟大复兴的中国梦作出贡献。

相信这项工作一定能造福当今，嘉惠后世，福泽绵长。

国家卫生和计划生育委员会副主任

国家中医药管理局局长

中华中医药学会会长

王国强

二〇一四年十二月

马 序

新中国成立以来，党和国家高度重视中医药事业发展，重视古籍的保护、整理和研究工作。自 1958 年始，国务院先后成立了三届古籍整理出版规划小组，分别由齐燕铭、李一氓、匡亚明担任组长，主持制订了《整理和出版古籍十年规划（1962—1972）》《古籍整理出版规划（1982—1990）》《中国古籍整理出版十年规划和"八五"计划（1991—2000）》等，而第三次规划中医药古籍整理即纳入其中。1982 年 9 月，卫生部下发《1982—1990 年中医古籍整理出版规划》，1983 年 1 月，中医古籍整理出版办公室正式成立，保证了中医古籍整理出版规划的实施。2002 年 2 月，《国家古籍整理出版"十五"（2001—2005）重点规划》经新闻出版署和全国古籍整理出版规划领导小组批准，颁布实施。其后，又陆续制定了国家古籍整理出版"十一五"和"十二五"重点规划。国家财政多次立项支持中国中医科学院开展针对性中医药古籍抢救保护工作，文化部在中国中医科学院图书馆专门设立全国唯一的行业古籍保护中心，国家先后投入中医药古籍保护专项经费超过 3000 万元，影印抢救濒危珍、善、孤本中医古籍 1640 余种，开展了海外中医古籍目录调研和孤本回归工作。2010 年，国家财政部、国家中医药管理局安排国家公共卫生专项资金，设立了"中医药古籍保护与利用能力建设项目"，这是继 1982～1986 年第一批、第二批重要中医药古籍整理之后的又一次大规模古籍整理工程，重点整理新中国成立后未曾出版的重要古籍，目标是形成并普及规范的通行本、传世本。

为保证项目的顺利实施，项目组特别成立了专家组，承担咨询和技术指导，以及古籍出版之前的审定工作。专家组中的许多成员虽逾古稀之年，但老骥伏枥，孜孜不倦，不仅对项目进行宏观指导和质量把关，更重要的是通过古籍整理，以老带新，言传身教，培养一批中医药古籍整理研究的后备人才，促进了中医药古籍保护和研究机构建设，全面提升了我国中医药古籍保护与利用能力。

作为项目组顾问之一，我深感中医药古籍保护、抢救与整理工作的重要性和紧迫性，也深知传承中医药古籍整理经验任重而道远。令人欣慰的是，在项目实施过程中，我看到了老中青三代的紧密衔接，看到了大家的坚持和努力，看到了年轻一代的成长。相信中医药古籍整理工作的将来会越来越好，中医药学的发展会越来越好。

欣喜之余，以是为序。

中国中医科学院研究员

马继兴

二〇一四年十二月

校注说明

　　《瞻山医案》，清代任贤斗著。任贤斗（1751—1828），字师韩，号瞻山，湖南省浏阳县北乡人。其人心思灵敏，记忆力强，因敬仰张景岳并尊其学术，竟能默诵《景岳全书》，然"又旁稽古籍，别开生面，不为景岳所拘墟"，"治医有神悟"。于阴阳虚实辨之最晰。虽隔垣辨声，能决人生死，故而一时习其术者数十人。晚年积数十年业医心得，著成《瞻山医案》传世。

　　《瞻山医案》四卷，成书于1814～1823年间，初名《医案》，或曰《任氏医案》，五卷本，未曾镌诸梨枣，仅藏于门人手中。民国十三年（1924）浏阳周乃金四处寻访，终而觅得一手抄本，将其校勘付梓，始更名为《瞻山医案》，并将五卷改为四卷，附方一卷并入第四卷中。由此而《瞻山医案》大行于世。现抄本已不可见，仅存1924年周氏活字本。藏于上海市图书馆、湖南省图书馆、中国科学院国家科学图书馆、陕西省中医研究院图书馆、辽宁中医药大学图书馆等多处。湖南地区民间亦有所藏。

　　《瞻山医案》记载任氏治疗伤寒、伤风、眩晕、怔忡惊悸恐、咳嗽、声暗、疟疾、小儿热疟、痢疾、伤暑、湿证、火证、食滞、虚损、头痛、肿胀、麻痘、血症、哭证、笑证、调经、安胎、瘀血不下、胞衣不下、咽喉、黄疸、眼目、癫狂痴呆、痹痛、痉痛、癃闭、尿短、尿多、便浊、淋证、梦遗、遗精、便闭、呕吐、恶心、嗳气、胁痛、心腹痛、不寐、巧证、气喘弹证、辨黄藤毒、猘犬辨原、疝气、痰饮、吞酸吐酸、饥证、三消、脚气、霍乱、痿证、泄泻、积聚、噎膈、关格、呃逆等内科、外科、妇科及儿科验案。后另附方176条。该书全面反映了任瞻山的医学思想及临床经验，有独特的学术价值。

本次以陕西省中医研究院图书馆藏本为底本进行校勘整理。具体校注原则如下：

1. 采用简体横排形式，对原文加以现代标点。

2. 凡底本中一般笔画之误，如日、曰混淆，己、巳不分等，予以径改，不出校记。

3. 凡本书引录他书文献，以及具体史实，如人物、地点、年代等记述有明显错误者，均不擅改，出注说明。

4. 底本中的古字、异体字、俗字予以径改，不出校记。通假字，保留原字，于首见处出注说明。

5. 原书中字词疑难或生疏者，予以注释，必要者加注音。

6. 原文中所涉人名、地名、书名、药名及专业术语等，较为生疏者出注说明。

7. 原文中的典故，出注说明其出处，较为生疏者简注其义。

8. 原书中明引前代文献者，简注说明。其中引用与原文无差者，用"语出"；引用与原文有出入者，用"语本"。

序

　　医者，生人者也；医案者，生人之术也。有生人之医，而后一时一方之人生；有生人之术，而后万世万方之人生。况乎医学智识之普及，尤为今日至要之图，得其术者，宁可秘而不宣，以负作者生人之意哉！任公瞻山，讳贤斗，字师韩，吾浏名医也。本其生平，活人之成绩，手编医案，传之其徒，其徒视为枕中秘，递推递嬗，私相授受，不肯轻以示人，余故觅之十余年而未得也。今幸得先生书而读之，虽相隔百有余年，宛如遇诸几席间，亲聆其声咳。先生生值前清乾隆之初，正《景岳全书》风行海内之际，闻先生记忆力强，能默诵其全书，而又能旁稽古籍，别开生面，不为景岳所拘墟①。如辟熟地、枸杞等之腻膈，为治痰湿者所大忌，则与陈修园之见解同；辟五味、麦冬等之敛肺，用治风寒咳嗽者，必成劳损，则与徐灵胎之见解同；用轻扬之药清上焦之热，分量不宜过重，则与叶天士之见解同。先生未及见诸贤之书，而动与诸贤同见解，亦可想见其心思之灵敏，经验之丰富矣。其它临机应变独出手眼，寻求病本一药即愈，而见解辄出乎古人之外者，不可枚举。全案具在，可考而知也，惜乎钞传既久，谬误良多，展诵之余，鲁鱼亥豕所在皆有，余乘教务余闲，从事校雠并略删其残缺不完者，以求文从字顺，非敢谓毫无遗憾也。昔李公穆堂有言：凡能拾人遗文残稿而代存之者，其功德与哺弃儿、葬枯骨相同。

---

　　① 拘墟：亦作"拘虚"。比喻孤处一隅，见闻狭隘。典出《庄子·秋水》："井蛙不可语于海者，拘于虚也。"

何其言之沉痛若是也？爰本此意，商诸宗兄兆璜，渠亦久闻是书之有益于世，欲谋付梓而不可得见，余持书就商，欣然乐从，遂相与醵金①，镌之梨枣，以广其传。虽不足以言功德，其庶乎先生生人之美意或不至焉其门徒所私也已。

目录

按时察病总诀

认证法则

凡认外感之证不难辨，内伤之证实难。夫外感有恶风、恶寒、恶湿、恶热、头疼、身痛、鼻塞或鼻流清涕及发热，昼夜一般等证。其伤寒者必恶寒，伤热者必恶热，伤湿者必恶湿，伤风者必恶风，皆易辨也。如发热一证，内伤则发热，有时外感则发热，毫无间断，只是平平而烧，尤易辨也。又内伤之证发作，实无一定而阴阳虚实变幻难测。如阳虚者日轻夜重，阴虚者日重夜轻，又如阳邪实者日重夜轻，阴邪实者日轻夜重，此当从《中藏经》之法辨之。正虚者，阳虚喜阳助，阴虚喜阴助，邪盛者阳逢阳旺，阴得阴强，尚易识也。然有阳虚者日反重，阴虚者夜反重，阳邪盛者日反轻，阴邪盛者夜反轻，此则与中脏经之辨法又相反矣，不易识也。又有病起于子时，而午时退者，起于午时，而子时退者；又有寒盛之病作于子而甚于寅者，热盛之病作于午而甚于申者；又有一日只痛一二时者，皆不易识也。俱当从《内经·顺气一日分四时》[①] 察之，方得其病之源。第一日分四时亦有数则，有从四季分者，有从六气分者，有从卦象值月令分者，兹并详列于左。后之学者必须深洞于胸中，庶临证方有主持。能于此数处着工夫，便得吾道之秘诀。

---

① 内经顺气一日分四时：即《灵枢·顺气一日分为四时》。

顺气一日分四时

　　四时者,一岁之春秋冬也;顺气者,一日如一岁也。夫一年十二月,得地支一周,一日十二时,亦得地支一周,日与年同,故《内经》察病有一日分四时之法也。夫寅、卯、辰即日之春,巳、午、未即日之夏,此六时者,阳浮于外,阴伏于内也。凡病阳虚者,此六时阳浮于外,内阳愈虚,病必甚。若阳邪盛者,此六时阴伏于内,阳邪得伏,阴制之,不能肆狂,病必减。申、酉、戌即日之秋,亥、子、丑即日之冬,此六时者,阴浮于外阳,伏于中也。凡病阴虚者,此六时阴浮于外,内阴愈虚,病必甚。若阴邪盛者,此六时阳伏于内,阴邪得伏阳制之,不能猖獗,病必减。尝见头痛恶心者,察其脉证,皆属阳虚,问其时候,云病起清晨,日中更甚,下午稍轻,至申、酉时全安,此阳虚之证,昼反甚,即阳浮于外,内阳愈虚之征也。又尝见热眼火盛之病,俱云五更至日中病颇安,下午至半夜病最甚,此阳邪实者,夜反重,即阳伏于内,内火得助之征也。在《中藏经》云,阳邪盛者日重,阳气虚者日轻[①],乃言阳盛畏阳凑,阳虚喜阳助,言阴阳之消长也,理也。在《四时法》云,阳邪盛者夜重,阳气虚者夜轻,亦言阳盛畏阳凑,阳虚喜助,乃言阴阳之出入也,亦理也。故医之临证,不可胶柱而鼓瑟也。

---

　　① 阳邪盛……日轻:《中藏经》未见此语,此下所引《四时法》未详何书。考明代张景岳《景岳全书》卷一有"考之《中藏经》曰:阳病则旦静,阴病则夜宁;阳虚则暮乱,阴虚则朝争。盖阳虚喜阳助,所以朝轻而暮重;阴虚喜阴助,所以朝重而暮轻,此言阴阳之虚也。若实邪之候,则与此相反,凡阳邪盛者必朝重暮轻,阴邪盛者必朝轻暮重,此阳逢阳王,阴得阴强也"语,则此二句或本于此。

六 气

六气者，在太虚布行天令，在人身宣通生气，亦日与年同而值时用事也。厥阴风木自丑中起，至卯中止；少阴君火自卯中起，至巳中止；少阳相火自巳中起，至未中止；太阴湿土自未中起，至酉中止；阳明燥金自酉中起，至亥中止；太阳寒水自亥中起，至丑中止。凡内伤之病，有一日只病一二时者，在阴阳消长出入俱不能察，当从六气值时①察之，方能得其病本。尝诊腹痛，自丑时起，至天明即安，每夜如是，乃厥阴司令之时，厥阴虚弱，无力主持，不能宣通气血，致凝滞作痛，即与暖肝煎，数剂而安。又曾见数发热者，自未时起微恶寒，即发热，精神疲倦，至黄昏即安，此太阴司令之时，太阴虚，不能主持，故阳气凝滞而发热，即进温中补脾之药而安。又曾见数头痛，自酉时起，至亥时止，乃燥金行令之时，金亏不能主持，致风木肆狂而病头痛，乃用补土生金之药而安。此皆六气之现证也，虽六气之病不多见，亦学者之所宜知也。

八卦值月

正月	地天泰 ䷊	二月	雷天大壮 ䷡
三月	泽天夬 ䷪	四月	乾为天 ䷀
五月	天风姤 ䷫	六月	天山遁 ䷠
七月	天地否 ䷋	八月	风地观 ䷓
九月	山地剥 ䷖	十月	坤为地 ䷁
十一月	地雷复 ䷗	十二月	地泽临 ䷒

---

① 六气值时：指上文"厥阴风木自丑中起，至卯中止"等六气与时辰的关系。

以上每月卦值，乃明阴阳消长由渐而盛之确征也。如冬至一阳生，卦名地雷复，即一阳始于下，逐月阳增，至巳月六阳尽出于上矣；夏至一阴生，卦名天风姤，即一阴始于下，逐月阴增，至亥月六阴尽出于上矣。此乃一年阴阳之消长也。日亦与年相同，阳生于子时，极于巳时，阴生于午时，极于亥时，是一日阴阳之消长也。病有随此阴阳消长而作者。余曾经治数人，乃阴虚内热之证，每日至申时便觉烦躁，由渐至甚，及点灯时内热，至戌时吐血数口，亥时吐血更甚，至子时候，血止烦宁，下半夜及上昼安然无事，至申时仍作。盖申时乃三阳伏内，卦名天地否，内热得阳助，故烦躁；戌时卦属山地剥，乃五阳伏内；亥时卦属坤为地，六阳尽伏于内，内热愈甚，故迫血妄行。与一阴煎加丹皮一剂，血略止，烦略减，二剂，血止烦除而安。

又曾经治中寒阳虚数人，每日卯时微觉恶心，头微痛，至辰巳时恶心头痛愈甚，精神昏倦。夫卯时雷天大壮，乃四阴伏内，内寒得伏阴助之，故病作。至辰时，卦属泽天夬，乃五阴伏内。至巳时，卦属乾为天，六阴俱伏于内，内寒愈甚，故病剧神疲。皆用附子理中汤加肉桂、茯苓补阳逐湿而安。可见阴阳消长，日与年符，丝毫不爽①。

子午二时，热之作退更易。曾诊虚劳之病，有阳虚者，于午时发热，至子时热退，阴虚者，于子时发热，至午时热退。此正阳虚喜阳助，阴虚喜阴助也，宜从《中藏经》之法辨之，反此者宜从卦象阳出阴伏、阴出阳伏之法，方得病本之确切，而施治不至于茫然。历见阳虚阴盛之病，作于子时，甚于寅时。

---

① 爽：差错。

夫寒病至寅时，三阳已出于外，病宜略减而反甚者何也？盖寒虽起于亥子而实甚于寅也，寅时虽有三阳出外，尚有三阴居上，斯时阳必逐阴，阴尚不退，必致相争，故寒反甚于正月，热反极于七月也，所以寒病反甚于寅，热病反甚于申也，此又阴阳将退反见盛壮之变幻也。热病作于午甚于申者，反是求之即得之矣。

病愈待候

病之来去，间有待候迁者，盖候者五日也，何以谓之？一候以一日十二时，五日共六十时，得甲子一周故云一候。凡外邪沾染、内气滞逆反、天行赤眼、寒湿闭结、气滞气痛等病，乃五行俱郁，五气被残，不能驱逐邪气，即使用药对证，必待一候已，周脏气始畅，方能逐邪。倘不知此病者，欲求速效，医人中道更方，则前功尽废，病反淹缠，是皆不知待候者也。医若知此，又认证的确，药定仍前不改，待候转气回，决无不愈之理。凡此等证候，若治不如法，必有十日半月及五候六旬尚不愈者，乃庸流不知病源，误药之所致也。即认证既确，用药得宜，欲求效于气候未转之时，断乎不能也。经云：养之和之，静以待时，谨守其气，毋使倾移①。此之谓也。

---

① 养之和之……毋使倾移：语本《素问·五常政大论》。

卷 一

伤 寒

经曰：人之伤于寒也，则为病热，热虽甚不死，其两感于寒而病者，必不免于死①。又曰：一日巨阳受之，二日阳明受之，三日少阳受之，四日太阴受之，五日少阴受之，六日厥阴受之。其两感于寒者，一日巨阳与少阴同病，二日阳明与太阴同病，三日少阳与厥阴同病②。此言表里同病之逆证也。

夫伤寒之病，乃寒邪侵犯皮毛，闭塞肤腠，致正气被郁而不能流行，故郁而为热。其初病恶寒者，畏外侵之寒毒也，发热者即正气被郁而为热也。热郁既甚，则外侵之寒邪，亦随郁而变成热矣。故经云：人之伤于寒也，则为病热。盖人身之气，自内而出于外，今外被寒闭，气郁成热，势必自外复返于内，故一日郁于巨阳，二日郁及阳明，三日郁及少阳，三阳不解，势必内及三阴矣。故仲景立法太阳③恶寒，时外寒尚未变热，则用麻黄、桂枝之辛热发汗而散寒。如外寒不解，必郁及阳明，至此经界，外侵之寒已变成热矣，故用葛根之凉散以解肌。设阳明不解，则郁滞少阳，其热渐甚，故用柴胡之凉散以解表，黄芩之苦寒以泻火。倘少阳失治，热郁乃由经传腑，必投白虎汤、竹叶石膏汤以清之。如内热盛极，势必熬干真阴，阴竭则

---

① 人之伤……不免于死：语出《素问·热论》。
② 一日巨阳……厥阴同病：语本《素问·热论》。
③ 太阳：原作"大阳"，据文义改。按"大"，古通"太"。

死矣，必用芒硝、大黄荡涤其热，以救其阴。此皆论治伤寒之热证也。

伤寒自三阳热郁传入三阴者，皆是阳证，绝无阴寒证也，治法大忌温补。然伤寒挟虚者，亦多又宜温补，固正大忌寒凉。同是伤寒也，施治相去星渊，认证若不真确，妄投必致杀人，慎之慎之。

一伤寒之阴证，古云寒邪初侵太阳不作郁热，直入少阴而成真阴证者，此言却非确论。矧①人之有生，自生至老全赖阳气为之主，即气体衰弱之辈，只有阳气虚者，未有无阳气者，无阳不已死乎？既有阳气，未有不流充者，若外寒闭塞，肌肤被郁，焉有不作郁热之理？又何趋过阳明、少阳、太阴不作郁热，而直入少阴为寇耶？按此阴证，决非外寒由皮毛而入之候，实属内伤病也。必其人阳气素弱，又因饮寒食冷愈伤其阳，以致内阳愈亏，寒毒肆猖，寒侵太阴则为胀、痛、呕、恶寒，侵少阴则为当脐疼痛，寒侵厥阴则为少腹痛或囊缩，此皆阴寒之候，与外感实不相涉，所以方药皆用理中汤、回阳饮、姜附重剂，扶阳驱阴，阳回即愈，不必从外散也。所以伤寒家之脏厥、吐蛔及寒痢等证，皆属内阳亏损之候也。

一两感证，经所言者，乃内外俱属热郁者。盖外寒闭塞，致热渐甚而侵于内，内脏亦被热熬，内外俱热必煎干真阴而死，无方可治之证也。何以知其内外俱热也？观经言：人之伤于寒也，则为病热。一句可知矣，又观所示两感内证，少阳舌干口燥、太阴腹满自利、厥阴烦满囊缩，皆是火热之候也。或曰：太阴之腹满厥阴之囊缩，恰似阴盛阳虚，何悉指为热乎？答曰：夫腹满囊缩阴阳二证，俱有非特阴盛为然，不观之《内经》乎？

---

① 矧（shěn 审）：何况，况且。

经云：太阴虚则胀，是虚胀也。又曰：脾气实则胀。又曰：诸胀皆属于热。非热胀乎？又如囊缩一证，经言：寒则反折筋急①，是阴寒盛也。先哲又言：热极则陷，陷即缩入之谓。张景岳云：火盛则血燥，血燥则拘急②。此囊缩者，非陷与拘急乎？而可概指为寒？是知两感之腹满囊缩皆热证。若属阴寒，是外热内冷，不致阳邪贼阴，药可用温经补阳，但得内阳一转，自能推逐外邪，证属有药可治，何经言两感之病，必不免于死也？盖热盛熬干真阴之故也。又钱祯③所言之两感证，乃内先伤脏气而外又感寒邪，此乃可治之证。精伤者，宜补其肾以托之；劳倦伤者，宜助其脾以逐之；七情伤者，宜滋其肝以推之，此则有病有药乃可治之两感证也。又景岳所云挟虚伤寒者，亦如钱祯所云之两感相似。第钱祯之所云者，或纵情肆欲以伤肾，或饮食劳倦以伤脾，或七情不慎以伤肝。夫感者即伤也，内则先伤脏气，外则又感于邪气，因内外俱伤，故曰两感。若景岳所云之挟虚伤寒者，乃其正气本虚，非因肆欲劳倦，七情先伤于内者也，故不名两感而名挟虚也。然名虽不同，而治法则一，挟虚伤寒因中虚不能御外侮，治宜保固中气。钱祯所云之两感，虽然伤之有因，概属内脏不足，亦宜培补真元。凡临二证，若正气微虚者补而兼散，若中脏太虚，则全不可治邪，而单固其本，固本则专以保命，但得内脏元气健则强敌必然自解。纵使外邪日久坚固，待正气强健时，方可进表散一二剂，正气推之，药力攻之，则邪无不退矣。

凡治伤寒，晓得寒闭肌肤，郁热由浅及深，方晓得发汗、

---

① 寒则反折筋急：语出《灵枢·经筋》。
② 火盛……则拘急：语本《景岳全书》卷十一。
③ 钱祯：明代医家张景岳的门人。

解肌、清火、攻里之次第。晓得阴证非外感，不得妄用麻黄、附子、细辛损其真元。晓得挟虚之微甚，方晓得藩篱、户牖、堂室①之内托。晓得人伤于寒则为病热，便晓两感无治缘由。此数者概能熟习胸中，则临时自有认证主方之张本。

一传染之伤寒与正伤寒全不相同。正伤寒乃风寒由皮毛而入，若传染之伤寒，不由皮毛，乃由鼻孔吸受秽污，即瘟疫证，非伤寒也。盖人之病疫者，汗气口气俱是浊恶，凡省候之人呼吸难避，则此浊恶之气由鼻而入，忤逆正气，邪随息入，必经喉管，喉管近脊，故毒气舍于脊肉之膜，格拒正气，不能流通肤腠，其证始恶寒。恶寒之后，肌肉之正气被忤，亦郁而为热，则通身发大热，便不恶寒。非若正伤寒之恶寒发热同时并作也，况邪舍脊膜，格拒内外，其时外虽恶寒，内气已郁为热，治宜破毒滞、清内热，清热使正气不郁，破毒使邪气不踞。务使邪气由脊膜而出于肌肤，大汗而解。倘不知清热，则内热愈郁。二三日间，便胸胀、口渴、舌胎干黑，则速宜攻下以救津液。此病因邪舍脊膜，毒郁于半表半里之间，故热毒易于传胃。寻求古方，皆用治伤寒之法治之。然此瘟疫虽从汗解，而邪实非从表入者，不如破毒清热为得法，如吴又可之达原饮，其方中之草蔻、厚朴、槟榔乃破瘴气，使毒邪不能舍踞，知母、黄芩、白芍、甘草乃清内热保津液，使正气畅达，邪毒不致侵内，此方实可中肯。倘内热甚，即将此方加大黄下之。若始恶寒时，妄用麻黄、桂枝、辛热之药，必致助内热熬干真阴，为祸反速，吴氏之说如此然。以余之见，此邪本舍肌肉之内、脏腑之外，毒陷半表半里，故病内

---

① 藩篱户牖堂室：喻病位之深浅。语出《景岳全书·伤寒典》："何为三表？盖邪浅者，逐之于藩篱，散在皮毛也；渐深者，逐之于户牖，散在筋骨也；深入者，逐之于堂室，散在脏腑也。"

卷一

一九

外俱郁，表里俱热，莫若清脾饮更善于达原饮，何也？达原饮只能清内热，而肌表之热不能及也。若清脾饮，既能破滞清里，又有柴胡解表使内外俱清，是达原之不及也。此惟脏气不虚之人，方可如此施治。若平常正气不足之人患此，则宜固其正气，勿使毒气乘虚入内，当从景岳治挟虚伤寒之法，固本逐邪为是。固本宜察其精气，精虚者宜补精，以理阴煎主之。气虚者宜补气，以回阳理中汤主之。然补托之中，必须加槟榔、草蔻、厚朴三味，以破疫毒，勿使内陷，且此三味乃治疫气之要药也。

小儿时疫发烧呕泄，最易传染，宜用胆星、大黄、竺黄、僵虫为丸服之，即太极丸。

一天地间除六淫之外，另有不正之气，皆能疫人。如久雨乍晴，若值酷热有湿蒸之浊气。如荒园败屋，平时无人行往居住者，有毒虫、淫狐、阴毒之气。设触此等之毒，亦从口鼻而入，舍于附脊膜原之处，忤逆正气，令人恶寒发热，证与伤寒相同，亦即瘟疫之类，治法与传染之瘟疫无二。

一传染之疫与触异毒之疫，多有从战汗而解者。因此毒藏于膜原即内外俱郁，所以开手便要清理内热，内得清和，正气方畅，始能逐邪。斯时邪气踞而不出，正气逐之不容，必致邪正相争，所以多从战汗而解也。

朱时发，正月病伤寒，医治五六日无效，余至时病已七日，问目下之证，彼云：恶寒发热，头痛，腰疼，气微喘，脉六至有力。前医在坐，问医所用何药，答云：先服五积散，后用小柴胡，俱无效。今病已过六日，据书所载是议之时欲进大柴胡，不知可否？余曰：日数虽多，其证尚在太阳，宜发太阳之表，尔昨进黄芩，大误事矣，岂可复投大黄乎？若使内外皆寒，岂不畏亡阳乎？伊俯首无答。余即与麻黄汤，重进二剂，申时服药，至五更大汗如洗，其病全愈。

厉永丰，病伤寒已三日，医用败毒散、参苏饮无效，余察脉六至有力，证乃恶寒发热，浑身尽痛，烦躁无汗。其寒热身痛，乃太阳表证，烦躁者，乃肌肉之阳已郁为热，病及阳明。药宜发太阳之表，兼解阳明之热，与大青龙汤，下午服一剂，至黄昏尚无汗出，又加重一剂，半夜大汗。次日，诸证悉除，微汗不止，余令谨避风寒，调和饮食，不必服药，数日必健，后果如吾言。然此人元气非弱，邪去后微汗时出者，乃营卫被外邪郁热所伤，即刻难以复原。若用补药，郁热必复作，即犯误补复病之戒，是以汗出邪退之后不可妄施也。

王进修，病挟虚伤寒。始起恶寒发热，头身俱痛，胸中塞滞呕痰，治以补中益气汤，因体虚弱，更进参、耆、归、地、鹿茸，病愈剧。余至时人已昏昧，面目俱赤，且有眵泪眼浆，头汗不止，舌上白胎中微黑，口吐痰涎，身上微热，四肢热甚，口渴喜热茶，饮不能多，喉中痰响，脉细数。问之不答，问之再三，以手指胸。余思始起胸胀呕痰，只宜温中不宜骤补。景岳有云：胸腹多滞者，未可补①。前医不知此理妄投峻补，致气愈滞、痰愈结，问之以手指胸者，必胸膈胀满不快，乃痰凝气滞而然。寒湿之痰既滞于中，必致逐阳，阳浮于上，故面目俱赤，寒塞于中，津液不能上腾故渴。喜热茶者，中有寒痰也。饮不能多者，湿聚于中也，中属脾胃，脾主四肢，寒湿聚中，格阳于四肢，故四肢热甚也。凡湿聚于中者，必多头汗也。脉细者湿也，数者中气滞也，中气滞，是里不和，里不和则表不

---

① 胸腹……未可补：语本《景岳全书》卷十三。

解也。治宜开中之痰、排中之滞。若得痰滞一开，则中主①方畅，中主健自能逐贱②，则外邪不攻自破矣。即投以半夏、橘皮、茯苓、炙草、菖蒲、芥子、生姜二剂。是夜即咳嗽，吐出稠浊如膏之痰，喉中之痰响即失，胸膈颇开神气颇清。又进二剂，吐痰更多，较前略清，胸膈大快，是夜通身大汗外邪散矣，头面四肢热证尽退。次日通体俱快，惟精神疲倦，举动危艰，此时宜用补气助阳之药，二十余剂大安。夫补泻贵得其时，方能奏效，若误补误泻无有不伤人者。即如此人，本体固弱，奈病起时胸中滞塞，补药增滞，体虽宜补而滞不宜补也，前医误之甚矣。苟非余至解救，必致壅塞气喘，何可冀其复痊？后余又用补药收功者，乃内外邪解，表里俱和。惟有正气不足，故宜补也。前医误补增病，后余用补而安，同一补也，而功过相去天渊。凡治挟虚伤寒，宜察孰缓孰急，若正气虚而中无滞者，则宜峻补。若正气虽虚而胸中有滞者，先宜通滞，不得不借攻以为补也，临此证者务宜细详。

汤锦铭，病伤寒呃逆三日，方迎余诊。夫呃逆不已，乃伤寒中之逆证，由真阴涸竭不能纳气故也。但查此人之呃逆，非阴竭之候，观其颜色沉晦，阳虚无疑。脉细数，细是湿邪，数乃阳虚，渴喜热茶，不能多饮，亦属寒湿滞中，津液不能上潮故渴。此人呃逆，必是寒湿抑压阳气而然。夫阳虚被压不能上达，何致呃逆？此必先天之气有根，不失上升之力故呃。宜温中除湿，更宜排胸中之气滞。查前医之药，是清凉发散，寒湿之病又加清凉，如雪上加霜，是病加于药也。与二术煎减白芍

① 中主：指脾脏。脾主中土，故称。
② 逐贱：驱逐病邪。

加肉桂，二剂呃逆减半，令再服必能全除。又服二剂并未全愈，细思下焦阳气虽有根，到底虚弱，熏蒸欠力。温中逐湿而呃逆即减者，因前医妄进清凉乍得温热如久雨逢晴，故效极速，复进不效者，因下焦之化气弱，宜补下焦之阳，助气化而渗湿。改投八味地黄汤减丹皮、枣皮加白术、砂仁二剂，汗出通身，呃逆全愈。因前医妄用清凉，致寒湿久侵而成阳气大亏之候，饮食减少，头昏体倦，身体作胀，喜捶喜捻。据身胀喜捶，尚以湿气未尽，仍宜渗利。第头昏肢倦，正气已虚，不可利也，况身体作胀亦有数种，湿盛者胀，火盛者胀，元气虚者亦胀，此人之正气虚弱，不能充达致津液，濡滞而作胀也，待正气一足自能充布遍体，畅达津液，不必治胀而胀必愈。与耆、术、姜、附、桂、苓、炙草速进十余剂，胀愈神足而安。

许金兰，四月十六午病，恶寒发热，头痛，脊强，腰肾腿腨胀痛更甚，明见太阳经证而兼湿邪。十七日，医与发表除湿二剂无效，至十八日头颇昏，医因病起劳力，与补中益气汤固本逐邪三剂。至十九日诸证不减，反加口渴，喜热茶，倘茶略温即恶心欲呕。明是中寒，与理中汤兼五苓散三剂，反出妄言。至二十日经余诊，察其口渴，喜热茶，本是中寒，腰腿胀痛，本是湿邪，腹胀肠鸣亦属寒湿，妄言过之即止，亦属虚邪。惟腹胀，按之则痛一证，难辨寒热。脉洪大，或两至一止四五至一止，又间有两至连来者。若据洪大是热，而歇至又似属虚脉，亦难辨寒热。大便屎屁极臭，然火甚则臭，食滞亦臭亦难辨寒热。既有中寒喜热茶之明证，谅腹胀亦是寒胀，脉涩亦属阳气不足，屎臭亦属食滞，前药宜效，不效者是何故？必是病重药轻。乃与二术煎加肉桂，猛进二剂毫不见效而妄言更甚。余想发汗表不应，行湿里不应，证属不治乎？抑审证用药有误乎？

坐卧精研，乃悟前治大误矣。病乃上寒下热，肌肉中亦属实热，脉洪大而涩，洪大是火，涩是真阴之亏，脉结者亦热结不能流利也。腹胀有寒有热，正虚者喜按，邪实者无分寒热皆拒按，寒邪实者阳气被凝，轻按则痛，重按则寒湿渐开，痛必略减，此病轻按微痛，重按痛甚，是必火邪内伏而胀也。至若肠鸣，前辈有云里寒则肠鸣者，有云里热则肠鸣者，是寒热皆令肠鸣，不得确指肠鸣为寒也。屎屁极臭乃火邪内燔之证。渴喜热茶乃火伏于下，格阴于上，此即仲景之所谓丹田有热、胸中有寒之证也。热伏丹田熬伤真阴，阴虚不能作汗，此即景岳之所谓火邪内燔，血干液涸，非用清凉则阴气不滋而汗不出之证也。妄言者，寒邪外闭，肌肉积热，热盛神昏致妄见妄言也。遏之即止者，因胸中无火，神室尚宁也。头昏者，热盛亦作昏也。乃更六味逍遥散，火热伤阴，方中有归芍能养阴，胸中有寒湿，有白术以除湿，生姜以解寒，茯苓以渗湿，外加石膏、麦冬、花粉泻火而救阴。服二剂人颇快，腹腿之胀减半，次日食后寒战，战后大汗如洗，方是营卫通达之汗也，汗出则外邪散矣，诸证皆愈。第大汗之后，微汗不止，少腹尚略拒按，此属余热未清，乃与玉女煎一剂，汗止少腹亦愈。此证治法前后天壤，若非坐卧研求鲜不误人。故临疑似之证，不可不再三详审。密斋有云：若药下咽，尤防其过，真金石言也。此证脉洪而涩，若据《脉诀》云涩脉必细，然不滑便是涩，故洪大亦有涩脉，此人之脉洪大，全无滑象，是火热伤阴之形。脉歇至者，是名结脉，亦热结也。

朱继昉，五月劳力感冒，发热恶寒，头疼腰胀，一身胀痛，微汗时出，乃太阳中风兼中湿之候。眩晕倦怠，乃劳力伤及太阴之候。又有恶心呕清痰，乃寒湿伤阳明胃腑之候。是劳倦竭力之两感兼寒湿伤中之合病也。欲驱外邪必籍胃气，胃气已被湿侵，自保不及何能驱逐外邪？宜祛胃中之湿为主而兼散邪。与二术煎加砂仁、桂枝服二剂，诸证仍在，惟恶心呕痰已愈，又恶闻食气。余思恶心既愈，胃中寒湿已去，恶闻食气者，必内有食滞，食停胃中亦不能逐邪，必须导滞。更与大和中饮二剂，便不恶食，然后投以补中益气汤加桂枝、川芎服二剂，大汗通身，诸证悉愈。或谓：劳力感冒，本宜调营养卫、补中益气，何开手不用，直待更方二次而始用耶？余曰：二方皆用补为主而兼散其邪，若劳力伤寒而胸中畅达者则可，此证寒湿滞壅中焦，补药增滞。先贤有云：胸腹多滞者未可补，即此证也。故宜先开寒湿食滞，使胃气流畅，方能用补药逐邪也。又问：既微汗时出，汗出则邪散，又何复投桂枝、柴胡而发汗？大汗出而邪始散耶？曰：中风之病，风邪伤卫，卫气不固，故微汗时出，乃肤腠之汗，非营卫通达之汗，故虽微汗时出而邪不能解，必须大汗通身而邪方从汗退，是发散决不可舍，故仲景治中风自汗必用桂枝以散邪，即此意也。此病劳力伤于内，风湿伤于外，故补中必兼逐邪，徒补中则邪不能速散，徒逐邪则复伤中气，必虽补中之行，方为尽善也。以上汤锦铭、许金兰、朱继昉三人之病，俱身腿作胀。汤锦铭之胀，乃气虚不充致津液，濡滞而胀，治宜补气，气旺精达而胀自愈。许金兰之病，是火侵肌肉，津被热郁而胀，治宜清火，火退而胀自平。朱继昉之胀，是外感湿邪，湿侵肌肉而胀，治宜发汗，使湿从汗散湿去而胀自宁。所以治病得其本，治方无误。

　　任某之妻赵氏，四月病伤寒，恶寒发热，头痛腰胀，一身尽痛，乃太阳经之表证。投表药一剂，至次日诸证仍在，又加目赤眵泪，口渴喜茶，躁烦不眠，所加者皆是阳明经之证。是病始太阳，太阳未解又并入阳明，乃太阳、阳明之并病也。与麻黄、桂枝、西芎、白芷攻太阳之邪，重加石膏、麦冬解阳明之热，猛进二剂，汗出渴止，头身痛胀皆愈，躁烦亦宁，略有余热未清，投养阴清热之剂而安。此与仲景用大青龙汤之法同也，盖大青龙内有杏仁，因有气喘，用杏仁治气逆，此证无喘减去杏仁不用。

易佩珊，乍病恶风发热，汗出，身痛，头疼，胸中懊侬，肋下微痛，嗜卧难起，起即昏迷。始医用补中益气汤不效，更医用右归饮、理阴煎，病愈甚。余至询起病之由，彼云：寻山觅穴，行走一日，归即病发。脉虽浮豁，明是内伤脾胃，外感风邪，即劳倦竭力之两感也。其恶风发热汗出，即仲景所谓中风证也。胃中懊侬，乃脾胃受伤，湿侵中土也，土不制水，排胸胀肋，故肋下亦痛。寒湿聚中，压伏阳气，故嗜卧神疲，动即昏迷。此时治外感宜散，而中虚又不堪散，治中虚宜补，而外之恶风汗出又剧。以附子理中汤兼桂枝汤大剂与之，一以温中除湿，一以发表祛风。然散邪之药亦藉中气托送，药以治中气为主而散邪为兼，二剂恶风全除，头身痛亦愈，懊侬肋痛亦愈，惟汗未全止，是外感已散，方中去桂枝加肉桂十余剂大安。此证外感风寒，内停湿痰，前医用升麻、柴胡之凉，岂非雪上加霜乎？后医用熟地、枸杞之润，岂非湿地泼水乎？外寒加寒必致留连不解，中湿增湿必至胃败脾绝，苟非余至，必遭前医杀之矣。

王道和，病伤寒，治经三医，皆用散表，至六日，方迎余诊。外证发热恶寒，不舍衣被，内证仰卧不能动摇，动即昏瞆，胸中懊侬，通体不快，诊脉五至而濡。明是挟虚伤寒，前医妄投发散，昏愚至极，况此大虚之体，全然不可散邪，散药反损中气，治法只宜固本，以六味回阳饮大剂与之。令初次只进一茶杯，渐次进之，病人欲速效，连服两碗，即眼瞪、痰鸣、昏瞆。伊父云药不对证，请余更方。余曰：病大药大，初服猛进，定是药病相争斗，后必然病减，宜少待之。约半时久即苏，云：通身颇快，惟懊恼不除。余思斗后身快，病势退矣，第宜快始胃中，今四肢颇快而胃尚懊恼，何也？岂其食阻胃中乎？问得昨日吃早饭一盏，随服柴葛解肌汤，余曰：此饭必被凉药凝滞未化，故胃口不快。众皆云：一盏饭已过二日焉，有尚停胃口之理？余亦不与之辨，只令时时服药，至半夜忽然作呕，吐出饭末，馊不堪，闻众皆敬服。懊恼亦愈，治至四日诸证悉愈，坐卧饮食亦好，惟脚软不能立，问其起病之日，因往外买锣，苦走一日。余曰："此足因走苦，较他处更虚。经云：邪之所凑，其气必虚。故他处皆安而足尚不健者，乃走伤之故耳，安心服药，不必疑难，待元气充足决无不愈之理。"果服至二十余剂大安，此认证的确，不听旁阻轻为更方之一证也。或曰：此属外感，何前医发表不愈，后用温补而外邪何由散耶？余曰：内伤重外感轻，但使元气充足邪将不攻自溃，譬之贼困户牖中，主能持矛执坚，贼见主强，有不退遁者乎？

　　江左郑姓少年，病伤寒，其证寒热往来，耳微聋，胁微痛，头额痛连两侧，惟脑后不痛，呕吐恶食，前医主服太阳表药及清火之剂。余曰：寒热往来，胁痛耳聋，皆少阳经半表半里之证，治宜和解。呕吐恶食，乃寒湿滞于阳明胃腑之里证，法宜温中。且头痛，阳明在前，少阳在侧，太阳在后，今痛在额及两侧，与太阳何涉？此乃少阳阳明之两感也。与理中汤加荜茇以温中，合柴胡、青皮、芥子以解少阳之邪滞，二剂略效，四剂全愈。

任贵祯，病伤寒，恶寒发热，身痛，内证恶心泄泻，病属表里两感，元气大虚，饮食不纳。治以温中扶阳，用桂、附、耆、术、姜、砂等药，毫无寸功，七日病变，痰壅昏瞆而死矣。头身四体俱冷，惟心口尚温，约死了一二时久，鼻息渐苏，目渐开而回生，转刻即狂言欲走，却又不能举步。或云：此时明是发狂，明是火证，此必温补之误也。余曰：此非阳狂，乃阴燥也。若是火邪，必然身轻，举动有力，此人身重，举步不能，明是阴燥，不必生疑。仍以原药猛进一剂，狂醒神清，恶心亦愈，滞泻亦止。次日间有郑声，仍将耆、术、桂、附之剂服月余方安。此病阳虚，补药七日无效，至死而复生者，何也？因元气大损，药内缺少人参，七日不效者，病重药轻也。至七日后，药进已多，药力渐强方能攻病。病药相争而死，心口尚温者，元气未绝，药力尚存。复苏者，是药斗胜矣。药既得胜，邪必败矣，所以得生。苏后仍有郑声者，因正气不能骤充也，所以日不缺药，正气得以渐充而始全愈。若于发燥妄言时心无定见，听人一阻改用寒凉，则前功尽废矣。或问：此两感证，只治内伤而外感何由而散耶？曰：景岳有云：凡治挟虚伤寒，只宜固本，固本则专以保命，命得不死则元气必渐复，元气一复，邪将不攻自溃，大汗出而解矣。此人于死而复苏之时，通身大汗，所以发热、身痛、泄泻俱痊，非正进邪退之明征乎？以是知先贤之金言至切至当者也。

赵仲拔，病恶寒蜷卧，医云病系伤寒，进五积散服二剂，次日脐痛连少腹，囊缩，诊脉五至有力，是阴证得阳脉，可许无虑。此阴证伤寒，乃寒冷内伤脏气，并非外感寒邪，况寒凉伤脏必由内阳不足，且五积散乃表里通治之剂，桂麻发表实不宜进，而枳、桔、陈、朴俱损元气，更不可用也。且恶寒蜷卧，乃少阴之阴证，脐痛囊缩，乃厥阴之阴证，何外感之有？而妄投发汗耗气之药耶？即与枸杞、当归、肉桂、熟地、附片、焦姜、炙草、川椒大剂，日三服，腹痛、囊缩、恶寒皆愈，惟精神尚疲，原方不改，十余剂大健。

李永贵之妻，病恶寒，腹胀痛而泻，头额痛，医用麻黄附子汤不效，更服五积散，亦不效。余曰：此寒伤于太阴并及阳明。夫腹胀、泄泻乃太阴之阴证，额属阳明，寒湿侵及胃腑，故头痛在额。恶寒者，乃内阳不足，非外感寒也。与附子理中汤温补脾胃之阳气，兼五苓散逐在里之寒湿，湿去阳回，五六剂大安。以上二证乃阴证伤寒，皆是本人阳气先亏于内，然后或餐寒冷，或冒风寒，虚阳被残而阴证成矣，名曰伤寒，实寒伤于里也，非风寒由皮毛三阳而入者也，治宜温里逐寒，不必从汗散也。

黎姓一人，年五旬时，五月病伤寒，医治无效，病延五日，方迎余诊。脉浮沉俱无力，中部洪大，有六七至，问彼病从何起，彼云：因看古井，井内有不堪闻之怪气，是夜即畏寒头痛，一身俱痛，下半夜便不畏寒，浑身发热，心烦口渴，喜冷。又问：二便何如？彼云：小便黄赤，大便溏黄。余思必是中古井之毒气，从鼻而入，忤逆正气，即客忤中恶之病，亦即瘟疫之病。与清脾饮减白术加天花粉、石膏服二剂。次日早饭后即发寒战，随即寒止又发热，随大汗如洗而头痛身烦诸证如失。凡此证之脉，毒居半表半里，脉亦不浮不沉，惟中部弦动者最多。

暨印山，因弟病时疫服侍汤药，印山亦病。始恶寒身痛，头疼恶寒，止即发热，医治发表不愈，即见口渴躁烦，改投寒凉攻里，病将危殆，迎余诊。察其颜色沉晦，脉力濡弱，起坐艰苦，头昏眼花，食减无味，微汗时出，潮热时作，明是疫气从鼻入之瘟病，由前医不知破瘴之法，致毒舍膜原不能解散，又乱表乱攻，损伤中气，以致形羸气倦成大虚候。烧热时作者，乃毒藏膜原尚未解也，此时若投槟榔、厚朴，中虚必不堪，乃用景岳治挟虚之法，药只固本。投附桂理阴煎加耆、术，日进二剂，神气渐强。服至五日，食强神壮，惟往来潮热不除，头身间痛不愈，此必疫气未解于前，补药中加槟榔、草蔻、厚朴各三钱，日服二剂。至第三日上午忽发寒战，约半时战后大热，大汗如洗，身疼潮热悉除而大安。此病余初至不投朴、槟者，因证虚不堪克伐也，纯用温补，只冀正足邪自解，后见其毒久舍不出，必须破疫攻滞，况正气已充，克伐无碍，而克伐又加于温补之中，破疫之药以攻之，助正之药以托之，所以毒邪难敌攻托，果作战汗而出也。

暨印山之母亦患此证，医治两旬，日夜潮热，足膝俱肿，饮食减少，口渴喜热茶，饮亦不能多，大便溏泄，此乃妄进寒凉清润致湿侵脾肾。其脚肿溏泄，乃湿邪也。食少者，脾胃虚也。土虚亦因湿邪侵也。口渴喜热不能多者，乃火衰于下，不能熏蒸也。与以八味地黄汤减丹皮、枣皮，加砂仁、白术，渐服渐效，十余剂泄止肿消，食强渴止，惟往来潮热不退，改投清脾饮二剂热即退而大安。

蒋兰桂，五月病伤寒，服药三日无效，问彼起时如何形状，彼云：始起恶寒异常，寒退后方发壮热，头痛身疼，又兼通身作胀，微汗时出，至今口渴喜茶不拘冷热。诊其脉五至有力。余思若是真正伤寒，始起必寒热交作。若是疟疾，必先寒后热，汗出热退，此病先恶寒，寒止方热，非真伤寒也，汗出热不退，非疟疾也，此必感冒不正之气，从鼻而入，邪居膜原即瘟疫也。头身痛者，正气被忤不能充达也。通体作胀，壮热不退者，正气被郁而成热也。口渴者，里气亦郁而为热也。与清脾饮减半夏、白术，加石膏，猛进二剂，次日战汗如洗而大安。

周乃金按：伤寒初起，头痛、项强、恶寒、发热、舌被厚苔、不思饮食，其后病情日变，发热不退，每致身体倦怠，眩晕妄语。病由细菌侵入，肠部发炎膨胀。病者大小便中含病毒甚多，且能传染一方，有同时同病之事。西医谓为肠热之病与《内经》"人之伤于寒也，则为病热①"颇相符合。又与仲景《伤寒论》所用白虎、承气、大青龙、小柴胡等汤亦有相合之处。又按传染之病，皆由各种细菌侵入人身，如霍乱、红痢、喉痧、鼠疫、痘疮、伤寒及发疹伤寒之类是也。中医不究病根，统以感受不正之气为瘟疫证，而知伤寒亦能传染、亦属瘟疫者则甚少焉。

伤 风

夫风邪之入，前辈皆云邪自肺腧而入风府②，自余历验，有自背腧入者，有从皮毛入者。若从皮毛而入者，可以汗散，取效无难。若从肺腧、风府而入者，证必缠延。夫邪闭皮毛即连经络，正气被郁必发热、头痛、鼻塞或鼻流清涕，然皮毛为肺之合，皮毛既闭于外，肺必滞于内而渐至咳嗽吐痰，然初病只有发热、头痛、鼻塞，二三日不解方作咳嗽，治此固宜发散，然当视脏气之阴阳盛衰何如。素禀阳旺者，邪闭于外，内必郁热，宜散而清，败毒散、正柴胡。汗多者，或兼桂枝汤。内热甚者，一柴胡或加荆、防、干葛。素禀阳衰者，宜从温散，二

---

① 人之伤于寒也……病热：语出《素问·热论》。
② 风府：督脉腧穴。当后发际正中直上一寸，枕外隆凸直下，两侧斜方肌之间凹陷处。

柴胡及疏邪实表汤。倘中气虚寒不胜推逐，宜理中汤。中气寒滞者，又宜六君子汤而兼散其邪。有风邪挟湿者，身体必作胀痛，头痛如坐瓮中，散风祛湿，惟神术散为最。但此从皮毛入舍之伤风，使邪从汗散，内气自顺而安，则取效本无难矣。若邪从背腧入舍于风府者，内近于肺，肺气即滞，故鼻塞咳逆起于顷刻间，有不咳逆者，亦必声重清涕如水，或鼻塞一边，日间颇轻晨昏更甚，其证不发热，不身痛，不头痛，如水浸之状，治此宜二陈汤、六安煎加菖蒲、细辛达关透节而搜之攻之。但此邪之舍，其地小，其入深，不在皮毛经络，发汗实属枉然，全仗元气推逐，惟内脏气强者，药可速效，若脏气不足者，实不易散也。凡治此证，令绝欲、戒酒并忌油腻，使脏气清爽，精固气充，方能用药逐邪。常见不禁油腻者，滞气困脾，致痰嗽日甚，延绵不愈者有之，土亏水泛而成阳虚劳损者亦有之，又常见纵情肆欲，致水亏金燥而成劳损干咳，致于不治者亦有之矣。必先语之以利害，方望用药之有成功。

　　林雨桥，病伤风，医治妄进凉散，病反甚。余诊脉五至而滑，面色清白，咳吐白痰，其痰凝结坚固，咳至唇边尚吐不脱，必要手抠方脱，两肋气痛，午后恶寒发热，汗出无时，头重嗜卧。此人必素禀阳虚而伤风，宜用温散。误服凉散损胃贼阳，以致痰凝气结。胃伤则土不制水，阳虚则水无以化，致水泛而为痰也。中州滞结，升降不能，阳不能升，故头重。气虚难动，故嗜卧。午后寒热者，阴盛为邪也。汗出无时者，风伤卫，卫虚不固也。中气既困，治宜调中，待中气畅达自能驱逐外邪，所谓里和则表自解也。然调中州当用何法？因遭凉药之毒，残损阳气，治宜助中州之阳，解凝结之痰，并解凉药之毒，使阳回胃健，寒解痰化，胸中自豁，升降有权，外邪不攻而自解矣。

即与姜附六君子汤以扶阳调中，加北芥解皮里膜外及胁肋之痰，更加诃子解凝结之痰，五六剂痰浊止，寒热除。然后减北芥、诃子加黄耆，十余剂诸证悉愈，体健神强。此病初时是伤风，初治外感是本，若用温散，不过一二剂自能全愈。由医不知本于风寒，妄用凉药致伤中气，其后虽用温散，中虚不能传药，非徒不能解表而反损伤中气。故当调中气为本，使中主一健方能传药逐邪，是即治病必求其本也。

黄对成，病伤风咳嗽，医认作内伤咳嗽，用参、耆、术、附等药大剂与之，服四剂即吐血，医又认作火证，投芩①、连、栀、柏四剂，病至垂危，迎余诊。治证则发热、汗出、恶风、身痛、头疼、胸中滞结、胁下疼痛，问咳嗽起于何时，彼云：发热恶寒时即有咳嗽。余曰：此明是伤风轻病，何以误补误凉，致成内伤危证，生死难定矣？与六安煎加桂枝、柴胡，因气逆过甚，又加槟榔三剂，外证悉除，气逆亦平。因前姜、桂、术、附，燥伤津液，膻中欠润，致嗽血不能全愈解，进金水六君煎加阿胶，十余剂，血方止。第内脏被妄补妄凉扰乱一翻而肌肉一时难起，精神疲倦，乃进补气养血，调理两月始痊。

凡治伤风，其内脏无火之人，治宜温散二柴、桂枝汤之类。若壮盛之人，内脏有火者，治宜凉散，用一柴胡、败毒散之类。虽有咳嗽，不必治之。盖此种咳嗽由于外邪，外邪散则内自宁矣。盖风邪伤于皮毛，皮毛为肺之合，皮毛被残，肺必郁滞，乃至于嗽，皮毛得发散，外郁方解，外解内自畅达，是伤风即本病而咳嗽乃标病耳。谚有云：伤风不愈变成劳。夫伤风本是微疾，何得变成劳损？由医误治之所致也。夫伤风只宜发散，

① 芩：原作"苓"，据文义改。

庸医不知本末，一见咳嗽便投天冬、麦冬以清肺，知母、五味以敛肺。不知本伤风之咳嗽不可敛也，肺因寒滞不宜清也。清则肺愈寒，敛则肺愈滞，岂有不成劳损者乎？又谚云：伤风怕补。夫挟虚伤寒开手温补，若伤风乃轻病也，只宜发散，决不可补，间有虚羸患此，亦须补中兼散，纯补决不可也。若黄对成之伤风，其年少壮，其体强健，何虚之有？而妄投峻补，补而吐血，明是补药滞膈，气逆使然，即宜破滞。医见吐血，又误为火，复投寒凉，以致外邪愈固，中气愈滞而劳病斯成。如此庸流不知标本虚实，孟浪妄投补之，不愈便与凉剂，而人可恨孰甚。

眩　晕

眩晕之病，视物昏乱，摇摇无定之象也。盖头为诸阳之会，灵明之气皆聚于上。晕者，灵明之气减常，故头上主持之力衰而视物动摇也。眩者，暗也。凡头晕者，多有眼目霎时昏暗而无光。故诸书皆云：眩者言其黑，晕者言其旋转也。凡眩晕之病，虽上虚最多，而中虚脾亏者却更为多。又间有因于火者，乃气盛阳壮之辈，胃腑郁热使然，热盛神昏亦致眩晕，但此证极少，百中一二耳。故经云上虚则眩①，是知此病宜补养者十之九，宜凉泻者十之一也。

夫眩晕之病虚者甚多，察其虚在脾肺，宜补上中二焦之阳气。察其虚在肝肾，则宜补中下二焦之精气。

又有外感六淫之邪而胸中结滞者，致清阳不能上升亦作眩晕，乃宜排胸之滞、散外之邪，滞解邪散，眩晕自愈，此又最

---

① 上虚则眩：语出《灵枢·卫气》。

忌补养者。

又有呕吐、泄泻及腹痛、胸痛、胃痛等证，亦致眩晕者，此乃诸证是本，而眩晕乃是标也，当求病本而施治，本病既愈眩晕自安矣，不必治眩晕也。

任光清，患头晕病，凡坐久起身或踞下一刻起身即头晕，便要倚物略站一时方醒，或走路时乍然眼黑头旋倒地，约半时久方醒，已病三月之久，方请余治。观其颜色，淡滞脉却平和，饮食及四体如常，声音较常颇重，若据脉和体健，皆无病之象，惟颜色声音可察，颜色淡者，阳之虚。兼滞者，气不充也。声音重，上气不足也。此即经之所谓[①]上气不足，脑为之不满，目为之苦眩也[②]。宜峻补上焦阳气，与举元煎。然虚则宜补其母，加以焦姜、大枣兼补脾肺，服五六剂无效，余思五旬以上之人气虚不易还原，乃令多服，二十剂颇效，五十剂方安。

喻序九，年近三十，素业儒，体常健，忽然头晕，经数医服药无效，察其饮食如常，脉亦平和，颜色俱好，莫识其病源，问前所服何药，彼云：是补中益气、归脾、四物之类。余思若气虚头晕，前药必能取效，不效非气虚可知，况又无痰饮可凭，又无火证可据，此晕因何而作耶？因问身体如何，彼云：身体如常，惟灯下看书，略读片时，便认字不真，满纸皆是红色，外无他证。余想日间读书无恙，是外亮甚大，目之用力有限，故无恙也。夜间灯亮甚小，目之用力有倍于日间者，故略看片时而两目即昏花也。《内经》有云：内脏气虚者，则邪鬼外干，

---

① 谓：原作“胃”，据文义改。

② 上气……苦眩也：语本《灵枢·口问》，原文作：“上气不足，脑为之不满，耳为之苦鸣，头为之苦倾，目为之眩。”

如肺虚者，外见白鬼，肾虚者，外见黑鬼之类①。由此推之，此夜间读书满纸通红者，必是水中之阳虚而火光露于外也，然亦不敢直指。乃语之曰：此证却难的审，今主服补阴中之阳五剂，有效方许多服，倘五剂无效，宜另请医疗。乃与理阴煎加桂附，果服五剂大效，二十余剂则看书黑白分明，头晕如失。

经言上虚则眩，然上虚却又有因于中下者，即以此证，乃阴中之阳虚亦病眩晕，是下虚亦病眩晕也。

任汲三，年六旬，病眩晕，面色沉晦，脉濡无力，皆属气虚之证。气虚不充，故色晦脉濡。又食量较常减半，其人酒量颇大，平常可饮二十余盏亦能不醉，本年只饮两三杯便醉。此气虚之由全在脾胃，故食量减，食减则化气者少，即土虚不能生金，肺气由是而虚而眩晕。始作治宜温补脾胃，脾胃健自能纳能化，饮食必强，食强则气自壮，气壮则头晕自愈。与养中煎加黄耆、白术、附片十余剂，眩晕证愈，第饮酒仍不能多。余曰：酒量不复原，决不可止药，若止药不惟眩晕复作，恐虚损之候丛生。彼云：年逾六旬，精气已衰，恐酒量不能复原。余曰：此非由渐而至者，若是由渐而至，必是渐衰则难望其复原。此病由本年胃虚所致，非久虚精衰者比，故知必能复原。斯时饭量转眩晕愈药之力也。酒量不大，是脾胃之元气尚未充也。必须多服补药，胃气方得复健，方许病根全拔。仍将原单倍增分两，服至月余，酒量食量俱已复原，色泽力健而全安。

李荣占之子，年二十岁，忽然眩晕卒倒，约半时久方醒，时时身体倦怠，眼皮亦撑不起，口渴喜茶，不拘冷热，时醒时晕，一日眩晕三五次，诊其脉洪大有力。曾服半夏天麻白术汤

① 内脏气虚者……外见黑鬼之类：语本《素问·本病论》。

无效。余思脉洪明是火盛，此眩晕卒倒，乃热盛神昏之候也。肢体倦怠者，乃火盛筋软之候也。惟口渴不拘，冷热难辨虚实。若系寒痰在中，纵喜热茶，必不能多饮，此人多饮颇爽，是火烁津液，无疑津液枯涸，故喜水济。前服半夏、天麻、白术之温燥，乃添炭红炉，必致增病，则治此证只宜降火生津，火降津生自然晕醒神清。乃与抽薪饮加麦冬、石膏，一剂略减，二剂全愈。此火盛之晕，百中一二也。余临证四十年只见此人。凡临是证，若无洪滑之脉及无明显之热证者，切不可擅用寒凉。

厉维英之妻，年三十余岁，病眩晕。前医用半夏天麻白术汤及补中益气汤旬日无效，方迎余诊。其脉四至平和，面色惨淡，精神疲倦，每日眩晕三五次不等，醒时亦曛曛①不快，晕时先恶心，身上出汗，即眩晕将醒时吐痰几口，此中气不足致痰停中州之证。夫中气既虚不宜消耗，寒痰停滞大忌寒凉。前所服半夏天麻白术汤，内有神曲、麦芽、苍术、陈皮以耗气，色淡神疲之气虚人，岂能堪此耗散乎？又有猪苓、泽泻、黄柏之寒凉，恶心吐痰之中寒证，雪上可再加之以霜乎？即补中益气汤亦有升麻之凉散、陈皮之降气，二方治十余日不效者，皆此数味夺温补之功，自相矛盾之咎也。余仍用半夏天麻白术汤，减去耗气寒凉数味，加附片、砂仁、云苓，日进二剂，恶心即减半，晕亦略减，五六日全安，惟饮食尚未复原，然后解进养中煎加附片、黄耆，十余剂全安。夫同是一方，后效前不效者何也，总在求病得其本，加减得其宜也。故先哲有云：一味误投，众善俱弃。即此一证之治可鉴也。余经治眩晕惟虚寒证甚多，皆用此方及附子理中汤，或养中煎加附片，愈者不可胜纪。

---

① 曛（xūn 熏）曛：昏聩，糊涂。

间有痰凝气滞于中者，乃用姜附六君子汤，略投陈皮以利气，气顺仍减去陈皮，虑其夺补气之功也。半夏天麻白术汤乃健脾燥湿之剂，治中虚眩晕所最宜者。然温补之中杂投寒凉消耗，此古人立方之不善者，自相掣肘焉。能去病后之用此方者，余前所减之药一味不可更换。

朱姓一妇，年近六旬，病眩晕。视物旋转，眼光乍黑，头似散大，脉四至濡弱，又吃饭时吞之下咽，胸中有一线痛至胃口。夫眼光乍黑，乃阳虚也。视物旋转者，乃气虚不能主持也。头似散火者，即阳虚而神不能固也。此妇尚幸下焦阳气有根，故旋晕旋爽。若下焦阳衰即成非风卒倒之危候矣。食下一线痛者，因胃中气虚，接纳不畅，涩滞而痛也。乃与温胃饮加蜜煮、附片。气涩咽滞，乃倍加当归以利之，十余剂全愈。此后凡诊食下作一线痛者，皆用此方愈者甚多。

魏焕廷，发热头痛，恶风微汗，胸中结滞，脉滑有神，头目眩晕，据病脉俱是伤风有余之证，惟眩晕似乎属虚。此因表邪闭滞，致里气不和而结胸，胸中既滞则清阳不能上达而眩晕作。治宜解表为主，兼解胸中之滞，不必治眩，与二柴胡汤加桂枝、川芎、北芥，三四剂表解外证悉愈，胸中亦畅，头目亦清爽矣。

聂恢山，咳嗽吐痰，肋下气痛，微恶寒，微发热，时作时止，前医误作伤寒，乱散乱清，其病愈剧。余察以上之证，皆属痰凝气滞。夫咳嗽吐痰，证实明显。痰凝肋下，滞则为痛。此寒热往来如疟疾状者，痰滞中焦之候也，治宜攻痰。惟脉细数者，乃阳气不足，前医妄攻使然。病者曰：此时头目眩晕，致一身无主。望速治头晕。余晓之曰：此头晕乃标病也，不必治也。本因痰塞中焦，清阳不得上升而然。与姜附六君子汤加北芥，二剂胁痛减，胸颇畅，四五剂诸证皆愈，眩晕全安。因前医误攻元气大伤，致咳嗽不能全愈。日夜间有几声，乃与寿脾煎，令久服始安。

怔忡惊悸恐

怔忡、惊、悸、恐皆似心病，然各有病本，非概属乎心也。

怔忡者，胸中之气筑筑然[①]不宁。其证一动一动，自内冲外，俗云心跳。此病见形虽在胸中而病实出乎肾。盖肾为气之根，肾中之精虚于下，不能纳气，致气无所归而浮散上奔，如丧家之狗无室可归者，故浮于胸而为动，名曰怔忡。宜左归饮及大补元煎、贞元饮之类填补肾精，精旺使气有所归也。其有肾中之精气俱虚者，徒补精气亦不能归原，又宜右归饮及桂附理阴煎方能济事。然则何以辨之？盖精虚者，其脉必大，其体必烦。若精气俱虚者，其脉必细，其体必倦。辨得其真，庶无致误。又有脾虚肺虚者，亦间有怔忡，此必因久病之后正气因病致虚而不能自主者，其证必倦怠无神，其色灰暗惨淡。治宜理中温胃，及寿脾六气煎之类补土生金，若误作阴虚施治，大相悬矣。然虚在上中二焦者取效无难，若虚在下焦者实非易也。曾经治胸中之怔忡及虚里之动，甚异常者，用补精气药俱效，须数十剂及至百余剂方能全瘳。若治肚脐上下之气动甚，毫无寸功，皆归不治，后之临此证者，必于补精药内重加人参、鹿茸，或可望其有济。

惊者，闻声见物而惊也，或曰心惊，而不知由乎肝胆也。盖肝胆之气强，其人必有大勇大断，纵见异物、闻异声、拯溺

---

① 筑筑然：胸中之气攻撑的样子。

救火而毫不惊也，若平常谨慎之士，全身远害者，倘乍闻火发于同屋、虎临于当境则无有不惊也，此非肝胆之气虚也，亦非病也，谨慎畏害之所致也。其有因惊之后，常有惊栗于心及闻人物之微声亦惊者，此因惊而病也，乃肝胆之气被惊所伤也，治宜六气煎加附片主之，或七福饮主之。又有大病之后或劳力之后，或思虑过度之后渐至惊者，不惟闻见异怪，即常闻常见者亦皆觉惊，此因病而惊也，属肝胆之气虚也。总以补气扶阳为主而兼之养血，若前辈之温胆汤，乃破气损阳之药，决不可投。先哲有云：主气强者不易惊，而易惊者，必肝胆之气不足也。诚哉确论也。又有遭酷吏、猛虎、水火之大惊以后而形容憔悴、身目发黄、气倦神疲之甚者，此乃惊伤胆腑，不治之证也。又有火盛于内，而亦病惊者，惟阳明火盛为最。夫火盛于胃腑，病必及心，盖心胃乃切邻也。火盛于胃及心则神志昏乱，故闻声即惊而狂呼大叫也，此证必有洪大滑实之脉，躁扰谵妄之证，微则抽薪饮及白虎汤以清之，甚者必须承气之类以下之。然此热盛而致惊叫者，惟伤寒门邪入胃腑者有之，若杂病则鲜有，即间或有此，与前之胆气虚者大相殊也。夫前之虚者，证或因惊而致于病，或因病而致于惊。若热盛之惊者，本无大惊以夺气，又无久病以伤元，或起于伤寒，或起于平空，此一辨也。又胆虚气虚之惊必精神疲倦，懒言喜静。若热盛之惊，必举动身轻，多言喜动，又一辨也。第治法相去天壤，临证细察，务必确得其本也。

悸之与惊又不同也，盖惊者必由闻见而起，若悸证则不待闻见，心中惶惶，如恐人将捕之状，时刻无宁，俗云心慌是也，此病乃湿聚胃中所致。仲景云水停心下则悸者是也。夫心与胃实属近邻，水居胃中，其湿必侵及心包络。心主属火，火畏水克，故惶惶而不宁也。治宜平胃逐湿，湿去而心自宁矣。但此证或有恶心喜呕，或有背胀喜捶，咳嗽吐痰，或微汗时出，面色或白，头痛只在额眉，治以理中汤兼五苓散温中逐湿。如咳嗽吐痰者，必须六君子汤加干姜、肉桂、砂仁行痰降湿，湿去痰行则悸无有不愈者。

恐者畏惧也，或遇有司之贪纵书吏而寻害，或有凶横共境，畏生祸而连累，或居官而得罪，畏参畏刑，或泛舟而临险，畏盗畏风，凡一切有伤于名利身家者，口中不能明言心内时作畏惧，内因之伤，惟此最甚。况恐则气下，必及乎肾，经云恐伤肾是也。凡属大恐之时，有遗尿者，有泄精者，此伤人最速，无有过于此者。景岳有云：治恐惧者，十不得一二。然恐属畏惧，惊亦属畏惧，何惊病可愈而恐病少有愈者？盖惊出于暂，暂者即可复。恐积于渐，渐者不可解也。凡因恐致病者，其病始则未形于外，惟内戚戚，恐畏致精神大伤，待其神倦气怯，颜色憔悴，食少息微则内伤已极，故欲痊此证者实不易也。

厉维命之妻，经水过期，四十余日方行一次，行时必待七八日方止，行后之旬日怔忡眩晕，脉濡色淡，饮食减少，肢体倦怠。夫饮食少，胃气亏。肢体倦，脾气亏。色淡脉弱，气不足也。脾胃虚则土不能生金，肺气亦因之而虚，胃虚食少，取汁变化不足，其赤而为血者常少，故经水过期，脾虚不能约束，故行之七八日方止。盖血府之血去，气亦随血下而愈亏，至七八日之后，脾气渐醒，方能约之而血方止。怔忡者，因血去之多，气之根本亏于下，故上浮而怔忡也。是怔忡由于血虚，而血虚由脾胃之亏也，但使脾胃一健则受纳强化，血充而经水不至于过期，土健自能生金，则气亦旺。气旺能固，脾健能统。经行必不延至七八日，经之行止有常，旧血旋去，新血旋生，则气之根本自固，气能归根则不致虚浮，怔忡必自愈矣。与养中煎重加黄耆略加阿胶，服至旬日，怔忡即愈，服至月余便经调气壮，体健食强而怔忡全安。或问：既云脾虚气虚而胸中筑筑然之，怔忡岂气虚而反能筑筑乎？答曰：无论气虚气实，皆宜有根以固之，况人身之气通充遍体，无处不至，其所本者，在上则主乎肺，在下则主乎肾。故曰：肺为气之主，肾为气之根也。肾虚不能纳气，致上浮而为筑筑也，若谓此气属实，气有余便是火，当为烦渴、咳逆、身轻、恶热，何得反为食减、神倦乎？大凡气壮之人，从未有病怔忡者，每诊怔忡，惟年老衰弱或久病虚尪之辈乃患此证，则气实气虚概可之知矣。

朱镜辉，病咳血兼之怔忡，日间乍忡乍宁，夜间更甚。察此人之失血证，乃属络脉受伤，络脉受伤，乃由真阴内损。故凡治络脉受伤之失血证，惟宜甘纯补阴、培养络脉而血自止。此人之失血既由于阴虚，而怔忡亦属阴虚无疑，故夜间阳伏之时，真阴愈虚不能纳气而怔忡乃甚。乃与左归饮加五味子，间用小营煎，血止而怔忡亦宁。

李才继，病大汗，不能举动，闻声即惊，睡在床上，人物经过亦受惊，伊自业医，云：病起时头晕而微痛，服补中益气汤数剂，渐至体重神倦，大汗如洗，目下所最急者，惟宜治惊。诊其脉三至无力，颜色惨淡，余晓之曰：脉迟无力，色淡体重，神倦俱，属阳虚，始起头痛者亦属阳虚头痛，故痛而且晕，只宜补阳。因误服升麻、陈皮，耗气发表致阳气愈伤。经云：阳密乃固。今阳气大伤而不能固，致大汗出而体重也。况病起于阳虚而药又凉又耗气，致阳愈虚，故内脏无主而易惊，此乃因病而惊。据尔所言，其畏者在惊，而不知更可畏者在乎阳虚也。与六气煎加附片、焦姜、大枣、黄耆、白术用至一两五钱，附片用八钱。自午后服起至半夜尽猛药二剂，至鸡鸣时汗止，惊亦颇定，服至三十余剂始安，此病若不知惊由乎虚，而徒事枣仁、朱砂、琥珀以镇其惊，致阳气愈伤，岂有不误事者乎？

周思旦，病肢体无力，下身更苦，自腰以下常有微痛，举动不便，用药月余无效，方经余诊。脉四至无力，面色沉晦，俱是阳虚，问前所服何药，云是归、地养血营筋及牛膝、杜仲、骨脂、五加皮之类。又问腿膝之痛而无力从何而起，彼云：始则无力，渐至于痛。余思始之无力出于筋骨之虚，但虚必因病而至。又问：无力之先曾有何病？彼云：毫无他病，因乍然受惊之后，渐觉体倦，两足无力。余曰：尔之受惊之由，兹不便问，尔亦不能明言，必是大惊，非微惊也。惊则内伤肝胆，肝胆乃少阳春生之气，少阳之气伤故神疲体倦，肝主筋，肝伤致筋疲无力，此乃因惊而病也。治宜培补肝胆之阳气，前之养血大误矣。乃与六气煎加附片，五十余剂方愈，但气力尚未复原，乃用原药加鹿茸为丸，服完一料，精神筋骨俱已复壮。

萧廷品，病惊，医用补阴之剂无效，经余诊，面色沉晦，声低气弱，脉虽四至而无力无神，闻声见物皆惊，有客至亦惊，更加恐怖，虚羸至极，此必因惊伤正气而起，然何致于恐乎？余又细问，终不肯明言受惊之由，必是难以语人之敝。余即告之曰：尔之病，形色脉息俱属阳气大虚，必由大惊而起，治宜补阳，前所服补阴之药皆误，然由惊而恐，伤已大甚，非数十剂及百余剂，不能全愈，勿望速效方敢主方。彼云：由惊有之，第不知因何至此此剧？余曰：惊则肝胆气伤，气伤即阳虚也。而药反补阴，阴愈盛致阳愈消，由虚而剧者，药之过也。与六气煎加附片服十余剂，无大效。奈前医与病家乃是久交，时来省晤，妄议补阳之短，云此病总宜补阴，温热决非所宜。言之无数，病者信之，反疑补阳有误，仍服伊方，即左归饮大补元煎。夫大补元煎，概是阴药，丸药、水药并进，致阴凝阳寂而死。此忠言逆耳听庸流而杀之也，苟肯信余言，久服补阳或可回春亦未可料，今既如此，岂非彼命之使然乎？

赵宏佳，病狂言妄语，身轻恶热，时刻大惊大叫，脉洪气壮，此系阳明火盛之所致也。始与抽薪饮加石膏无效，次日又加大黄五钱，大便泻出黑鞭，臭不堪闻，惊狂渐愈。此系浅而识之火证，似不须存案，然恐后学见是惊证，便认惊属肝胆之不足，误施温补必致为害，故记此案。使知阳虚者固病惊，而阳盛者亦致病惊，两证相隔星渊，治法寒热迥异。凡临此证，务必辨明虚实，庶不致孟浪妄投而祸人也。

李永新之妻，病时刻受惊已有五六日，颜色精神俱如常，脉大有力。细问身上还有何病，六旬前有白带至今未止。夜间睡卧神不归脏，即是不寐证。余思脉洪有力，乃因内火盛。白带必是白浊，乃湿热下盛者。热盛于下燔灼真阴，故卧不能寐。阴精被灼，则津液不能上腾，乃是心肾不交致心不能静而时惊。治宜泻心与小肠、膀胱之火。火去使阴得其静，阴静则津必上腾而成既济之象，心自宁矣。与二阴煎加黄柏，服五六剂惊止，白浊十愈其八，改投左归饮去枣皮加麦冬培养真阴，数剂白浊亦愈。

田维林，病数月，服药愈困，察其外证，食少神倦，色惨淡，肌肉减半，内证吐痰、心慌将成劳损。问其心慌起自何时，彼云：初时只吐痰，渐至食减心慌，目下心慌全无宁时，午后发热，半夜方退。查前所服之药，乃清心化痰，后又服金水六君煎。夫病起吐痰，外无邪滞，内无火证，明是脾虚。若知补脾，数剂可瘳，妄投清火，致脾愈伤，渐至食减，复投熟地，致湿愈盛，湿停胃口致心慌无宁，此即水停心下之悸证也。午后发热者，乃阳气欲伏之时，被内脏阴湿格拒而为热于外也。夜半方退者，乃一阳渐生身中虚阳得助，始能流布而不郁，故热退于子时，乃一阳始生之候也。即语之曰：愈心慌无难，回元气非易。因病起于虚，妄用寒凉致元气愈虚，又凡补养，非旬日不能效。乃与理中汤兼五苓散，二剂心慌即减，五剂心慌全愈，吐痰略减，如是改投养中煎加黄耆、白术、附片数十剂而大健。凡水停心下之悸证，用此温中逐湿之法治愈者甚多。

吉逢春之妻，病心慌，其证咳嗽、吐痰、额颅痛、头晕，此证乃脾胃不足，痰凝气滞之候。夫寒痰湿气滞于中，致清阳不能上升，故头晕。夫三阳在头而阳明居前，额属阳明部位。今湿痰结聚于胃，故头痛在额，湿痰在胃傍侵心胞，故心悸不宁。药宜温热解寒湿之凝，凝解气顺，中焦豁然则清阳自升，浊阴自降。清升则头之痛晕自愈，浊降则胸中之悸自宁，气顺痰行而咳嗽亦必愈。与姜附六君子汤加川椒，去胸中之留饮，又加猪苓，导湿趋于膀胱，数剂诸证悉愈。凡如此相似之悸证甚多，如此之治法取效者亦不可胜纪。

咳　嗽

咳嗽之病原不一，或云：有声无痰为咳，有痰无声为嗽。余谓：咳可独言而嗽不可独言也。盖咳咳连声而无痰应者有之，若嗽之有痰者，必须由咳，痰乃随咳而出，是嗽必不能无咳也。若无声而痰出者，谓之痰饮，或从呕出，或从唾出。名曰呕吐痰涎，非嗽痰也。况呕吐之痰，其痰在胃，从咽而上出。若咳嗽之痰，其痰在肺，咳时则痰随咳而上从喉而出。是痰之在内有脏腑之不同，痰之出上有咽喉之异也。由此推之，则无声之痰不可混言嗽也。至若干咳病、咳嗽病，外感内伤皆有之，而咳病又惟内伤最多，或气实胀满而为咳，或火盛烁金而为咳，或水不养金而为咳，或外感内滞而为咳，或水冷金寒而为咳，或脾虚肾虚而为咳。咳虽同而咳之因不同也。

一气实胀满而为咳者，其证胸胀气粗、脉滑有力、咳咳连声，惟大呵长嘘为快。治宜枳、桔、槟榔、葶苈、苏子以降气，然气有余即是火，必兼桑白、知母、杏仁清润之可也。

一火盛烁金而为咳者，脉必洪大，体必躁烦，或口渴喜冷饮，或夜重而昼轻。治宜泻火以保金，火降而咳自宁。宜清燥救肺汤、四阴煎、天冬、麦冬、玄参、贝母、黄芩、木通、花粉、瓜蒌子之类。甚者必加酒炒大黄以滞之。古书有云：泻肺热必须引大肠也。

又有阴虚火盛烁金之咳嗽，脉亦洪大，体亦燥烦，日间阳浮于外，其咳嗽颇轻，夜间阳伏于内，其咳嗽必加甚焉，或口或渴喜冷，屎鞕尿黄①。治宜滋阴降火，用滋阴降火汤，或知柏地黄汤，或玄麦地黄汤，或百合固金汤，或一阴煎之类主之。夫外感郁热之咳嗽、内伤阴虚火盛之咳嗽俱属脉洪燥烦，然则从何辨之？盖外感之嗽起于暴，内伤之嗽由于渐，此一辨也。外感之嗽，有恶风、头疼、发热等证，内伤则无外证，又一辨也。以此辨之则判然矣。

一水不养金而为咳者，其证由渐而起。其人必纵情肆欲，或夜梦遗精，或因久泻而伤阴，或因汗多而伤阴，皆令肾水枯涸。水亏于下不能上腾以润肺，致令肺金失养而燥。其证时时

---

① 或口或渴喜冷屎鞕尿黄：依文义与文例，当为"或口渴喜冷，或屎鞕尿黄"之误。

发咳，无胸胀无气粗，但食物喜润，色不润泽，肌肉减常，脉或弦滑，或大而无力，口虽渴不喜冷饮。治宜滋补真阴，以左归饮、小营煎之类加阿胶主之。

一外感内滞而咳者，乃因风寒外闭、内气滞逆。其证发热头痛或鼻流清涕，此证必起于暴。治宜发散外邪兼利其内，外解则内自舒矣。宜人参败毒散、参苏饮、二柴胡饮、六安煎之类择而用之。然外感内滞之独咳证亦少而兼痰者多也。兼痰者即名咳嗽，治法俱列于下。外感之咳嗽总因风寒外闭皮毛，以致内郁而为痰凝气滞，证本一也，治法有二。由人之禀赋有不同，体之强弱有异也。有素禀阳旺而忽感风寒，是名外寒内热。盖外邪闭塞皮毛，内气不能流达，郁而为热。其证外则恶风头痛，内则烦躁渴扰，或两目红赤，或鼻干唇焦。治法与外感咳嗽相同，亦宜败毒散、参苏饮、正柴胡饮、一柴胡饮之类散外邪清内热，若二柴胡饮一派温热决不可投。有素禀阳衰而偶感外邪，与阳旺之滞又相悬远。盖阳虚之人脾胃多不足，常有湿痰踞中，风寒既闭于外，寒痰必滞于内。其证恶风头疼，内则咳嗽唾痰，外则鼻流清涕，面色必然沉晦。治法虽宜逐外邪，然必兼固其内。或宜二柴胡兼理中汤，或宜姜附六君子汤加桂枝、细辛，或六安煎加桂枝、焦姜。间有咳声痰响而痰不出者，必须略加麻黄疏通肺滞，若枳、桔清润之类决不可投。惟痰多者，杏仁必不可少。以上二证俱属外感，阳旺者宜清内而解外，阳衰者宜温中而散邪，外邪散而内之咳嗽自愈。若天冬、麦冬、五味、贝母敛肺之药，毫不可用，误用反敛邪气，不得开散，必成劳损之坏证也。

一水冷金寒，阴气射肺而为咳者，与肾虚水泛为痰同一阴虚①也。水泛为痰者，乃痰中之阳颇亏，化水之力减也。若阴气射肺者，肾中之阳气大亏也，只能化水下趋，毫无上腾之力。夫肺虽喜润泽，然宜温润清和，而热燥寒冷皆所忌也。今肾阳不能上腾致肺金失于清和，下焦之阳气既亏，不能胜阴，而阴气必致上冲射肺，是即水冷金寒，肺被阴寒冲射以致咳逆，因其津不上腾故无痰，应而成干咳、昼夜少宁之证。但此证阳气既大损于下，薰蒸无力，致脾胃亦亏，必饮食大减。气不充体，必颜色沉晦。药宜附桂理阴煎温补下焦，加胡芦巴、破故纸，祛阴寒而纳射肺之阴气，更宜加益智，解阴凝之滞逆，但得元阳健、阴气降，肺脏自宁，咳必自愈矣。又湿痰聚于胃腑，中虚不能使之下趋，势必上潮咳嗽而吐白痰。头痛额前，此亦阴气上射之嗽。宜用附子理中汤兼五苓散以利水。

一脾虚食饮化痰而为咳嗽者，必色淡神倦，脉必濡，饮食必减，或腹虽饥②而不能多食，或食后而作反饱，咳嗽必然痰多，其痰色或清或白。夫食少者，乃胃虚不能多纳。反饱者，乃脾虚运化减常也。脾虚化失其正，而饮食不化气血反化痰饮，治宜健脾胃。盖脾胃属土，惟火能生土，故补脾胃宜温热之药。如理中汤、六君子、养中煎及温胃饮、寿脾煎之类，皆所宜也。

一肾虚水泛为痰而成咳嗽者，其证与脾虚相近，惟脉颇异。脾虚饮食化痰者，脉象大而无力，间有不大者，亦不微细或浮而濡软。肾虚水泛者，脉必细小而沉，此乃下焦之元阳亏弱，化水之力减常，故水至阑门，不能尽化入膀胱，故反上泛而为

---

① 阴虚：疑为"阳虚"之误。
② 饥：原作"肌"，据文义改。

痰也。治宜补阴中之阳，壮气化水而痰自下趋膀胱矣，惟八味地黄汤及右归饮之类。

一脾肾俱虚而成者咳嗽，治宜补脾肾，以理中汤兼理阴煎合而用之，但此等证候取效最难，其服药少则数十剂望效，甚至百余剂方能全功。

以上外感咳嗽之案参看伤风门，内伤咳嗽之案参看虚损门及失血门。

易才文，病咳逆，汗出体倦神疲，饮食十减其九。前医服清火化痰下气及金水六君煎之类，致咳愈甚，饮食全不能进者数日，改服六君子加黄耆、姜、附十余剂，汗止，食颇能进，余证毫不能减。经余诊见咳逆不已，毫无痰应，口又不渴，又无潮热，面色暗滞，体倦形羸，此肾中精气大伤之候。肾阳不能薰蒸脾胃，失生化之源而亦伤矣，所以气不流利，津液凝结而成干咳病也。先服耆、术、姜、附则脾颇健，食略进，此因久服寒凉，乍进温补亦久雨逢晴之象，不过取效暂时，若不培补肾中真阳则病必反复，斯时余证不减者，即此也。何以见其亏在肾也？又何以知其干咳而非火也？若干咳是火，必口渴身烦，今不渴不烦，体倦神疲，何火之有？若有火者，色必壮赤，今面色沉晦，阳衰显然，无火无痰而咳不已者，何也？乃肾中水火俱亏也，水虚则不能滋肺，肺燥则痒，痒则咳不能已。火亏则阳气不达，故体倦色晦而阴寒之气不能下降，得以上冲射肺而为干咳证也。是脾之虚乃是标，而肾之虚乃是本也。与归、地、枸杞、故纸，补肾中之精气，仍加焦姜以理脾，略加北味以收耗散之金，如此水火并补，兼纳其气，诸证应当尽除。果渐服渐效，三十余剂其病大安。

刘桂馥，久病，其脉乍大乍小，乍有乍无，或一息二三至，或一息八九至。若生平如此，虽结乃是常脉，无足为怪，若病后方得此脉，便是精气将脱之脉，今新久不得，实难决死生。只论现在之证，如咳嗽、吐痰、气喘、面肿、心跳不安、不寐等证，皆是脾虚运化失权，水泛为痰之候也。盖脾虚升降无权，流布力弱，致中气凝滞，滞则气逆而为喘，水随气上则面肿，水停胃口则心慌，阴湿格拒则阳神不能下趋，故不寐。治宜理脾开滞、助阳抑阴，与六君子加姜、附、砂仁，更暂加北芥，以开胶滞之痰，服五六剂嗽除痰止，面肿消半，惟悸病、不寐未愈，此必水湿不去，乃水停心下之悸也。不寐者，乃亦水湿拒阳之候。治宜祛湿，即如前药中减北芥加肉桂、猪苓、建泻逐湿下行。三剂寐即安神，心慌亦减。如此之证，如此之治而取效极速，似属无碍，奈脉不知是常是新，故斯时不能定其否泰也。

　　王姓孀妇，年三十，素常体弱脾亏，咳嗽吐痰常取效者，惟姜附六君子汤。倘久嗽不愈，乃于阴中补阳，用附桂理阴煎即愈，此二方，乃常应效之最速者。是年病咳嗽吐痰甚多日，夜约吐三四碗之多，其痰色雪白，服前得效之二方，俱不能效。经云：白血出者死，此是死证耶。然察其脉，浮而无力，至数却又平和，食量较常虽减，尚能日进两碗，精神亦颇可，却又似不死之象病①。既是不死，何常效之药，毫无效耶？再四细察，较常新增头痛一证，其头痛只在额前，额前属于阳明，因湿痰聚于阳明，胃腑中虚，不能使之下趋，势必上潮而咳嗽，此亦阴气上射之嗽也，法宜祛湿。痰色雪白者，乃冰凝之象，中寒已极也，法宜补阳。然前药俱用干姜、桂、附而毫不效者

---

　　① 象病：疑为"病象"之误。

何也？乃少逐湿之药耳，湿不去故药虽温而无济，此证正合古书云，邪去则补，药始得力也。与附子理中汤兼五苓散以逐湿，服二剂头痛咳嗽俱减半，四剂十减其九，此时湿已去矣，只宜补正，以理中汤兼理阴煎并补脾肾，二十余剂而大安。

声　喑

夫声音之本，出自脏气，声音之发，出于吸门。吸门有碍，声音必变。或风寒外侵，或内火燔灼，又或气滞停痰，皆令吸门壅塞。微则声重，甚则为喑。然此不过窍闭，治之亦易。外邪散之，内火清之，气滞痰喑宜顺之破之，邪散滞解，吸门自达，皆喑之轻者，无足虑也。若内伤之喑则不在吸门，在于脏气之不足，病乃由渐而甚，声则由重而喑也。若只气虚声微，其病尚在上焦，治法宜补肺气，气充自愈，尤为易治。若精虚声微，是病在下焦矣。夫精为气之根，根本既亏，挽回非易。始则咳嗽吐痰，继而微嘶，渐至于喑，乃声喑中最危之候也。治此之法宜峻补下元，固其根本，其或免者亦万幸矣。

长沙一正旦，忽然声重而嘶，服班中常用之药，乃诃子、枳壳之类，无效。诊脉六至有力，问证鼻塞、头微痛、身微热、略有咳嗽，彼云：恐是劳病新起。余曰：非也。此乃伤风闭塞皮毛致内脏气滞，痰凝窒碍吸门而声重也。与六安煎减杏仁加柴胡、细辛，四剂病安声喨①。

巴陵一小旦，年三十余岁，声始嘶而渐小，渐增咳嗽，脉六至而涩。此乃唱长句、呌长腔致伤丹田精气，劳病已萌，挽救却难。令其停唱静养，服药可以回春，不然纵药无益。彼云：

① 喨（liàng 亮）：响亮。

双亲在堂，靠此供养，势不能停唱。不忍袖手，与右归饮方，彼夜间服药，日则歌舞，半载即亡。此因不能保养，徒药难济，自误其命之一证也。

邓祖训是弓劲教师，善搪①拳头，一日遇猛汉赛劲，祖训站稳，猛汉举手对胸三拳便喉干声哑。越二日，尚不能出声，又觉胸中胀闷，自服末药无效，余至请方。余曰：你见猛汉，恐抵不住，胸中必鼓气迎之，是你胸中气满，彼之拳头之力甚雄强，来硬抵气必结滞，连打三拳，你胸中连筑三次气，致气滞于胸中，则津液不能上潮而喉干，喉干乃致声哑。夫声音之机虽由吸门而腾津实由中气，宜解胸中之滞气，滞气解则胸畅，胸畅则气顺而津腾声音必开。与排气散加丁香，服一剂呼吸颇畅，三剂豁然声响而安。余见时医治声嘶声喑，每用丁香，且称古人有云：诃子与丁香，即刻就出声。不思丁香，乃推滞气之物，诃子乃开顽痰之物，惟痰凝气滞者最宜，若火甚之喑，丁香最能助火，虚损之喑，丁香反破气伤精，俱属有害不可不慎。

任姓女，值麻疹，疹子稠密，大热气粗，喉痛声哑，乃火毒上炎之候。火刑金沸故咳嗽而喘，咳嗽必由吸门而出，吸门被火蒸熬，液涸失润而声喑也。投以芩连消毒饮降火润燥下气，日服二剂。三日后疹毒已散，热退气平，惟音尚不能出。余思津被火灼，不能速回，故疹毒虽散，吸门尚欠润泽，故尚喑哑。乃与百合固金汤补阴润燥，四五剂而声响如常。

吉学勤，十余岁时在馆读书，晨起无声，用力挣读一时方有声出，午后瞌睡一时又无声，仍要挣读一时，声出始亮。余思既无外邪，又无内热，亦非虚损，何致而喑？必有痰涎结于

---

① 搪：抵挡。

会厌，睡时阳气趋下，喉间之阳颇微则痰愈结。初醒时，阳气不能凑冲于上故喑，努力挣读气方随力而上，气冲于上，会厌之痰方开而声响然。痰既开，喑必愈矣，何复寐而复喑乎？此必饮冷餐凉致痰凝胃口，寐时阳气入阴，湿痰乘虚上泛结聚会厌，致有开而复喑之弊。宜温中开痰兼破胃中之滞，与姜附六君子汤，加诃子以开凝结之痰，更加砂仁、川椒以行胃中之冷滞，四剂全安。

易化贤，肢体倦怠，食量较常减半，脉四至，浮而无力，语言轻则无声，用力送托方有声，其声亦微，胃口略有痰，间有咳嗽，乃脾虚气衰之候也。食量减者，胃有痰也。脉浮而无力者，中虚也。脾主四肢，故肢体倦怠，土虚不能生金致肺亦虚，肺主气，故声重而微，若不速治，声重必致声喑而成劳瘵。与寿脾煎加黄耆、附子，五十余剂而始健。此证幸虚在上中二焦，若虚在下焦亦属难治。何以知其虚不是下焦耶？若是下焦，声喑纵重，用力亦无声出，且下焦精虚，色必沉晦，此人颜色不过淡白而不沉晦，如此察审，确知其病不在下焦也。

聂锡三，因客至饮酒，打抢舌风①，致刺破咽喉出血，时刻咳涎有血丝，自疑坏证。咳之不停，致已破瘢痕不能愈，故涎出时有血丝，咽喉之痛不减，渐至吐痰，医进凉药无效，及半年迎余诊。查伊咳嗽之痰却有臭气，声音全无，肌肉瘦削，举动艰苦，咽喉之痛较前愈增，胸中懊恼，脉八九至，无力。余想当时畅饮，酒凉茶冷定然有之，凉冷入胃，不能速化，必致成痰，复进凉药，雪上加霜。故湿凝寒滞于胃，侵越乎肺，致咳嗽旋生。痰随嗽上臭者，脏气大伤，是以喉

---

① 抢舌风：病名。指肺气上逆，饮食呛出的病证。见《咽喉急症秘书》。

痛愈增，湿痰阻塞中焦，致脾不能运化传布，而一身之津液尽化痰而出，所以肌肉消瘦也。人之血气皆藉水谷变化，而变化之权在脾，今脾遭寒凉之困不能化气，致肺虚于上不能化精，致肾虚于下。斯时，脉则细数无神，证则肌瘦声哑，是三焦俱困，病入鬼关，不敢必效也。况又久服寒凉，脏皆阴滞，若用温热必致相拒，宜暂投甘温补精之剂，待内脏之气颇利，方可改进甘热。即语病者曰：十剂可解痰臭，或可挽回。与左归饮，服十剂痰便不臭，喉痛减半，二十剂咳嗽大减，咽喉全愈，精神颇强，喑亦略开，然后改用理阴煎及右归饮，百余剂诸证悉除，体肥神健。

疟　疾

　　疟疾之源，乃外感风邪也。然另有一种不正之气，随风袭人而直入于风府，此毒与瘴疫同类，但略轻耳。故先哲治疟皆用青皮、厚朴、草蔻，此三味乃破瘴攻疫之佳品也。至于风府，在《内经》以风邪中脊之空处，邪踞之有浅深，疟发有间日有不间日之异。余自经诊以来，留心细察，不独脊背，凡头面手足胸胁等处，皆能藏邪。故《内经》有云：四肢百骸亦有风府。此乃指接缝虚空处皆可藏风，皆谓之风府也。夫邪藏之所，待疟解时，通体俱快，惟邪藏之处，手不可按，按之即痛而且胀，其痛不过如钱如蛋之大，此处之痛不愈，而疟必不能截。余实历验不爽。第邪藏之浅，日与正气一遇，则每日发。邪藏之深，间日与正气相撞，故间日发。然有间二三日不等者，邪藏更深也。是疟疾本于邪踞，截疟必待邪散，若外邪未散，徒取笑耳，间有一截即愈者，因外邪已散，亦侥幸耳。其有疟久汗出，邪散而疟仍不止者，方宜投以截药，亦当求本施剂，庶乎有效，不可拘用呆方而误人也。盖延缠之疟亦有病因，有疟母阻滞者，有精虚气亏者，皆能令寒热久缠也。刻疟母之成，有积于少阳者，有积于阳明者。盖少阳与厥阴为表里，其经布于胁肋，疟之寒热作时，胁肋之正气受伤，不能流达津液，致津液结成癖块于两乳之侧，摩之有形，即疟母也。有疟发时正在饮食，即停勿食，或先时吃饭随即寒战发热，斯时中气无主，无力运化，致饮食留滞脐上胃中，亦疟母也。此二者皆可按而得之，是有形之疟母也。

有热作烦渴，茶宜少吃，只以淡姜汤、乌梅水应之。若纵饮凉茶凉水，寒湿留于胃中，结滞成痰，藏于胃脘之四傍，亦疟母也。或湿邪侵于胃外，凝津成痰，亦疟母也。此二者按之虽不可得，亦属有形之疟母。凡此四者留而不去，皆令疟疾缠绵，每日值六气流行运事之时，内有一气虚弱，疟母即肆狷而贼正气，贼阳则恶寒，复贼阴则发热。治此之法：在胁癖者，宜养正气而兼推癖滞，如六气煎、理阴煎加青皮、香附、郁金、元胡、炙脂之类以逐之。在脐上胸下者，宜理中汤、治中汤加草蔻、澄茄、麦芽、莱菔子、丁香、白蔻之类以消导之，或以六君子汤加姜附、菖蒲、大蒜、牡蛎之类以攻之。又有背腧及各处风府之精气，因热久汁多而虚者，精亏乃是阴虚也，气虚乃是阳虚也，每日逢正气流行，因此精气亏弱，不能支持而疟即作，阳虚不能卫外则恶寒，阴虚不能营内则发热，此乃无形之疟母也。阳虚者，宜补中益气汤及狗肉、蛏蚶、艾叶之类以压之。阴虚者，宜补阴益气煎及鳖鱼龟肉、龟板、燕窝、香薷之类以截之。外有杂证阻滞者，随证投剂，在乎临机应变，不可拘泥也，此皆治疟疾之确法。

王秦川之妻，患疟疾，间日一作，因有孕，恐寒热损胎，发二三次即服截方，单方俱无效，半月后方经余诊。询其发日头腰痛甚，阿姑嘱余速用截方。余晓之曰：疟疾乃外邪，外邪未散截亦无济，况病头腰痛甚，风寒尚重，截方决然无济尔。屡截不愈者，乃外邪未散之故也。与桂枝汤加羌、独活、本，日服一剂，次日疟作，腰便不痛，疟退后，惟头仍痛，改进补中益气汤加川芎、藁本又服二剂，至晚头痛已愈。余曰：头腰皆愈，外邪散矣，疟自截，已至次日果愈。

尹成士，病半月不愈，服截方不效，诊肋下有茶杯大，拒按。余曰：此处已成积癖，即是疟母，宜攻之。与逍遥散加郁金、玄胡、青皮，一剂无效，即求更方。余曰：药力薄弱，必须重投方可。遂去郁金，加姜黄。一剂病减，二剂病安。至次年，又患疟病二十余日，口渴喜热，心中惊悸，小便短黄。余曰：此寒湿停胃之证，喜热者，中寒也，悸者，胃中有湿也。与五苓散加川椒，一服如失。此一人两年病疟两次，证候不同，截方亦异，可见截疟原无一定之方也。

任武林，病疟月余，饮食减半，胃气弱矣，胃口下作胀，有一团如覆杯，脾气亦虚，脾虚不能运化，致饮食停滞而成疟母。与理中汤加澄茄、麦芽，服数日无效，改进附子理中汤，并进神香散，服一日疟即止，十余剂胃口及覆杯者全消，食强神健。

赵继仪之妻，病疟半月，每将发时先胸紧气粗，随发寒热，口渴恶冷。余曰：此必寒痰凝于胃口，故发时胸紧气喘。欲截此疟，必须先祛坚顽之痰。与姜附六君子加菖蒲、艾叶为引，浓煎。令先嚼生大蒜一粒，随将药水送下，一服即愈。此痰在胃口，药下咽痰即祛，故取效最速。

雷如云之子，每日早饭后胸紧痰喘，午后即愈，不恶寒又不发热，求方于余。曰：此必过服寒凉，凝滞中州，虽无寒热之作，亦疟类也，故每日只发一次。令嚼大蒜，以莱菔子、菖蒲煎汤送下，一服减半，两服全安。

朱元林之子，久疟，形体瘦削，脉五至，浮大，发时寒少热多，脉证俱属阴虚。与补阴益气煎数剂，无效。令吃鳖肉，一服即愈。

朱齐先，久疟，精神疲倦，脉细数。乃阳虚之脉证，与补中益气汤，一剂疟止。越旬日复作，仍进原方，无效。后诊脉五至而濡软，数已转缓，细已转大。阳气渐回，疟何不止？意者、术补气，不宜升柴、陈皮之伤气乎？况久疟阳虚，宜固根本，使阳回地下，方得充达。改投理阴煎加肉桂、附片，从阴中补阳，一剂病减，二剂病愈。

赵乐川之母，年逾六旬，疟发旬日，庸手杂方俱进，疟更猖獗，方迎余诊。察其烧热太盛，躁烦至极，汗出如洗。年老之人大热大汗，真阴愈伤，况躁烦至极明是火热。待疟退身静时复诊，脉四至洪大，热疟无疑。与龟板一两火煅，盐水淬之，当归、草蔻、槟榔、常山各三钱，桃条、柳条各三节，每节一寸长，浓煎，次早温服，服之即宁。此方用桃柳二味，似属炫异，然二味之性，乃是寒凉，凡此热疟，以寒凉治之，自必相宜。

朱履亨之妻，疟经旬日，色黄神倦，上下沸泡，浮肿，食减，脉濡，皆是脾土衰弱之证。进者、术、桂、附、姜、艾，俱无效，似计穷方竭。细求疟母，通身无胀痛，胃口胸胁俱安，惟发时四肢先冷，胸中略似不快意，此必有顽痰结于胃口。凡痰邪之作，四肢必冷，顽痰未去，故补阳无效。即用五倍子善祛顽痰，北芥去皮里膜外之痰，苍术去窠囊之痰。第五倍性凉，恐伤胃气，加荜茇以制五倍，每味一钱，研末糊为丸，分作三四次服，黄昏服一次，临卧服一次，次早服一次即愈。

李世显之母，年五旬余，患疟，早饭后发，午后退。刚发三次，邻医主服截方，用鳖肉一大碗，早晨尽食，随即恶寒鼓栗，口噤妄语，通体冰冷，脉细如丝。邻医见主方有误，又见纯阴之证，即投六味回阳饮，随即发热倍常，人事昏沉，忙邀余诊。余至尚在昏迷，六脉洪大，如弦如革，热烧手不可近。余曰：不必惊慌，不久汗出便当苏。此病由误治使然，清晨寒将发时，误投鳖肉纯阴之物，以助寒毒，故恶寒更甚，体冷脉细者，由阴物助阴邪也。且疟疾寒止热即至，不宜复投耆、术、桂、附、干姜以助热，所以发热倍常，由阳药以助阳邪也。先哲虽有迎锐之法，于将恶寒时，先用麻黄、桂枝预攻其寒，使寒毒减。寒将退热将作时即用知母、常山、黄芩、石膏先清其热，则热毒不狂。使麻桂驱风府之邪，知芩清被郁之热，表里俱和，而邪自不能容，迎锐之攻，乃如此也。今因先用鳖肉助寒，后用姜附助热，反先哲之法而增病，不惟病者慌主家惊，而医者亦张惶无计矣。午饭后，病者汗出热退，脉五至平和，惟头左边有蛋大手不可按，按之即痛。余曰：此痛不愈，疟决不可截，仍宜发散。第因妄治扰乱元虚，不堪过表。与补中益气汤加藁本、菖蒲、白芷、灵仙，服三剂头痛愈而疟疾亦失矣。

聂兰青，病疟，午时即发，每将发时，先吃饭一碗，彼之意思以饭为人身之主，饱则可当寒热。不知疟将发时，而食在所禁也。后疟已愈，胃口作胀，手不可近，胸前微肿，乃疟后之痞满证也。因将发时吃饭，汁沚凝滞而成积，治宜消导，第疟后正虚，不可消耗。与补中健脾之剂加麦芽、砂仁、楂肉、澄茄、川椒，二十余剂痞满尽消，精神如旧，诸证皆愈。

朱斐成，病疟，晨服截方，服后恶心，食入即吐，黄昏更衣便如热汤，喉舌焦干，恶冷茶，胸背作胀，喜捶，恶寒吐痰，胃口刺痛，神气昏倦，身有微热，合室惊惶。询其截方，乃陀僧也。夫陀僧感银铅之气而成，性寒有毒，今此证者阴毒伤中之候，岂可用乎？只宜桂、附、干姜、荜茇攻逐阴凝，待阴毒解后，即宜培补阳气。方云：无恙。适有知医者在座云：此证未见甚寒，何所验为阴毒？余曰：脾胃乃后天之主，喜暖恶寒，寒滞脾胃，升降无权，此人恶心呕吐，非中寒乎？胸中作胀，非湿聚乎？不舍衣被，非阳衰乎？是皆阴毒踞于中，贼损阳气不能运化，致寒滞不能解湿，聚不能散也。彼云：便如热汤口舌皆焦干，亦属寒乎？余曰：凡诊病必察中气为主，内热者是阳证，中寒者是阴证，此病口干喜热饮，吐痰冰冷，皆属中寒，寒踞于中，逐阳飞走。飞于上则为口干舌焦，是谓戴阳之火。戴阳者，上虽热而下则寒也，走于下则为便热孔痛，是名失位之火。失位者，下虽热而上则寒也。浮于外则为身热烦躁，是谓格阳之火。格阳者，外虽热而中则寒也。所以宜逐阴毒，阴毒解，脾胃温，虚阳自归原矣。彼又问：背胀喜捶者何也？答曰：亦阴毒也。阴凝于中，胸背之津液俱滞，而为湿作胀，捶则湿渐散，胀颇豁，不捶而湿复聚，待毒解阳回而胀自愈。彼曰：阴毒既解，拔去病根，阳气已回，何须再服培阳之药？余曰：此人素禀阳虚，又遭阴毒贼害一番，而正气有不大损者乎？今虽毒解阳回而本原虚弱，若不培补，必然虚损旋生，须多服耆、术、姜、附，使元阳渐充，虚损无由而作，是不但治已病之病，尤治未病之病也。

小儿热疟

小儿热疟，知者鲜矣。夫疟疾众人皆晓也，岂有医家而反不知疟者乎？盖疟疾有由恶寒而发热者，汗出而热退，此众人咸知也。至若小儿热疟，与此大异。证乃终日发热，与伤风、伤寒无异，医皆认为伤风伤寒，不拔其本，致有延至二三月而不愈者，此医家不知热疟，妄投方药之咎也。或曰：疟疾不一，有寒疟、温疟、瘅疟，有病久虚羸之疟，岂小儿之疟悉属热耶？答曰：先寒后热，或恶寒重于发热者，其人中气亦病寒湿，是名寒疟。先热后寒，或发热重于恶寒者，是名温疟。但热不寒，或喜冷恶热者，此其人中气被火郁滞，是名瘅疟。病久形体虚尪而不愈者，是名虚疟。此大人小儿皆同，已于疟疾门辨之。若小儿之热疟，由小儿终日发热，而热郁于肌肉肤腠之间，故云热疟。治此惟清脾饮为最，解疟必须青皮、厚朴、草蔻，散热必须柴胡、黄芩。若在三五日之间，此药必须五六剂，若延至半月一月者，不过二三剂即愈，不必他求奇方。或问曰：既是终日发热，何以知其为热疟耶？曰：前辈曾有明辨，兹复详之于下。

夏禹铸曰：热疟之烧热与伤寒无异，最难辨别。看时若无真传慧眼，以热疟作伤寒伤风治者，十有其十。即问之普天下医家能辨此者，吾知其必无一人也。余遵先君辨法，一见便知，自信不疑，双镜照胆，一药便愈。众皆骇曰：奇证奇医。然而无甚奇也，人惟辨之不真，是故药之不效，今发辨疟之秘，传我同人，俾婴儿无苦于热疟，庶可告无罪于卢医①矣。伤寒伤风烧热，每日到晚，不减一分，不增一分，始终毫无间断，只是平平而烧，此伤寒伤风之烧热也。热疟烧热虽同，而证实有别也。或食滚茶滚汤，或大哭大叫，头面上必有汗，一出汗烧

---

① 卢医：扁鹊。传其家于卢国（春秋时一小国，在今山东济南长清区一带），故又称卢医。

热即退二三分，顷刻又照原，便是热疟，此一辨也。自早至晚必有一时更甚，或眼泛去，或手足掣，一掣出汗，烧热即退，独腹上不退，顷刻又照原，每日如是，定是热疟，此一辨也。医家具有灵心慧眼者不须辨，此只须一望而知，其面色非黄似黄，非白似白，精彩似倦非倦，面皮惨惨而无润色，毛孔爽爽而不直竖，两眼瞧人却象无病光景，热疟昭然。此证多发于五、六、七、八、九月之间，治用清脾饮，无有不效。余父子两代治之屡屡不爽，黑白分明，今把金针远度，何难巧绣鸳鸯？然小儿瘦怯者，热退后宜用六君子汤以补脾。

又有一种热疟，一日一发，发有定期，不恶寒，只发热，或下午起，半夜汗出即退，头胸背腹手心足底必有一处不退，或不从下午起，不拘时候发，亦宜清脾饮。

凡热疟之病，中必有痰，先哲有云：无痰决不成疟疾。间有一哭即呕，呕有痰出者，只宜清脾饮，切不可用附子、干姜而使肌肤之热愈盛，致成热慢证也，慎之慎之。

凡用清脾饮治热疟，既认证的确，切不可因一剂不愈即作别证更方，以致淹缠误人。不知者，每每指鹿为马，胡猜混投，或滋阴退热而成慢脾者有之，或温中除热而成热慢者有之，是皆以药杀人也，可不慎乎？

或问：疟久脾亏，不堪厚朴、青皮、黄芩者，舍清脾饮更有他方否？余曰：有，或六君子或养中煎，但宜减干姜、甘草，加酒炒常山二三钱，生姜为引，一二剂而热必退。第热退后即减常山，专以补脾善后，倘中虚太甚而常山亦不能堪者，即用养中煎加白术以固正，倍加首乌以治疟，三五剂必能全愈。

任元开，常有哮病，忽然烧热，适余外出，家中仍投治哮之药发表除痰，越旬日不愈。余归察其面色惨淡，脉六至有余，两眼瞧人亦似无病样子，日间烧热颇细，有时更细，少顷照原，夜间烧热更大，此热疟也。与清脾饮，一剂热退大半。见其形体大弱，恐黄芩、厚朴不可再服，即进五阴煎加何首乌，四剂无效。复投清脾饮，一剂而热全除。由此观之，首乌之治热疟似不能与清脾①饮争先矣。第热退疟愈，速宜健脾补气，免致虚损转成慢脾，切记切记。

周福喜，病烧热，月余不愈，诊脉细数，色青白，神气疲倦，两眼瞧人果像无病光景，烧热乍大乍小，间有微汗，喉内有痰，一哭即呕，呕即痰出，此必热疟也。伊父知医，谓：疟属外邪，何发散而不愈？疟必有痰，何除痰而不愈？疟久正气虚，何补脾养正亦不愈？疟疾不离少阳，何屡服柴胡亦不愈？治疟之法似乎尽矣，而疟尚不愈者，又将何药以治之乎？余曰：寻常疟疾尔乃知之，惟此热疟非尔所知也。夫热疟乃热郁于风府，非黄芩不能除，疟有毒滞非草蔻、厚朴不能攻，疟踞风府非青皮不能达尔。前所用发表除痰健脾等方，无一味能拔此毒，何能取效？余今主服清脾饮管教数剂而安，刚服二剂，其热全退，然后与健脾之药数剂全安。

欧阳东林之子，五月发热起，医用发散温补俱不效，延至七月终，迎余诊。面色惨淡，两眼白珠略青，脉五至，此乃脾虚之候。询其发热起止，或一更时发起，或二更时发起，退热或在早晨，或在饭后，日间人虽清②爽，而两太阳及两手心之热全然不退，瞧人亦似无病，热疟显然。欲用清脾饮，恐脾虚不能受，乃以补脾清虚之法而治之。投漂术三钱，淮山三钱，

---

① 脾：原作"俾"，据文义改。
② 清：原作"青"，据文义改。

炒扁豆二钱，炒云苓去皮一钱，炒五分焦姜一钱，炙草一钱，草蔻二钱，首乌四钱酒炒，一剂病减半，二剂烧热全除，然后减去首乌，十余剂病愈体健。

周乃金按：疟疾由一种微生物传入人身血中而起用，西药金鸡纳丸治之见效甚速。

痢 疾

夫痢疾，最为危险之证。施治不得其本，杀人在于反掌，欲知其要，惟寒热、饮食、虚实而已。真寒者，身寒，恶心，恶食，欲呕，倦怠，脉细，宜理中汤、养中煎之类，或加附片、荜茇以温之。如有心悸眩晕，乃寒湿停于胃脘，宜加肉桂、川椒、苓、泻以逐之。倘恶心悸眩，渴喜热饮，举动无力，浑身发热，乃假热而真寒也，是寒盛于中，格阳于外也，宜温中逐寒而虚阳自归原矣。真热者，口渴喜冷，身热躁烦，举动轻快，神强气壮，脉洪有力，宜抽薪饮、清流饮之类，苓、连、栀、柏皆可择而用之。倘内热烦躁，脉洪大，渴喜冷，身清，恶寒者，乃假寒而真热也，是热伏于中，格阴于外也，亦宜清火解毒而假寒自流畅矣。至于饮食之滞，皆属实邪，本无虚证，然亦有久暂之别。盖冷饮冷食及生冷瓜果之类，下咽即病，痢者皆属实证。若冷茶冷饮之伤，乃寒湿伤中，宜平胃、二苓温中逐湿之类，或加川椒逐胸中之留饮。凉食所伤宜温中导滞，如大小和中饮及平胃散导滞治中汤之类。若属面滞，须加莱菔子、大蒜以化之，此皆生冷下咽而即病者之实邪，故宜攻之逐之也。

其有生冷下咽，比时无恙，或越旬或半月而始病痢者，此积滞已去，惟寒毒留腹而为病也，是虚证也。然积滞既去，而寒毒不去者，何也？因脾气先虚，被寒湿侵扰则愈虚矣。脾愈虚，化导之力愈弱，致寒留不去，只宜温补健脾，惟理中汤、养中煎、桂、附之类补火生土助脾壮胃之剂多服自愈。间有胃中胀满而拒按者，食积未尽去也，宜用补中之行，不可悉投克伐再伤正气，治中汤为最妙之品，量加楂、麦、枳、朴以导之可也。如内外俱无热证，脉平和或细数者，皆属虚寒，只宜温补为主，不可施用消耗寒凉。暂病者，虚尚在脾，犹为易治，温补脾胃数剂必愈。延久者，膏脂下多，肠胃大伤，必须胃关煎、九气丹方能取效。若形瘦神疲者，必须大加人参，方可救济垂危。间有治之如法，食进神强而后重，间作泻痢不能全愈者，乃溜下路惯，中气无权而然，宜补中益气汤及举元煎助升提之气必愈。有诸证皆全，神气亦强，每日大解三五次而不坚者，乃广肠已滑，宜敦阜糕及肉蔻、五味、补骨脂之类以固之。有愈后旬日半月，仍下脓垢一两次者，此毒藏于肠脏曲折之处，宜鸦胆子以搜之。有痢时患外感发热头痛者，宜败毒散加陈仓米兼治痢之药以双解之。治痢之法尽如是矣。

何原文之母，年逾六旬，五月初间患痢，日夜五七次不等，延医服药，痢渐甚，至七月初间方迎余诊。其痢日夜七八次，形羸色惨神倦，脉六至有余，幸脉体尚有滑象。查前医之药，有消导者、有清火者、有破气提气者、有固涩利水者，间有投胃关煎者。余思年老人精气已亏，脂膏久下，精气必愈亏矣，况腹无胀痛，何积之有？无渴无烦，唇淡目白，何火之有？色惨神疲，正气大损，尚堪破乎？惟胃关煎最妥，宜其有效，何亦不效乎？细查原单，术、附只三四钱，焦姜一二钱，熟地至一两。前医在座，余曰：尔方不效者，实分两之不善也。余仍投胃关煎，术、附、淮山、熟地各六钱，焦姜、扁豆各三钱，吴萸、炙草各二钱，又加故纸三钱，北味七分，服一剂，病者云可。次日服三剂，痢大减，日夜不过一次，于是每日三剂，间进敦阜糕，半月而痊。此后或半月或一月仍发一次，红白相兼。余曰：此痢从前延久，有寒毒藏于广肠上节曲折之处，故中下两焦虽健，不能逐曲窝之积而成休息痢矣。欲去此积，惟鸦胆子能之，乃令如法服鸦胆子四十九粒。一服未见形迹，令其再服，次日泻出如鱼脑髓一般，其病根始拔。制鸦胆子法：将鸦胆子轻轻敲去壳，取内仁四十九粒，用龙眼肉七个，每个包鸦胆仁七粒七个共包四十九粒，空心温水送下，随吃炒饭半碗压之。次日大便下出白垢，其积出矣。倘白垢未出，即如前法再进一服，蓄积必出。第白垢出后，仍宜温补脾胃，以杜复蓄之原，以扶痢弱之体。

朱锡康，患痢，红白相兼，午后发热，渴喜滚茶，不能多饮，多即恶心腹痛，喜按揉，不可停手，停即痛甚，脉细数，皆内阳衰弱，寒邪踞中之候。盖寒盛于中逼阳于上，故渴欲热饮。多饮恶心者，茶入胃中助湿邪也。腹痛喜揉者，阳虚也。午后发热者，阴盛格阳也。红白相兼者，古云：白属寒，红属热，只为冷热不和。此语实不尽然。盖鲜红者是实热，紫红紫白者是虚寒也。此人痢血乃淡紫色，皆是阴毒残阳，治宜补脾逐寒。与胃关煎加桂、附，服二日毫无效，主家要余更方。余曰：认证无疑，药本对证，不效者乃病重药轻之咎，非药误也。乃倍增分两，又服二日，诸证略减。服药旬日后，始得全安。若听更方，岂不误事乎？故凡认证的确，施治精切，必自坚定主张，决不可听信傍阻孟浪更方，以致误事。

吉映廷，九月病痢，旬日方迎余诊。面色清淡，红白相兼，脉五至，沉部坚实，尿色短黄，烦躁不欲衣被，口不渴。前医有作寒治者，有消食者，有云冷热不和寒热并投者。余曰：皆非也，此病乃热伏于中，非寒非食也。伊伯父云：面色清淡，口又不渴，何据云热？岂以尿短色黄即是热乎？余曰：躁扰脉沉实者，热伏于内也。血鲜红者，乃郁热迫血下行也。白垢乃大肠之脂亦被热而下也。若是寒证，当此秋深之际，焉有不欲衣被者乎？面淡不渴，果似寒证，不知热伏于中，格阴于上，乃假寒也。若能逐动中焦之热，则面色即转红活，口必见渴矣。即投连、芩、滑石、地榆、山楂、槟榔、青皮、枳壳、赤芍、甘草之类，服二剂烦躁略减，口渴面红，仍用前方加花粉、麦冬、石膏，五六剂而安。第痢愈后，每日大解二三次，略有红白随粪而下。察其形体，脉候俱已全安，而红白不尽不止者，何也？余细忖思，此中气被郁热扰乱数日，能不虚乎？中虚不能约束，故红白间随粪下。必须温补，又恐补药多是温热，虑犯误补之咎，乃与五阴煎理脾养阴，服十剂诸病皆愈。此证热伏于内，有沉中坚实之脉为凭。若烦躁一证不可执泥，热伏于内固烦躁，阴盛格阳亦烦躁。后之临证者，若无沉实之脉，不可概视烦躁为实热证也。

王树忠，病痢，红白相兼，腹微痛，恶食，食下胃中作胀痛更甚，脉细数，不能数，约有九至十至。自家有知医者在傍，云：必要重用温补及肉蔻固涩之剂。余曰：用温则可用，补则不可。盖阴邪伤中，阳气被残，脉虽数，若非饮食塞滞中州，纵数决无如是之甚。况恶食者即食停之证，食下胃中胀愈甚、痛愈增者，食积显然。彼曰：食滞必然拒按，此病不拒按者，何也？余晓之曰：食积堆垒固拒按，此滞未至堆垒，故不拒按，然虽不拒按，亦不喜按也。若果有寒无滞，当喜按也。夫实则拒按，虚则喜按，人皆易知，惟此不拒按又不喜按，则知者鲜矣。余确认定食滞无疑者，以伤食有必恶食之一证，有食下增胀增痛之一证也，补药多滞，积滞愈不能行，若肉蔻固涩，必致留滞而害命。即与大和中饮，减泽泻加荜茇，服二剂，次日即不恶食，腹亦不痛，食下亦不胀，脉六至分明，食消滞行矣。食消滞行方可用补，乃与附子理中汤加荜茇、淮山，五剂而安。此病乃中寒食滞，先不温中导滞则滞不去，滞未去而先投补涩，不惟延缠，反致留害，然亦必察有食滞确据，方可消导，苟无食积而妄行消导，反伐脾胃生发之气，则为祸更大。

聂颐甲，病痢，面色憔悴，中寒阳虚可知。外证发热头痛，昼夜不增不减，脉六至颇滑。前医之药乃温中兼涩，治痢固宜，而不知表里俱病，法宜两解。其痢下赤白，食少神疲色悴者，本中气虚寒也。发热头痛，无增减者，乃外感风寒也，此太阳太阴表里同病者也。徒温中而不解外，是表不解而里不能和，徒发表而不温中，是内不和则表亦不能解。与理中汤，加荜茇以温中，合败毒散以解表，四剂热退表解，头痛亦愈。然后直进温中补阳之药，而痢渐减。奈因表邪侵久，致正气大损，难速复原，每至便胀欲解时，忙走不及秽污衣裤，此乃正气虚羸，不能约束之故耳。欲图速愈，惟人参可效。奈人参难辨，即以耆、术、姜、附补气升阳，久服经月始健。

黄绍益，病痢，半月后方迎余诊，脉七八至而涩，面色桃红，浑身大热，渴喜滚茶润口，胃中懊恼，已噤口二日。查前所服乃消导清火，询其起病无热，服药五六日之后方发热，热亦由渐而甚。余曰：此病乃寒凉残害脾胃阳气而起，前医不知病原，又投寒凉，以致阴盛于中，格阳于外也。何以见之？口干欲饮不欲咽下，有寒也。若果中焦有热，必然愈饮愈快，岂有不欲咽者乎？胸中懊恼，乃胃虚无主，致水停心下，如怔忡惊悸之状也。故戴阳于上，则面红口干。格阳于外，则浑身壮热。逼阳于下，则孔热孔痛，是皆寒毒踞中之使然也。伊父曰：果然大孔热痛，足见认证确切。与理中汤加荜茇、肉桂以温胃逐寒、化气行湿。因胃虚不能多饮，令时时呷之。一日夜胃口颇畅，饮食颇进。服至三日，浑身壮热亦退，口干亦止，痢下十减其七。第形体尪羸至极，因痢久精气大伤，脾胃大亏，与胃关煎加附子，渐服体亦渐肥而痢竟未全愈。余细忖思此病，皆因前医误用寒凉残损阳气，又妄投槟榔、木香以伤中气，致溜下路惯，肠滑使然。另制九气丹与胃关煎间服，其痢方止，调理月余始健，实由前医误治以致淹缠。俗语云：痢疾莫医尾。正谓此也。

周乃金按：寒湿之痢，温补渗利即效，若红痢由一种细菌发生于大肠，乃传染病之最速者，必用杀菌之药方效，如羌活、姜汁、樟脑、木香、明矾、川椒等是也。

伤 暑

夫伤暑之病，有阴暑阳暑之分。阴暑者，因暑而受寒也。或避暑于高堂大厦，或乘凉于风地树荫，汗出肤疏，阴气风寒乘疏侵体则病。恶风恶寒，头痛发热，腰胀身疼等证，即伤风伤寒也，治法与治伤风伤寒无二。照体虚实，寻三表之法施治可也。又有不慎口腹，过食生冷瓜果，以致寒凉伤内而为吐泻、腹痛、发热、头痛者，此亦因暑受寒，宜治中汤。阳暑者，因暑而受热也。或行奔于长途，或努力于田野，势不能止而被热伤，病为身体烦躁、大渴大汗、昏愦卒倒等证。临证宜察气之虚实，体之阴阳。内实者宜清凉解热，内虚者宜甘温固本，毫厘千里，不可忽也。如大渴大汗，喜冷恶热，体烦脉实者，宜白虎汤、香薷饮、益元散、六一散及抽薪饮之类择而用之。如脉濡细者，乃热伤元气也，宜人参白虎汤、生脉散、竹叶石膏汤之类择而用之。若口不渴，或渴不喜冷，头昏脉细者，此腹中阳气随热而越于外，阴伏于内，是中脏虚且寒也，虽身有大热不宜清凉，宜理中汤、理阴煎、四君、养中煎之类择而用之。若恶心欲呕者，停湿在胃也，宜兼五苓散以渗之。

余月旦之孙，夏月病伤暑，医投香薷饮，数剂无效。察其发热，乍进乍退，头亦时痛时止，呕痰恶食，脉数不能定至。余曰：此非外伤暑热，必是过食生冷瓜果，停痰滞气，损伤脾胃之证。与治中汤加荜茇、砂仁，服二剂胸颇快，食颇进，八剂大安。此乃因暑热之时过食生冷为病，是因暑受寒之，阴暑证也。

朱倬有，七月病发热，体烦头痛，耳聋口渴，喜热茶，两肋气痛，泄泻，身胀尿赤，脉涩细而滑，仍不失有力，此外伤暑热，内伤冷食之证也。盖口渴喜热，乃寒伤于中。两肋作痛，乃湿聚于胁也。泄泻者，湿注于下。身胀者，湿聚于内，是皆寒湿之证。夫寒湿伤中，本当恶寒而发热体烦。不恶寒者，乃暑热伤于外也。寒贼阳，暑伤气，气虚则脉细、耳聋。用六和汤，减半夏、杏仁二药之滑肠，以砂、术、朴、苓祛内之寒湿，以香薷解外之暑热，加青皮利胸中之结气。服三剂，发热体烦俱减，气痛亦愈，是内湿外暑俱解矣。然湿邪扰中之后，脾亏不易复健，所以滑泄不能全愈，与胃关煎加五味、故纸数剂全安，此系外冒暑热，内停寒湿，非与阴盛格阳者同，故香薷并入砂、术之中，亦理势之当然，非寒湿混用之可比也。或问：此病皆是寒湿，止有体烦似阳，然寒湿亦有体烦，阴盛格阳亦有体烦，何以体烦即认为暑热伤于外也？答曰：寒湿盛于内而体烦，即阴盛格阳，其外证得寒则愈，烦得热则颇静，必欲衣被也。此人外证得凉则静，得热愈烦，故知为暑热伤于外也。夫暑本阳邪，得热愈烦者，是阳逢阳旺。又伤热必恶热之征也，此一辨也。又湿证体烦而脉细者，乃是坏证，以阴结于内，内阳将绝，脉乃细涩，微渺至极，必体烦而坐卧不宁也。又伤寒门有阴盛格阳，欲坐卧于泥水之中者，脉亦细而无力，面亦戴阳，此人之烦坐卧皆可，脉虽细而有缓滑之象，不失有力，面色如常而无戴阳之热，又一辨也。是以知体烦非阴盛格阳，实暑热侵扰之烦也。

罗国礼之妻，夏月产子，次日发热头痛。医云血虚，投四物汤，热愈甚，复投补中益气汤加桂、附、干姜，其病愈甚，至七日方迎余诊。至时，妇正作永诀计，其察身热，手不可近，烦躁，面赤口渴，脉洪大而涩。此涩脉比寻常之涩不同，其指下与鸡之喉管相似，又与密节菖蒲相符。余曰：此火盛伤阴之候。壮热烦躁，火证显然，脉又洪大，非火而何？惟脉涩，形古怪，总由火盛伤阴，血气至而血不营，故涩脉滞指也。此明系伤暑，庸流讹执产后无虚却有虚之死法，妄投温热，红炉添炭，故火盛至如此极。急宜凉解以救真阴，稍迟必熬尽真阴而死。即与知母、麦冬、石膏、玄参、黄芩、花粉、栀子、生地大剂服之，又令吃冷水数碗。一剂颇静，三剂火热悉退，然后进滋阴养血之剂，十日全安。

湿　证

湿之为病有内外之别，又有寒湿、湿热、虚实之别。湿从外入者，宜汗而散之。湿自内积者，宜渗而导之。寒湿，宜温而燥之。湿热，宜寒而渗之。实者，宜攻其湿。虚者，必固其正。若认证不确必致混投，未有不误人者也。

湿自外入者，有天时霪雨，有地湿蒸腾，有坐卧湿地，有久着汗衣，皆侵忤而病人也。此湿气由皮毛侵入肌肉，令人发热头痛，四肢俱疼，遍身作胀，或有汗无汗，俱宜发散。外若恶寒者，是寒湿，宜神术散、羌活胜湿汤。如肌肉烦热，外不恶寒者，于前方中加石膏解肌肉之热。若肌肉内烦，外亦恶热者，是湿热，治宜凉散发表，宜柴葛荆防清热，必须柏芩、石膏，亦必君苍术、羌活以解湿郁。身胀发热、恶寒兼胸痞不快，内亦有湿，宜五积散、二柴胡，表里兼治方妥。湿自内成者，或过贪酒、酱及一切肥润之物，皆令湿邪内聚，或胸胀痞满，或呕吐恶食，或肿胀，或气喘，或溜入大肠而为泄泻不固，或流入筋骨而为瘛疭疼痛。治此者须当辨明寒热，如不渴不烦，体倦神疲，脉细濡或豁大而无力者，皆正气亏损之寒湿证也。湿在上者，宜理中汤兼五苓散，此温中逐湿也。湿在下者，宜金匮肾气汤及桂附理阴煎，此助阳渗湿也。倘横侵筋骨者，于前药内加狗脊、萆薢、菝葜庶乎有济。然此寒湿之证，惟元气不足者甚多，施治必须固本，药方难以尽言，在于临证慎察。如身烦脉大、口渴喜冷、声亮、恶热者，此湿热证，治宜清火利湿，如大分清饮、抽薪饮、四苓散、导赤散之类择而用之。

吉六山，五月暴病，气喘，面红目赤，浑身壮热，不舍衣被，舌上白胎，口干欲饮不欲咽，六脉浮，大小便黄赤，躁烦至极，乃寒湿内聚格阳证也。脉浮者，湿也。欲饮不欲咽者，寒湿在中也。小便短赤者，乃寒湿停蓄不能化水也。面红目赤，口渴身热，躁烦者，皆是阳被除逐也，与八味地黄汤。一剂减半，三剂大安。或问：六山此病，理中汤兼五苓散可用否？余曰：在他人则可，在六山则不可。数月前曾病吐血，服养血保阴之剂而愈，今用理中一派燥热，必复伤络脉而动血，故用地黄之静重，引湿直达膀胱，同气相求，取效极速，又不伤络脉而无后患也。

聂开文，外证一身作胀，头上手不可摸，摸则皮肉痛甚，内证小腹痛，绵绵不已，小便短黄，大便闭结，饮食无味，脉濡色悴。其人好酒，乃酒湿凝聚，侵肌渍肤之寒湿证也。酒湿久渍，阳气必伤，气虚不能化水导湿，故尿少色黄，小腹作痛，大便闭结，如霜凝冰结之象。湿侵脾胃，故饮食无味。治宜温中解冻，因小腹痛苦，与暖肝煎加姜、附、川椒大剂与之。四五剂大便通，小便长，肤胀头痛悉愈。或问：此证表里俱病，一派温中，表病从何而解？答曰：湿自内成，由内及外泛于皮肤，但得二便通利，里湿已行而表湿亦随而散，所谓里和表自解也。又问：暖肝煎有枸杞，岂不助湿乎？曰：病于湿，枸杞亦湿用之，使同气相求，导热药入湿处，且热药性浮，可藉枸杞之重而趋于下也。

喻廉敬，自云酒量大，喜多饮，每夜临卧吃冷水两碗，若不吃水，夜半后必渴烦。余曰：此非养生之道，既要冷水解酒，莫若少饮为佳，此时年壮，故尚无恙，到血气衰弱时，难免寒湿之病。语后方过两年，渐觉饮食无味，四肢骨节疼痛，迎余诊治。余曰：寒湿病也，上年曾许有此病，不料发得如是之早。乃用温经扶阳之药，系桂、附、枸杞、杜仲、故纸之类，十余剂无效，腿踹足趾，胀痛难抵。细思此药必中，何毫无效？意湿自内成，浸筋渍肉，非渗利必不能去。更投理中汤兼五苓散，二十余剂悉愈。第下体常怯寒，因酒湿浸渍，已非一年，阳损气弱，一时难回，必须培补经年，方可复旧日之健。

周乃金按：前方温经不渗湿，本系误治，宜手不效。

王荣瑞之子，恶心汗出，发热昏愦，遗尿，偏废，肢节痛，足肿，昏睡露睛，脉散无神。因前炎热，过饮冷水，寒湿留中之故，始发咳嗽，前医治以滋阴止嗽，嗽不止，即更医。治以甘温，仍有熟地、枣皮之类，嗽止而昏愦偏发，诸证丛生。盖此病起自寒湿，治温热以调中，助阳以渗湿，使寒从膀胱而出，湿去阳回，脾自健，骨自强，诸证无由而生。奈治不如法，遂逆证丛起，滋阴反助湿邪，乃赍粮于盗也。次医用甘温兼润兼敛，乃留煞害命也，宜乎？痰凝湿结，塞壅中焦，排胸胀肋，停流四肢而诸证纷起也。且寒湿久留，侵损脏气，必至阳衰火败，斯时昏愦者，君火败矣。遗尿者，相火败矣。恶心言乎。夫湿有出于天气者，有出于地气者，有由于汗气者，有由于饮食者，岂以不冒雨，不下水，便无湿邪乎？此病恶寒、发热、头痛，乃表证也。通身作胀者，湿侵肌肤也。此湿或因久着汗衣亦未可知。夫汗在肌肤之内，乃津液也，津液是滋泽通身之宝，若作汗而出肤外，便是水湿。汗衣久着，湿反侵皮肤而为病，故通体作胀，乃湿从汗入也。不特此也，口淡无味，舌上白胎，皆是湿证，此乃内外两感之湿证，法宜表里兼治，若败毒散、参苏饮二方，俱有寒凉，反致伤中，则大误矣，彼无言可答。余即与理中汤以温中，除在里之湿，加桂枝、苍术、藁本、白芷以发汗，祛在表之湿。四剂汗出热退，头痛身胀俱痊，舌胎亦退。惟饮食减常，改进附子理中汤加肉桂、云苓，数剂食增体健，诸证皆愈。

火 证

火证，有外郁之火，有内郁之火，有阴虚之火，有阳虚之火，治不求本，必致混投，生死在于反掌。惟外郁之火有炎暑亢阳，伤于辛苦劳役者，即伤暑之阳证也，宜从暑证门求法治之。有外被风寒，闭塞肌肤，致内气郁而成热者，其证外则发热、恶寒、头痛、身痛，内则气喘、鼻干，或口渴、胸烦，此外寒而内热也。治宜升阳散火，外寒开散，内气自舒而火自消，宜于伤寒伤风门求法治之。若内郁之火，由饮食而成者最多。凡人之嗜好，有好食辛辣者，有好食干燥者，久而增气必致生火，其病为烦躁，为渴扰，为气喘，为便结，此火发之速，伤人亦速，而治之必不可缓也。然有不食辛辣干燥而亦有火者，乃因饮食乍多，压伏阳气，阳气被压，郁而为热。食消则郁火上冲而为病，治此内郁之火，必须清凉泻火，并宜降气也。至于怒则火起于肝，欲则火起于肾，悲则火起于肺，劳则火起于脾者，此先伤而后动火，是虚者多而实者少。第火盛时不得不清，火稍退即宜固本也。阴虚之火即血虚水不济火也，阳虚之火有气虚火不归原者，有阴盛格阳于上者，俱宜从虚损门求法治之。

张姓之子，二岁，病发热，医投理阴煎加附片不效，更医云，病重药轻。投桂、附、干姜、地黄之类，大剂与之。服二剂，病变厥逆，不省人事，方迎余。其证手足掉摇，气喘痰响，眼翻口开，身热面赤，口气如焚，脉洪大，灌药即呕。余曰：此属火厥，由误进温热补剂之所致也。伊父曰：灌药即呕非胃寒乎？余曰：经云诸逆冲上，皆属于火，此病火证火脉俱属明显，此呕即火热上冲也。即与麦冬、花粉、石膏诸凉药，便不呕，服尽一剂即苏。因先吃热药过多，致痰结气滞，虽人事苏醒，每至夜间阳伏之时，痰声漉漉，乃服清火化痰十余剂，其病方平。夫呕吐之证，胃寒者最多，故孙真人云呕家圣药是生姜。然有胃火上冲之呕，而生姜又属大忌，业医者不可不知。凡胃热之呕，脉必洪大，吐必涌猛，身必躁烦，口必烦渴，方是胃火上冲，治宜清凉。若无以上热证，不可妄用寒凉。大凡小儿呕证最多，必须详审的实，治方无误。此子若非余至，伊等见病至厥逆以为大虚，复投温补能不死乎？

李光南，口渴善饥，食已又饥，尿黄浊如膏，便尿时尿桶堆泡一二寸，臊腥不堪闻，四肢疲软，头低少神，年逾七旬。诸医皆云：年老虚弱，投耆术补药，病反剧。诊脉洪大，舌色如新瓦。余曰：此实火病也，病名三消。上消消渴，中消消谷，下消消肾。脉洪者，火盛之脉也；舌灰黑者，火盛成炭之象也；四肢疲软及头低者，火盛则筋软也；少神者，热盛神昏也。前进补药实大误矣，急宜泻南补北，或可挽回。乃用麦冬、石膏、石斛、生地、玄参之类，服三剂，尿略清，腥臊减。惟舌色未转，病者即欲更服补药，不思因前误补致伏火内炎。余曰：清凉已效，何即更方？必待舌转红润，可进滋阴补肾之药。今舌未转红，乃火势尚未退，若弃清凉而用甘温，必致坏事。病者多疑少信，服至七八剂，舌亦略转红润，方才见效。适逢某医至，云：此病大虚。病者信之，即用熟地、枣皮、附、桂等药，服数剂而剧。复用余方，始安。

卷 二

食 滞

饮食停滞，治宜消导，而消导之药，性多克伐。有宜直用消导者，有宜以补为消者，有宜消补并施者。若形气强健之人，偶因过食即刻难化而胃痛胀者，此宜直消也。若食停尚在胃脘，惟探吐为上策，吐出所停而痛胀即愈，不须服药。若已下胃脘，滞于胃中幽门之上及小腹下右者，此不可吐，必须用药，宜平胃散、和胃饮、大小和中之类。若形气不足之人，素属中寒胃弱，此不宜直攻者。如滞胃脘亦惟吐出为善，倘已至胃中，直行消伐反损正气，不消则滞不去，必须行补兼施，方云尽善，宜治中汤为最。肉滞可加山楂，狗肉滞必加杏仁，食滞宜加曲麦、吴萸，此皆治食滞暂停之新病也。若久病者，必察有食无食。有食停者，胃中作胀拒按，得食更胀，亦宜攻补兼施，宜用理中汤、养中煎送神香散，或枳术丸，俾补药不致伤脾。无食停者，因食积过去，胃气被伤，必致生痰，痰侵胃外，津液传结，为胀为痞。此证饮食减少，食下不作胀痛，胸前摸之有形或微硬，不喜按又不拒按。治此不宜消伐，宜以补为消也，或以六君子汤加姜、附，或理中汤、养中煎、温胃饮之类，加砂仁、陈皮，或内用补药，外用莱菔子、豆腐、大蒜研烂炒热，日揉数次，内服外揉不妨连用，即可效验。

许元和，胃口胀满恶食，吃热饭下，胸胀暂开一刻，不久又胀，胸中及两胁胀满难抵，难以俯仰，动则气喘怔忡，脉细数，曾服理中温胃不效。据此脉证似宜从补为善，第胀满异常不能受补，补药必致增胀。细思此证，乃饮食停滞胃口，痰涎结聚，致排胸胀胁也。凡中气虚弱，或停滞不行者，此虚中之实不得不暂从清理，然后培补，与治中汤加北芥、苍术、牡蛎。痰凝皮里膜外及胁肋，非北芥不能除。痰成窠囊，非苍术不能开。牡蛎咸能软坚，随所至而化顽痰，使之下行。更加厚朴，破胃口之滞。一剂略减，十余剂胸中始畅，方进理中补脾之药，其病既愈，体亦健。此证若非先去其食滞痰结，徒事温补则积愈痼、痰愈坚而成坏证矣。或问：凡食停胃中，得食必痛胀愈增，此证饭下之后反快畅一刻，何也？答曰：食积寒痰凝滞于中，热饭下胃，寒得热暂解，故快然。饭热气微，中寒气盛，势不相敌，故转刻又胀，此暂快一刻者，是得热气而快，非得饭而快也。

王景舒，病恶寒无汗，头痛或作或止，恶食咳嗽，吐痰稠黏，胸痞懊恼，倦怠无神，动则气急，举动艰难，曾服温补不愈。余曰：此内伤饮食，外感寒邪之证。寒侵于外则为恶寒无汗。食滞于内，则为痰涎稠黏。痞满懊恼者，乃食滞痰凝于中，致胃阳无主之候也。痰食滞中则中痞满，所以动则气急。恶食者，乃食滞之明证也。倦怠无神者，食滞压塞，清阳不能上升而然也，皆大实证也。前医舍内外有余之证，徒事温补。不知中焦满滞者未可补，补反增滞，无怪病愈增，神愈疲也。与二陈汤，加厚朴、砂仁以破内滞，加桂枝以散外寒，五六剂恶寒除，胸膈畅，精神颇增。然后与温脾益气而全安。此病外感，乃属微寒，故止恶寒而不发热，头痛时作时止者，内伤证也。或问：寒痰内滞亦有恶寒，何恶寒便知属外感乎？曰：内伤恶寒得暖便解，此人恶寒虽厚衣烈火不除，便知属外感无疑。

任五福，病上吐下泻，面白神淡，胃口气痛，或聚或散，聚则痛而见形，散则平而无迹，乃寒湿伤中，滞气困脾之证也。群医皆用温补，不惟病不减，而且上加吐血，下加泻血，形羸气倦，将至危殆。夫形羸寒湿证，治以温补宜然取效，而反剧者，何也？是故不知其治也。况气滞于中，最忌温补。先哲有云：胸腹多滞者未可补①。因补反增滞也，滞愈增气愈伤，以致病愈进形愈羸也。然证属虚寒，舍补之外别无良法，是补不可舍也。然必须行中有补、补中有行，方为合法。盖行中有补，则滞逆消而不伤正气，补中有行，则中气健而不助邪气。邪去正复，方可望愈。与理中汤加木香、藿香，数剂而愈。

周永兴，当脐痛甚不移，按之则痛稍止，得食更痛，面淡白色暗晦，此必丹田阳气先亏，食伤脾胃之病也。年幼不知利害，未免纵情肆欲，以致丹田阳亏，薰蒸减力。当脐乃丹田之系，按之痛稍止者，阳虚喜按也，治法必须补阳。胃为受纳之腑，脾为运化之脏，下焦之薰蒸既亏，则中焦之运化无力，故食滞幽门而作痛也。夫食停内腑，必然拒按，此证反喜按者，何也？盖糟粕已去，油腻尚停，油腻非坚硬之物，按之则油腻稍开而痛止，如按湿泥之状，按之则湿暂散，住手则湿复聚，此一理也。得食更痛者，食积昭然也。第丹田阳虚，宜补幽门，食滞宜消，用药将从补乎？将从消乎？然丹田阳虚为本病，腻停中焦为标病。标病痛甚急，宜导消以治痛。即用暖肝煎加附片、砂仁、青皮，三剂而安，是急则宜治标也。及腻去痛止，随用枸杞、附、桂之类，以培丹田阳气，禁食难化之物，免腻滞复聚，使先天之薰蒸有力，则后天之运化有权，而滞痛之灾

① 胸腹多滞者未可补：语出《景岳全书·卷十三·杂证谟》："凡用补之法，但察其胸膈何如，若胸腹多滞者未可补，年壮气实者未可补。"

可杜矣，果如法全愈。

　　林云峰，腹痛，医治两日无效。所服之药系暖肝煎、吴萸、理中汤之类。余察其痛，乃在小腹右边尽处，胀气痛甚，拒按。余曰：此食积也。问彼曾食何物而起，彼云：前数日内捣水银花①为粑饼，一顿饱吃。即与厚朴、川椒、麦芽、澄茄、山楂加槟榔浓煎，送神香散二钱，日服二剂，次早更衣，其积尽去而痛悉止。

　　王秦川之妻，临产发作时吃鸡汤泡饭一碗，约一时久，即眼斜口牵，手足掣掉，人事不省，恐临产气虚，用耆术补剂不醒，次日迎余诊。面色惨淡，身有微汗，脉六七至而紧结。余曰，此鸡汤泡饭之为害也。其体乃阳虚中寒，汤饭饱食停滞胃脘，即化痰阻塞脾之大络，遏蔽灵气，致精神昏乱而为仆倒牵引，如痫证然，治宜消导。与二陈汤加厚朴、砂仁、山楂、麦芽、菖蒲二剂，呕出顽痰而苏。

虚　损

　　凡虚损之证，五脏六腑皆有之。然治虚之法，总不离乎脾肾两脏。即如心肺二脏，居于膈上，与脾肾相去甚远，补脾肾，谅不能及乎心肺。然心属火，象乎离，阳中有阴。若心脏之火虚，是神虚也，神虚则眩晕怔忡，治宜养神，养神必须补火，补火必须去湿，湿去则神自宁，制湿者，脾土也，脾土一健则水不泛溢而心火自旺，故补脾即补心之火也。若心脏之阴虚，是液涸也，即水不济火也，必有躁烦不宁之证。治宜润燥，润燥必藉乎水，主水者肾也，肾水一旺，化气上达，必氤氲澈顶，

① 水银花：疑为"金银花"。

心自润泽，故补肾即补心之阴也。若肺之气虚者，即金脏之阳虚也。阳虚则阴乘之，必多湿痰，病生咳嗽，治嗽必须除痰，除痰亦藉脾健，脾健则痰不生，土旺乃能生金，补中方能益气，是肺之阳虚，治宜补脾也。若肺脏之阴虚，是水不润金也。若于燥病成干咳，欲治干咳必须生津，生津必须补水，世人皆曰金生水，而不知金燥又喜水养。金是肺之阴虚，治宜补肾也。若肝家之虚，补肝全藉乎肾，肝脏之阴虚而病形枯槁者，必须肾水以滋之，肝脏之阳虚而发生之气不充者，必藉肾脏之精以荣之。先贤有云：地下有雷声，春光弥宇宙。即精气上腾发荣之语也。

　　王秦台之妻，咳嗽吐痰，饮食减少，水泻肠鸣，有时泻血，辰时恶寒，已时发热，头昏神疲，至午时汗出热退，精神颇可，此肾损脾败，精神并伤之危证也。夫精神之根在气海，即子宫也，即藏精化气之先天也。今先天之气损，不能上蒸，脾胃是中焦之化源已绝于下矣。脾胃乃中州之主，即腐熟水谷取汁变化之后天也。今脾胃亏损致饮食减少化失其正而为痰涎，间或化血，又趋大肠，不传子宫，是精室之滋生已绝于中矣，病已至此，败坏极矣。至论上昼恶寒者，辰时乃泽天夬之时也，五阳外出，五阴居内，阴盛阳衰，故恶寒。已时正乾卦也，六阳尽出，六阴居内，本体阳衰，不能流达，故郁而为热。此时阳浮于外，中气弱极，故神疲头昏。至午时一阳又复于内，内阳得助，颇得流畅，故汗出而热解。治此本宜精气并补，奈土亏水泛，再进重静则吐痰泄泻必致更甚。乃以理中汤加五味、故纸收固肾气，但得脾能运化，水必不泛，则吐痰可止，滋养复原，则血自归子宫。倘得微效或可挽回有望，如若不济则无法可施矣。

任贵跃，病吐血，气短嗽痰，消饥，饮食减少，精神倦怠，乃由思虑忧郁兼恐而成。夫思则气结，结于心而伤于脾矣，忧伤肺、恐伤肾，金水并病矣。病已至此，内伤非轻，宜暂弃书静养，服药方可望效。且药不可杂投，止宜调理脾胃。盖土旺自能生金，肺得健矣，脾健饮食必增，取汁化血化精，肾亦得其滋而健矣。食增则气强，气强则神旺而心亦健矣。土健能统血能防水，水得制而化气则不泛为痰。血得统而营经则不致妄行，是中主一固，各脏皆沾泽而概安。与山药、白术、茯神、焦姜、砂仁、炙草、香附，暂用调郁，法夏暂用理痰嗽，十剂后即减香附、法夏，调理半年大安。

黎朝阳，干咳食少，形瘦神疲，脉涩数。询查其原，由伤风咳嗽起，乃劳力伤风证也。盖人之劳者，必毛窍开、汗液泄，所以风邪易入。风伤皮毛，皮毛为肺之合，故凡伤风者即发咳嗽。夫外感宜咳，咳则邪易散，年壮之人，多有不药而愈者。此人亦年壮，何以成劳？因其劳力之时，感于风邪，感邪之后，或御女，或梦交，以泄其精，是外劳。其形内摇其精，精去气亏，不能逐邪，故外邪不能散而痰不能出，乃成劳损干咳之证也。治此之法，将补精乎？将补脾乎？又将润肺乎？又将散风乎？吾观书云：风以致劳，劳成则证已非风，是风不必治也。惟宜补精为主，并助阴中之阳，直培乎肾。肾之阳气上腾，则脾土受其生，不须补脾而脾自健矣。肺金得其滋，不待治肺而肺自润矣。脾健则食进肉长，肺润则息顺咳宁，是一举而两得也。药宜归、地、枸杞直补真阴，加桂、附补阴中之阳，水火得济而诸证渐除。或问：贵跃、朝阳二人均属劳病食少，何补脾补肾之有异？答曰：贵跃之病虽苦于忧虑恐思，惟思更甚，脾伤愈重，故吐痰吐血皆由脾虚不能总制也，是病本在脾，故治亦当补脾。朝阳之病虽起于劳力，伤风实由摇精，精虚不能逐邪，故干咳脉涩，皆由精之败也，是病本在肾，故治亦宜补肾，是所谓治病必求其本也。

黎光嵩，咳嗽数十声始吐痰血一两点，血来时觉膻中隐隐作痛，两肋下间微痛，小腹右边亦间微痛。上昼颇爽，下午恶寒，寒止发热，日间无尿，夜间尿多，大便鞕，脉细微，目略有眵。以上诸证，乃郁怒伤肝，色欲伤肾之证也。肝经绕阴器，循小腹，胁肋、小腹及胁下间痛者，肝伤证也。大便鞕者，肾精亏损证也，何以见之？上昼快，阳虚喜阳助也。日间无尿者，乃阳浮于外，化而为气也。夜间尿多者，因肾中真精亏损，不能化气，悉化为水，故尿多也。下午畏寒者，乃阴气渐长，阳虚畏外寒也。寒已而热者，身中微阳被阴郁而为热也。目有眵者，是精气亏败，不能滋济营运于上也。膻中微痛而咳血者，是包络受伤，久咳则络破而血出也，是病之最深者也。治宜右归饮，补肾滋肝兼培养络脉方可对证。总奈病者桂附不能受，即枣皮亦不能受，是即虚不受补之坏证也，一不可治。膻中之络脉受伤，包络乃裹心之物，伤此者即伤心之宫城，二不可治。脉微细，无阳也，无阳则生机息矣，三不可治，故辞令更医。

巡检李廷秀，两肋下间痛，按则痛减，胃口得食则痛，脉紧，精神倦。乃太阴脾、阳明胃、厥阴肝、少阳胆，两脏两腑表里俱亏之证。夫肝主春令发生之气，其经布于胁肋，肝胆之气虚则少阳发生之气少，不能流畅，故痛。痛而喜按者，虚也。宜补肝胆之气。胃司受纳，脾主运化，得食则痛者，乃胃虚不能纳，脾虚难于运也，宜温补脾胃。饮食减少不能化气化血，致肝虚于下，肺虚于上也。夫肺主气，气虚故精神疲倦，面色惨淡。脉紧者，即阳微也。与六气煎加焦姜、附片、砂仁温补阳气，俾脾胃得温暖而健，健则饮食必增，肝胆得温暖则生发之气流畅，肋下之痛必愈。脾乃肺母，母旺则子强，肺气必充，气充则神自强矣。此证治足太阴厥阴为本，而手太阴之标证自治矣，二三剂效，十余剂大健。

朱斐成之妻，先病白带经水，或前或后，渐至咳嗽吐痰，颈项强痛。夫白带者即脾亏不能约精，土虚不能堤防，阳虚不能固也。经水不待满月者，脾虚不能统血也。过期者，即运化减常，生血之原亏也。土亏水必反侮，故泛而为痰。饮食入胃，脾虚则难悉化，余者留滞亦皆为痰。痰凝气逆则咳嗽吐痰由是而作，此皆脾虚之候也。项强者，即筋强血滞之为病也。欲治项强，必须温肝，欲温肝经，又须先补脾气，使中土之气上蒸则木方得荣畅，是宜治脾为本，治肝为标矣。夫脾土恶湿，故燥之可也。火能生土，故热之亦可也。与理中汤加茯苓以渗湿，使湿去土健，痰无由生而咳嗽可愈。加肉桂以温肝则寒涩可豁。再加僵蚕引达颈项而项强可解矣。此病后更姓刘之医，妄投归、地、枣皮助湿溃脾致成坏证。

厉子，二岁，时发热，医云是伤风，用发散药不效，用清凉退热亦不愈。迎余诊，询其起初发热乍热乍退，其热亦微，服发散药而热渐大，及用柴、芩、栀仁而热仍不退。第昼夜不同，上昼热大烦躁，下午减半，黄昏至夜半热退，人亦颇爽快，凉①是疟疾，进清脾饮亦无效。目下几日不思饮食，睡时露睛，脉则大而数。前医亦在座，余曰：初起不是伤风，乃虚证也。前医曰：小儿无病，虚从何起？余晓之曰：凡外感之烧热，无增无减，昼夜一样，此病始起乍热乍退，即非外感。况小儿外

---

① 凉：通"谅"，料想。

感，或为鼻塞，或为流涕，此子无鼻塞流涕之证，有烧热乍进乍退之凭，何得指为外感乎？此子虽然吃饭，尚未离乳，或母好食辛热，酿乳亦有热毒，儿吮之，致燥热伤阴，此病乃阴虚证也。上昼发热烦躁者，阴虚畏阳亢也。夜间热退神爽者，阴虚喜阳①助也。尔投发散必有羌、独、芎、芷、桂枝，致燥热伤阴，以致热愈甚也。复投寒凉而热仍不退者，是寒之不寒也，寒之不寒责其无水。经云：寒之而热者，取之阴，即此是也。治宜补阴，第病久脾亏，若概用阴药，恐脾不能堪。目下不思饮食，昏睡露睛，皆脾虚之候。与五阴煎，一以补阴，一以顾脾。服二剂，上午之热略退，烦躁亦减，四剂热尽退，神亦爽。十余剂食强，睡时眼亦紧封，诸病全愈。

朱宗怀之妻，病发热口渴，伊叔业医，久治无效。询其病原，云：由咳嗽吐痰起，渐至发热，皮肤之热亦微，腹内之热更大，下午及上半夜更甚，下半夜及上昼略轻，口渴喜茶，无论冷热，脉四至浮大。问前服何药，云：逍遥散、小柴胡、四物汤。余曰：此阴虚证也。始起咳嗽吐痰，痰必不多，乃肺金欠润之证。盖人之阴阳如天平，然只宜平等，不宜偏盛。此重则彼轻，此轻则彼重也，此证阴虚阳必胜之故。上午阳浮于外则热颇轻，下午阳伏于内则热更甚也，此乃阴虚畏阳之亢也。口渴喜茶，无论冷热，此内水不足，欲得外水以济之，故不分冷热得水便快也。脉浮大者，阴虚之确证也。前服之药，惟四物颇可，惟川芎之性温燥善动，亦不相宜，只宜用纯阴静重之品。与左归饮。彼曰：阴虚阳亢，宜补阴泻火，今止补阴，而阳亢不用制乎？曰：此非亢阳之火，由阴虚也，非阳之有余也。

---

① 阳：疑为"阴"之误。

待阴足能以配阳，则阴阳自和矣，是犹天平不可凿法码也。果服十剂而大安。

头 痛

头痛，有外感六淫者，有内伤饮食者，有痰逆者，有气逆者，有火盛者，有气虚者，有血虚者，病本不同，治法亦异，必须审的病源而施治，庶不致误。

外感头痛，必发热鼻塞，或咳嗽声重，或发热无增无减，治宜败毒散、六安煎、二柴胡之类。或无汗恶寒，或有汗恶风，即伤寒中风之病也，宜向伤寒门求之。至于伤暑伤湿之头痛者，自有伤暑伤湿之证可凭，宜于伤暑伤湿门寻法治之。

内伤饮食而头痛者，其痛必重而似晕，且多痛在额颅内，必胀满恶食或兼嗳腐吞酸，治宜平胃散、和胃饮及大小和中饮。有痰者宜兼二陈汤及和胃二陈煎。然饮食伤中何致头痛？盖头为诸阳之会，灵明之气皆会于头，苟阳略伤则头必痛而兼晕，食滞中焦阻遏上升之阳气，故致头痛也。滞开胸畅则气必升，而头自愈矣。

痰厥头痛证或恶心吐痰，或头旋眼黑，如在风云中不能把持者，或头上有作肿成团，如钱如蛋之大者。此系寒痰踞中，胃阳亏损之候，宜附子理中汤、姜附六君子汤加荜茇之类。此证多生于正气不足之人，宜温补不宜凉耗。若古方之半夏天麻白术汤内有耗气清火之药，不可用也。余有辨论加减法，在眩晕门可详查之。

火盛头痛者，惟阳明胃热者最多，其证必口渴，心烦，肌肉内热，汗出不止，或躁扰不宁，或热盛神昏，脉必洪数，间有不数者亦洪滑滚指，宜白虎汤、竹叶石膏汤及玉女煎之类。

甚者，宜抽薪饮，如芎、芷、细辛之类，决不可用。

气虚头痛者，必起于渐，或兼眩晕，其证精神倦怠，四肢少力，或畏寒喜暖，食少无味，面色惨晦，口唇淡白，脉或濡或细，治宜补脾益肺，用四君汤、六气煎、举元煎、温胃饮、养中煎，俱宜加桂附。若察其虚在下焦者，其痛必日重夜轻，或日作痛，夜间不痛，饮食如常者，此乃阴中之气虚也，宜附桂理阴煎、六味回阳饮及右归饮之类。

血虚头痛者，其证亦起于渐，惟阳旺性躁之人，方有此证。其痛昼重夜轻，喜凉恶热，体躁心烦，口亦微渴，喜水不拘冷热，脉或弦数，屎或结鞭，宜左归饮、小营煎。若兼有火者，宜一阴煎、清离滋坎汤之类。第此证与火盛头痛相似，最宜详辨。火盛者①起于暴，阴虚者起于徐；火盛者有汗，阴虚者无汗；火盛者口渴喜冷恶热，阴虚者饮水不拘冷热。以数者辨之，则火盛阴虚自判然矣。

头痛属于阴中之气，虚者昼重夜轻，阴虚者亦昼重夜轻。治阴中之气虚者，宜附、桂、熟地，补阴中之阳。治阴虚者，只宜静重补阴，附、桂是所大忌，辨之不明必致误事。若阴中之阳虚而昼重夜轻者，体不烦，脉濡弱，懒言懒动。阴中之阴虚而昼重夜轻者，口渴喜水，体烦躁，喜动，脉弦数，以此辨之，自了然矣。

气逆头痛，凡外感内伤，痰滞火盛者俱有之，必现诸证形状。外感宜散，内伤宜导，痰滞宜化，火盛宜凉，第此证有胸结、胁胀、气急、咳逆之证，宜于诸药中加破滞行气之物，如青、陈、芥子、苏子、葶苈、槟榔、厚朴之类。

---

① 火盛者：此后原衍"火盛者"三字。

任作伍，头痛，上昼痛甚，下昼渐安，面色暗滞，恶心少食倦怠，医云：朝重夜轻，必是阳邪。余曰：既是阳邪，举动必然轻捷，何致倦怠懒言、面色暗滞？明是上中二焦阳虚。色暗者，上焦之阳虚也。恶心者，中焦之阳虚也。上昼甚者，乃阳浮于外，内阳虚也。下午渐安者，因阳气伏藏，内阳得助也。与耆、术、姜、附、桂、甘、砂、苓，数剂全安。

朱梦魁，头痛左边，早晨微痛，饭后痛加，当昼正痛，下午渐减，夜间不痛，每日如是。前医有用发散者，有用耆术补阳者，皆无效。余曰：此证乃阴中之阳虚也。人身外为阳，内为阴，阳中有阴，阴中亦有阳也。上昼阳浮于外，阴中之阳不能上达，故痛。当昼时六阳尽出于外，故痛甚。夜间阳伏于内，阴中虚阳得助，故不痛。宜补阴中之阳，内阳一足痛必自愈。与理阴煎重加桂附，一剂减半，两剂全安。此证与作伍之病相似，惟恶心少食为异耳。前证恶心色暗，故知病在上中二焦。此证色不暗，食不减，乃知证不在肺脾，而虚在下焦也。

喻廉敬，头痛二月，迎余诊。云：去年九月痛起，止有钱大，间有蛋大，或前后左右痛无定处，屡服治头痛之药毫无寸效，每日饭后咳出痰涎数十口，并有酸味。余曰：此头痛乃病标耳，不必治头痛，病本乃脾胃虚弱，以致气滞痰凝于中，阻遏清阳不能上升之故也。治宜培补中州，开发滞逆，使滞解阳升，头必愈矣。与姜附六君子汤加荜茇，服二剂病减半，十剂大安。因前误治，日久损亏过甚，间反复。余嘱将原方再服数剂，病根全拔。

彭华祝，头痛，额颅痛甚，或额前冰冷，痛之日夜不停，夜间更甚，吃药茶则呕，背心作胀。前医云寒湿为病，用麻黄附子细辛汤不愈，用耆、术、桂、附、姜、砂不愈，用风药发散亦不愈。余曰：寒湿为病，固然无疑，但湿僭于上，宜导之下行。前药皆属升提，使湿愈僭，所以服药作呕。凡用风药治湿证，受湿邪，湿舍肌肉，使风药能胜湿可也。此内证为患而用惟外，外感之法则大误矣。与理中汤以温中，兼五苓散以渗湿，一剂效，二剂大安。此病头痛背胀，不治头背而治中下，使头背皆愈者何也？乃澄其源而流自清也。以上四人头痛皆属阳虚而治法各殊，作伍之痛，乃阳中之阳虚也。梦魁之痛，乃阴中之阳虚也。廉敬之痛，乃痰滞气结脾胃之阳虚也。华祝之痛，虽同是脾胃阳虚，又本湿邪上僭也。所以治不同方也，临证务须细察，免致有误于人。

朱桂五之母，年六旬，忽然额连两侧作痛，其人烦躁，脉六至细涩无力，口渴喜冷。若据脉，明是阳虚，如果阳虚，何致烦躁喜冷？况秉性急躁，喜动恶静，形体不肥，此必血虚有火，即瘦人血虚多火之候也。脉细无神者，乃是常脉，非病脉也，治宜舍脉从证。与生地、白芍、当归、川芎，即四物汤加知母、黄柏、石膏，十余剂而安。然此人体瘦性急，血少气多，本是常性，原非病也。今忽病头痛，乃由阳明郁热上炎，故治法宜补血泻火。此暴病也，若久病至此，便是阴虚，只宜补阴济阳，而寒凉切不可轻投。古书俱云，肥人多痰，瘦人多火，实不可执泥。余自诊察以来，即瘦人亦常多中寒阳虚之证，若多火者亦仅见也。

李益贤，年近八旬，满头痛，始微渐甚，夜间略轻，外无寒热，内之饮食如常，脉亦至数平和，无据可察。只有夜卧不寐一证，余思不寐或外邪扰内，气滞亦有不寐者，此证无外邪内滞之证。又水停心下令人不寐，此人又无惊悸、恶心、吐痰等证。细思不寐如无外邪内滞及水停心下者，必是真阴精血之不足而神无所归也。夜间头痛略轻者，亦阴虚喜阴助之验也，治宜补阴济阳，与小营煎二剂，是夜略睡片时，倍加分两，十剂全安。此乃阴虚头痛，但此证却少，余经医四十余年，除此人外，止见朱世秀之母亦有此病，但彼有喜饮水之据而已。

肿　胀

　　肿胀之病，或在气分，或在水分，必有他病所致，未有无因而肿者。凡气分之肿，或由气之滞逆，或由气之不运。水分之肿，或由水之泛滥，或由湿之停蓄，是皆有因而致病者。

　　一食滞于中脾胃困矣，脾困则肺必滞，肺滞则气必逆，气逆则运行不充，致脏腑肌肉之津液俱滞而不能流畅，斯肿胀作矣，此气肿也，因食滞使然。治此必须消导，滞去则气自顺而肿自消矣。其证必恶食吞酸，或胃口胀满嗳气及食下作胀等证。

　　一风寒暑湿外侵皮肤亦致发肿，夫外邪浸肌乃是表病，何致于肿？盖风寒暑湿侵于皮毛，皮毛乃肺之合，皮毛被郁于外，肺气必滞于内，气滞痰凝，肌体欠达，故致发肿，亦气肿也。此肿由于胸肋涩滞，胁肋之滞又实由外邪郁于皮肤也，治宜表里兼解。以六安煎，或柴陈煎加芥子、菖蒲、生姜排内之滞发外之郁，外解内畅，肿自消矣。其证必有发热头痛，或鼻塞声重，或鼻流清涕，内证必有胸胀满，或痛咳嗽气粗。若外感内郁而烦躁口渴者，此内郁而成热，治宜参苏饮、败毒散，解外清内，肿始能消。第此证必起于暴，非若食滞之肿而稍缓也。

　　一饮冷茶冷水过度，致水停中焦亦令胸胁胀满，气喘咳嗽，此亦气肿也，治宜温中逐湿，如二术煎、除湿汤、渗湿汤、排气饮之类，湿去中温而气自畅，肿亦自消。

　　一胃强阳盛之人，过食酒面停食而成湿热内郁，气逆肌滞，通身发肿者，其证必烦渴喜冷，肌肉必燥扰不宁，脉必豁大有力，按之陷必随手而起，治宜清利，大分清饮、四苓散及八正散、导赤散之类，使湿热从尿而出则气得清顺，肌肉流畅而肿自消。

以上之证皆气实之肿，宜攻、宜散、宜清者，因气由邪滞，故治宜攻拔。此外尚有气虚之肿，不宜攻拔者，务须确诊切戒孟浪。

一气虚之肿，内无胀满之候，外无表证之凭。第精神疲倦，肢体无力，或饮食无味，便滑便溏，肿则由渐而甚，按之陷①起迟者，亦气肿也。此乃脾虚肺虚运行失常之虚肿也。治宜补脾益肺、壮气助阳，使脾健而运化有力，则清浊升降不混，肺旺而薰肤流利，则津液递布不滞，气能生水，肿无不消。故凡大病久病之后多有发肿者，皆此类也。此等肿证只宜温补，大忌消耗，并忌分利。消耗则正气愈伤，肌肉之津液愈滞，分利则下焦愈亏，薰蒸愈减，病必更剧。故临此气虚之肿，用药必须专精，慎之如护风烛。

以上所论气肿，有气实者，有气虚者，有阳证，有阴证。若水肿之病，只有阴证虚证，绝无阳证实证也。盖化水而出，由于下焦之阳防水之泛，藉乎中焦之土，故凡水停为肿，非肾之阳虚不能化，即脾之土虚不能防也。然下焦虚是火虚也，中焦虚乃火不能生土，亦火虚也。火虚即阳虚，故曰：有虚证无实证，有阴证无阳证也。然病水肿者，水必自下而上，由渐而甚，非若气实之肿，二三日即骤肿也。按之陷起迟，非若气实之肿，按之随手起也。气虚之肿按之陷亦起迟，即土虚不能防。

① 陷：原作"限"，据文义改。

虽曰气肿亦由湿聚于肉也，至于治水肿之方，察其虚在下焦，宜八味地黄汤、金匮肾气丸为最。其证或下体清冷，或腰腿胀，甚而食量颇可者，若察其虚在中焦，则宜理中汤、养中汤，俱宜加桂附温补脾胃，兼五苓散以渗水。其证必饮食减少，腹满反饱，或便泄便滑者。第余诊此等之证，脾肾两虚者最多，察其下小便短黄、大便溏滑，察其中饮食无味、食后反饱。每用八味地黄汤减丹皮、枣皮，加白术、干姜、砂仁兼补脾肾，取效更速，得全生者不少。又间用理中汤以温脾，兼理阴煎以补肾，不用苓、泻之渗，免使减补药之力，更属妥当而取效更速。是古方不可尽泥，若临证增减精确，则取效有胜于古方者。

一水肿与气虚之肿相同而实大异也。盖水肿者乃由水湿停于腹中，其证必少腹作胀或胀及胸胁，治法必使水去为善，或温中以逐湿，或助下焦之阳以化水。若气虚之肿实无水湿内蓄，因元气虚弱不能充达遍体而肌肉中之津液变成水而为肿，但始起时或肿足或肿面，午后则脚肿甚而面消，此因行动津液为水而溜下也，晨起则面肿甚而脚消，此因夜卧津液为水而泛上也，且内无胸腹胀满之证，治宜温补，决不可分利，反伤正气耗津液也。

一水肿与气虚之肿，其肿必由渐而甚，其病徐。若气实之肿，其来速然。亦有外感内伤之殊，若外感六淫，肌肤被郁，其肿最暴，或一二日即肿，然自有外感之证也。内伤饮食之肿，中焦被困，由中焦不能传遍而肿，较外感略缓，或肿于二三五日，然必有内伤之证也。

朱映祥之妻，忽然肿胀，医用木香流气饮不效，又用金匮肾气汤亦无效。余察询，始起时其胸口不快，次日头面四肢略肿，又次日通身俱肿。服药不惟无效，反加胸满气粗，脉浮豁有力。夫豁大者湿也，始起胸口不快，必是湿停胃口而懊恼也，治法宜温中除湿。木香流气乃破气之药，气伤则湿愈不能行，况内有麦冬助湿，木瓜敛湿，皆致增病。金匮肾气汤，乃补水化气导湿之方，似乎相宜，第不知湿聚胃中，上侵胸膈，与下焦无涉。湿居中焦，侵胃渍脾，地黄、枣皮皆增湿之物，致湿愈滞，胸愈胀而气粗也，与二术煎减白芍。二术燥湿，苓、泻渗湿，重用干姜以温中行水，二剂无效。余思此证，此药一剂必效，不效者必是前医之地黄、枣皮凝滞于中，致药不能展功。于原药内重加砂仁以解地黄之滞，一剂胸膈开，气喘颇减，四剂大减，肿亦减半，八剂胸膈豁然，气平脉和，肿亦十消其九。惟饮食尚未复原，与养中煎加肉桂，十余剂大健。此病先有湿滞于中，故宜二术煎理脾逐湿，后至胸畅气平，是中湿已去。惟胃气因湿扰滞则更虚矣，故饮食减少，虽四肢尚有微肿，余湿犹存，只宜培补脾胃，中主一健，气充遍体，余湿皆化出矣。凡治此等病证，当知邪去即止，若不改投温补，仍服朴、陈之类，滞已去，则攻药必伐中气，中气愈伤必致饮食不化，肿胀复作而成坏证也，可不慎乎？

朱六春，年十二岁，病肿，医用发表利水破气之药无效，迎余诊。问始起如何证候，彼云：始起胃口作胀，按之微痛，身有微热，药服发表，次日足皆肿，又次日胸腹头面皆肿，起病至今与饭只吃半碗，食下胃口作胀，口亦不渴。诊其脉，滑数有力，此乃饮食停滞，困胃伤脾之候也。始起胃口作胀，拒按食滞，显然食滞于中，气不流畅，故身发热。先肿手足者，脾主四肢，脾困故手足先肿。随肿通身者，因中气困滞则通身之气皆滞，故肿如是之速。此名气肿，法宜治气，气因食逆，法必消导。然脾胃强壮者，纵有食停不过为胀、为痛、为恶食、噫气，不致发肿，若内有停滞外即肿胀，乃脾胃先虚。斯时概用消导则中气愈虚，积滞愈不能行，若概用温补，则补药又增滞，必须补中兼行。与理中汤加厚朴、山楂、麦芽、砂仁，一以固本，一以导滞。四剂病减半。然脾虚之辈，病既衰半不可再用消耗。经云：衰其半则止。即减去麦芽、厚朴，以理中汤加山药、扁豆、砂仁、藿香、川椒，渐服渐安。其或问曰：此二病一寒湿一食积，何以知其确因寒湿，确因食积也？曰：映祥之妻，始起恶心懊恼，无胀满拒按之候，明是寒湿，又脉浮豁有力，《脉诀》① 云：浮而豁者湿伤，故确知病于寒湿也。六春之病始起有胃口作胀、拒按一证，又有恶食、食下作胀之证，脉数有力，故确知其因食积也。

或又问曰：凡辨气肿、水肿总以手按肿处，随手而起者，便是气肿。若按之陷起迟者，必水肿也。答曰：不然。凡脾虚气虚亦致气不收敛而发肿，此即因虚而逆，虚气往来迟缓，陷亦难随手起，故陷起迟者亦有气肿也。凡临证必察通身之证，方得病本，不得以陷起迟速而定作气肿、水肿之确据也。

蒋壬辰，通身发肿，医治旬日无效。余察其面色，神气俱壮，胸中紧结，咳嗽吐痰。余思若是外感风寒，咳嗽必有发热头痛，或鼻塞流涕。今毫无以上之证，既非外感，又无宿病，此嗽何因而起？或有寒气滞于胸膈，由滞而气逆咳嗽，以致中气被困而肿胀遂作。脉歇至者，因气困滞脉亦不能流利。神壮脉有力者，正气尚强也。此有余之气肿，治宜排气开痰。即与二陈煎加北芥以开痰，兼排气饮以开气滞。一剂觉胸膈颇快，

---

① 脉诀：当指《景岳全书》卷之五《脉神章·通一子脉义》。篇中说："浮而缓豁者湿伤。"

五剂豁然，肿亦消半，十余剂全消。此乃正气强健，破气开痰取效最速，肿消后亦不必用补药，以其人体健正气无伤也。

罗姓之子，年方十五，病黄脓疮，经两月余未愈，两腿及腹皆肿，手面亦微肿，按之陷起迟，精神疲倦，饮食减少，脉缓濡，幸不细。据以上之证，皆属脾肺虚弱。想疮起日久，出脓必多，脓由血化，必然血虚。当现阴虚之证，何现证皆是阳虚耶？细思气若强壮，自然托化结痂，脓不旋作。今其脓缠延旋作者，因气虚不能摄血托毒也。总宜补气，气旺则血有统，不致缠延，自能托毒结痂也。此肿亦因气虚致津液留滞而成，与黄耆、白术、干姜、炙草以补肺健脾，加仙遗粮①渗脾胃之湿、解肌肉之毒，加白芷逐腠理之湿。五剂略效，不能大效。因白芷香烈，夺补药之力，减白芷加肉桂，渐服渐减，三十余剂肿消神健，疮亦全愈。凡疮久发肿，如此愈者甚多。

王姓之子，七岁，亦病黄脓疮月余。忽然脓干疮疤红紫，下身即肿，次日通身肿大，按之坚重，按陷随手起，气粗脉洪。初见之明是气滞作肿，故肿之速而按之坚，破气必愈，再察之，不敢主方。盖疮脓经月，正气必虚不能托毒，而毒归于内，所以忽然脓干发肿。脉洪者，毒气炽甚。气粗者乃毒气填塞胸中，是皆正气不能主持，邪气肆猖之候。欲攻邪毒，则正气不能堪，欲补正气，则邪毒愈猖獗。主家恳求，不得已而用痘科清补汤补正攻邪，二剂毫无寸效，而肿愈甚，即令更医，次日即死。

赵姓之子，证与王姓一般，医经三易，余亦不敢主方，病三日而殇，且外科余亦不精，况此等证又急又凶，所以凡诊疮后发肿，不敢轻易主方。以上三人罗姓之子因疮发肿而治之愈，

① 仙遗粮：土茯苓。

王赵二子亦因疮发肿，皆归不治者，何也？盖罗子之肿，疮尚未愈，内现虚证，方能受补，正复自能托毒。王赵二子疮脓速干，毒伏于内，正气又虚，补之不可，攻之亦不可，惟有死而已。

邓极升，内伤劳病，乃脾肺虚损，吐血咳嗽，药服耆、术、苓、草补中益气之类，忽病足腿肿，延及腹部亦肿，渐至头面手足皆微肿，按之如泥，陷起迟缓，能坐不能卧，卧则气粗，脉五至而有神。夫劳病发肿死期将至，幸脉有神，或可再延岁月。但肿自下身起，必是水肿，陷起迟者，阴中之阳虚也。宜补阴中之阳，助气化以行水。奈病久脾弱，投地黄必滞脾生痰，舍地黄又不能趋下。与八味地黄汤减丹皮、枣皮，加白术、焦姜、砂仁，使地黄引桂附直趋下焦而壮气化水，用术、姜、砂仁，一以制地黄之滞，一以保中焦之脾，脾肾兼顾，方能取效。果渐服渐效，十余剂全消。此病可保目下之生有二：一以脉之有神，一以脾肺尚能主持也。夫水聚于内而下为肿满，上为气急者，是标本俱病之危证。此人卧时水邪上泛而为喘，坐立便不喘者，湿邪不能僭居土位也，是脾肺尚能主持，故知目下无虞。此人通身肿消后，惟下部之茎不消，行走碍事。盖下焦之气能化，方能行水消肿，况茎中乃出水之道路，肿消宜先于他处，今通身之肿皆消退，独此茎不能消者何也？只得亲察茎肿形状，其茎如水晶，肿有茶杯大，皮浮光亮，俨若薄皮里水，此水在筋之外，薄皮之内也，惟外方可消。用杉木烧炭研极细，以鸡蛋清搅化，调杉木炭灰厚涂茎上，过一夜即消一半，次日仍涂，又过一宿全消。盖杉木炭能燥湿，鸡蛋清亦属湿类，调灰涂之能引湿就外，同气相求之意也。

蒋姓之妇，年四十时病闭经，小腹一团按之坚，乃是瘀血，药用山棱、莪术、归尾、红花之类，经未见通。小腹一团按之已软而通身发肿，饮食精神俱减，脉五至无力，此乃瘀血已化为水而为水肿。古书云：败血停留五脏中，遍身化作水来攻，此证是也。夫饮食减，脾胃虚也。精神疲，肺气虚也。脉无力，亦气虚也。瘀血之停蓄即气虚不能化之所致也。盖血犹水也，热则流通，寒则凝结，凡月经不通者，瘀血留滞者，惟气虚脾虚者最多。此妇气虚瘀凝，治宜补气而兼逐瘀。前医不知固本逐邪之法，概用破气破血之药，瘀虽解而气愈伤，气愈伤而水愈不能行，故瘀血尽化为水，泛滥横流而成肿胀矣。从前小腹一团按之坚，瘀血也。服药后按之已软者，破药之力也。血化为水，泛滥作肿者，破药之害也。苟前医若知补土防水、壮气逐瘀，则肿胀何由而生？与耆、术、姜、附、炙草以培补脾肺之气，肉桂、二苓、泽泻以化气导湿下行。二三剂肿虽如常，精神颇爽快，五六剂肿亦渐消，二十余剂肿始全消，精神饮食亦增，惟经水不通。于前药内减二苓、泽泻加当归，服月余而经通体健。此本水肿之证而实由气虚不能运化之所致也。故凡肿胀之病，虽分气水两途，寻求其源，则水病无有不关乎气，气病亦无有不关乎水也。

任祥开，十余岁，陡病肿胀，饮食十减其九，口渴喜茶，不拘冷热，大便泄泻。服药之后，约一二时即泻出药水，脉乃微渺至极，约有十至。夫肿胀之脉宜浮大，此微渺之脉，肿胀之所大忌。又泄泻肿宜渐消，今大便滑泄而肿全然不减，亦属大忌，况泻药水乎？幸精神尚可，生机或在是矣。然此等凶逆证脉，在他处决然不敢承手，本族信甚笃，不能推置。细察此证，明是火衰土伤，水湿反侮之候。夫中湿之脉多沉细，阳虚之脉多细数，此证之脉微渺细数者，乃寒湿太盛，阳虚不堪残贼之象。大便泄泻者，土亏也。药水随下者，阳虚不能固也，即火土两亏之明证也。泄泻肿不消者，肠胃之湿，阳虚不固而直下，不能导肌肉之湿而下也。口渴者，因水泄于下，必津涸于上也。治此宜大温大补，壮气培中，使其能固能导，方可望其回春。与白术、焦姜、附片、荜茇、炙草辛温大热，补土回阳，兼肉桂、苓、泻以导水从膀胱而出，更加川椒行肠外之留饮，佐肉桂而补气化。三四剂渴渐减，泄渐止，脉略缓，渐有神，六七剂肿始渐消，十余剂方愈。

然此证若经庸劣之手，必谓口渴是火而用清凉，阳气能不败乎？又必谓泄泻宜涩而用木瓜，水湿能不滞乎？或用分利和脾而不用辛热，或用金匮肾气汤而投熟地、枣皮，皆致阳日消而阴日盛，岂得生乎？因相知于早年，凭信于临事，故能愈，此极险极危之证。或问：此微渺极数之脉，药水直下之证，阳衰极矣，精神尚可者何也？答曰：必是先天元气有根，用药始效。苟非精神尚可，此证岂能痊乎？

周乃金按：细数之脉诸书皆云阴虚，独先生断为阳虚，主用辛温，亦有特见。余以为不可专凭乎脉，亦须察证为稳。

麻 痘

麻疹痘疮皆禀胎毒，其证最险，宜于麻痘科中熟玩精详，庶临证不致误事。第麻疹之治，首尾只宜清润，不宜温补。虽出时外感风寒，必宜发散者，惟用荆、防、柴、葛之类方为稳当，如柴归饮、透邪煎、荆防败毒散之类择而用之。倘邪气大盛，以上之药不能散者，宜用麻黄发散外寒。麻黄必用蜜水拌炒制其热燥，免致伤血助火也。痘疮一证，凉药不可轻施，盖痘疮必藉气血送毒出外，以托脓结痂。若寒凉损伤正气，不能送毒，必至误事。所以治痘不可轻用寒凉，倘火毒大盛逼伤阴血，亦不能送毒托脓而杀人，此又不得不清火而解毒。第火已清宜止凉药，或衰其半而止，随宜补血养气以善。其后二证，若有杂证阻滞即宜开消杂证，勿使遏麻痘之出路，杂证解散即宜审察二证之虚实而施治。麻疹虽总宜清，然有火毒伤阴而枯焦烦渴者，又宜养血滋水。痘疮有气虚，有血虚，有气血俱虚，皆宜速进补药，不可延缓，缓则逆证，随出噬脐无及①矣。此处所载数案有误药者，有误食者，辨证论治俱详如下。

王秦台之麻证，初起发热恶寒、出汗、脉洪、体倦、咳嗽大急，庸流见其体倦恶寒，误认为挟虚伤寒，峻用温补，致体愈伤，神愈烦。前医云：病属不治。迎余诊，麻略见点色紫黑。余曰：若是伤寒，必头痛脊强，一身尽痛，若内患阴证之伤寒，脉必沉细。此证脉洪，头又不痛，何为伤寒？又何虚之有？岂以脉洪而属虚乎？又岂以恶寒即为伤寒乎？况同屋已有麻证，可见前医无一线想头，矧咳嗽大急，发热汗出，麻疹昭然。又兼脉洪，火证昭然，体倦者，火盛则筋软也。恶寒者，内热则外寒也。先哲有云：凡身寒或恶寒，其脉滑数，按之鼓击于指下者，此阳极似阴也②。以芩连消毒饮大剂与之，兼进黄泥冷水，每次半茶碗，时时饮之药水，迭进一日夜，麻疹始出红活，人颇安宁，病人仍索冷水。余曰：不可。凡治火病，中病宜止，过服必伤脾胃。更养阴之剂而痊。

---

① 噬脐无及：比喻因遭受极大损失而后悔不及。典出《春秋左传·庄公六年》："亡邓国者，必此人也。若不早图，后君噬齐，其及图之乎？"

② 凡身寒或恶寒……此阳极似阴也：语本《景岳全书·传忠录·寒热真假》："故凡身寒厥冷，其脉滑数，按之鼓击于指下者，此阳极似阴，即非寒也。"

朱履庆之子，麻疹大便微泄，药投芩连之属，麻收后泄泻不止，壮热不退，更加呕吐。前医云是火毒所逼，仍用寒凉，病至垂危。察其唇焦齿枯，鼻门黑燥，目无神彩，又无泪，又磨齿，皆是火证，且吃药吃茶吃下少顷方呕，呕有馊气。余想，若是实火入口即呕，何待少顷？古云：内格呕逆食不得入，是有火也。病呕而吐，食入反出是无火也①。此证食入少顷方呕，明是无火，况脉又浮大，沉中无力，亦属格阳。由医不知中病即止，过服寒凉，残损中气以致中寒，故上吐下泻，格阳于外，故浑身壮热。此时若据口齿目鼻，证属大凶，然由误药所致，或可挽回。第现在呕吐，犯呕之药又不可用，若气味不相合者，入口仍吐，终无益也，择气味之甘辛与胃气相宜者，用白术、山药、炙草、荜茇、肉桂浓煎，每次二三匙，渐至半盏，时时呷之。一剂热稍减，磨齿亦减半，六剂全安。此病本属逆证，服药而能速效速愈者何也？由误药而病，非内伤本病也。若是本病，纵然能愈，必定久延，何有如是之速效也？凡调治有余之疾而用寒凉克伐者，当知中病即止，过服必致为害，可不慎乎？

任姓一妇，麻疹，透发三日渐收，收时一身骨节尽痛。此时七月中旬，暑热未退，发热出麻之时，凉茶冷水服之甚多。至此疹收之时，热毒已解，寒湿即发，故为腰胀骨痛，又口干不欲饮水，饮下即恶心吞酸，躁扰莫可名状，皆寒湿伤中之证也，与理中汤兼五苓散温中逐湿。一剂腰胀骨痛俱减，次日下午忽然腹痛恶食，脉七至而濡。凡寒湿伤中者，脉多数而无力，至腹痛拒按，乃寒湿内壅，饮食停滞而痛。与大和中饮加干姜、

---

① 内格呕逆……是无火也：语出《景岳全书·杂证谟·反胃》。

荜茇，温中导滞而渐愈。夫医贵圆通不宜执滞，若此证固执陈方概用寒凉则湿凝食滞，岂不固结而毙命乎？详此证治，以醒胶柱鼓瑟者。

凡麻疹本是火证，本宜清凉，以上二证，用温药而愈者，皆非麻之本病。朱子因药过用寒凉致成中寒，此妇因过饮冷水致成寒湿内壅，皆是过服凉药之所致也，改用温热以救之，非谓温热为麻证之要药也。

游子，二岁时出痘，三日后催脓，催至九日不脓。察其痘粒尖圆，色不润泽，身有烧热，尿赤，便闭，口渴，纯是火证。余曰：此乃毒炽血结，以致痘色干枯，宜补血并宜泻火。查前催脓之药，乃黄耆、党参、附、桂之类，不知毒火炽盛，而执痘宜温补之死法，真如红炉添炭，以致鼓煽豆①毒，至于垂危，可恶可恨。即与凉血养营煎，加酒炒大黄二钱，连进二剂，大便便通，下二次，泄即止。次日早，烧热退，尿亦清，渴亦止，痘皆脓充，微有烦扰。主家云：此烦凉亦是火，欲再进凉药。余曰：火热既退不可再凉，凉则必伤正气，后难收靥②。斯时烦扰，非火也，乃痘脓充满胀痛之故也，不必治之，待点头收靥时，烦扰自宁。果二收靥而烦自安，诸证皆愈。

赵荣富，二十余岁，种痘发热，一日便出，痘疮稠蜜③，大热不退，吐血，语言不明，乃火毒太盛之证。与搜毒煎加石膏、生地、玄参，服二剂吐血即止，语言清朗，身热略减，烦扰不安。夫语言既清，吐血既止，是火已退，何身热烦躁不退？必是因火毒伤其真阴使然，此身热躁烦乃阴失其静也，与四物

---

① 豆：用同"痘"。天花。

② 收靥：指痘毒透尽将愈，疮面收靥。收敛结痂。

③ 蜜：用同"密"。

汤三剂，诸证皆愈。

许希柏，出痘时头腰痛，身热恶风，痘出三日后上证仍在。凡痘疮最忌腰痛，初热时若有腰痛，至出痘宜愈，倘痘出腰痛不愈，乃毒伏于肾，不治之证。此人恶风头痛必是伤风阻滞，宜发散外邪，外邪散则腰痛可除，痘必长脓。与败毒散加藁本，二剂头痛、腰痛、发热皆愈，痘亦渐长。嘱其不必服药，主家仍用糯米、鸡汤、鲢鱼等物催脓，后脓浆充满，至四五日尚不收靥，来家问方。余曰：身热退，头腰愈，证已顺矣。余临行曾语：血气流畅，不必服药。何必复用催脓？斯时不肯收靥者，乃催脓助湿之故也。与五苓散渗湿，湿去靥必收，二剂即点头，结痂而安。

彭子，痘出十二日不脓，察病时哼叫不停，问彼因何哼叫，彼曰腹痛。察其痛在脐上，拒按。又问痛起何时，彼云：出痘三日后吃鸡汤泡面催脓，是夜即腹痛。夫腹痛痘中之险证，若发热之时腹痛，乃是痘毒内攻，即宜解毒。若痘出腹痛不止，即是逆证。此人不是这个证候，乃鸡汤面食停滞之故也。滞塞中焦，胃气被困不能传送，何以成脓？与大和中饮加萝蔔子①解面滞，加木香以推结滞。服二剂，是夜泄二次，腹痛即愈，次日通身脓充。

朱子，痘出三日，催脓旬余尚不脓。证乃大热烦躁，大便润，小便清，口不渴，饮食减少，痘粒色枯。查所服之药，乃寒凉解毒。若是实火，口渴便闭。此证大便润，小便清，口不渴，何火之有？服寒凉者误也。主家又云：曾用黄耆、炆②鸡

---

① 萝蔔子：莱菔子。
② 炆（wén 文）：用微火炖食物。

催脓，已吃二次亦不长脓，此痘岂归于不治乎？余曰：未然也。盖痘之壮突圆粒由乎气，润泽滋灌由乎血。此痘形圆突是气充也，色枯不润是血虚也。治宜补血，反用黄耆补气，是实实也。不知血足充润肌肤方能长脓，反用寒凉，肌肤愈滞，致身热不除，岂不闻血宜温而不宜凉乎？血既不行又投凉涩，非虚虚乎？主家又云：身热烦躁非热乎？余曰：血虚不能配气，致阴失其静也。与四物汤大剂，一服病者颇快，二剂热减半，痘略润，四剂痘尽脓充，此即经所谓"寒之而热者，取之阴也"。

赵启东，痘出六日，大半有脓，痘师仍用黄耆、党参大剂催之。一夜忽然枯陷，上身壮热口渴，此火毒也，乃误服温补之咎。速宜解毒，与搜毒煎，三剂热退神清，痘起大半，主家仍索原药。余曰不可。凡治痘疮火证，但得红紫退、二便调、能食不渴者，此表里俱清也，切勿再与解毒，急宜调补血气以助浆收靥，与六气煎，二剂全安。

古云：痘宜温补麻宜凉。斯言不可执，务宜对证投药。即如上数案，游子与启东由误投温补之害，朱子乃误服寒凉之咎，希柏被风寒之外遏，彭子犯面食之内滞，是皆痘师不识之证。又凡治杂证之火，火退即愈。若痘疮之火，火退即宜培补，如保元汤、六物煎，速宜进之以助气血，使之托痘成脓收靥，不然恐变痒痛内陷，而不能善其后矣。

朱桂五之子，发热时脉十余至，此火毒大盛之脉也。痘出稠密色枯，至五日狂言妄语。痘师云：不可治也。且脉凶证，余亦不敢云可治。因属①至交，必须主方，与凉血养营煎加石膏，夫狂言因于胃火。加石膏无效，乃用火煅人屎以石膏煎汤

---

① 属（zhǔ 煮）：委托；嘱咐。

送下。半夜服之，至天明狂言已愈，脉缓七至。早饭后，痘之枯紫者皆转红润，以四物汤、六物汤，数剂而痊。凡痘自发热至落痂止，不过两旬为度，此乃延月余始得安痊。

张妇，种痘，脓已半充，忽一夜痘陷，语言乱发。黄昏时来迎余，适余不暇往，询及来人，云：自吹苗后，痘师云乳有毒，禁儿吮乳，至今月余。余思必是经水下行，致痘复陷。血去神衰，故语言错乱。与四物汤加黄耆，连进二剂，语言已清。急着人来谓该妇，果是经行三日不止，再求更方。余曰：不必更方。将原方加阿胶、艾叶，数剂而安。

周乃金按：麻痘皆系急性传染证，非胎毒也。旧说以为胎毒者，因病发之后不至再发，故以为胎毒。不知麻痘既发，血液中生一种抗毒质，足以抵抗下次之传染，故不再发。又近日用西法种牛痘可免天花，但须多种数次，方有大效，永不传染。

血　证

失血之病，证有六种，辨得其真，治方有主。有火盛逼血妄行者，有气逆血从嗽上者，有脾虚不能统血，或上为吐血下为便血者，有气虚则血无以从而或上或下者，有阴盛格阳于上者，有络脉受伤于内者。虽血证有呕血、吐血、咯血、唾血、咳血、嗽血、衄血、尿血、便血之名目，而病本总不外此六者。

火盛逼血妄行者，其人必神强气壮，脉滑有力，或乍然吐衄，或上昼安静，至申酉时躁烦，戌亥时吐血衄血者，治宜清火，如用一阴煎、二阴煎，火盛者抽薪饮，阳明火盛者玉女煎。凡火盛吐血用丝茅根一味煎服最效。

气逆失血者，或外感风寒以致内气滞逆，咳嗽于外感，方中加陈皮、枳壳、葶苈、苏子之类以调其内。或内伤食饮，停痰滞气者，必有咳嗽、吐痰、胸满、恶食等证，或胀及胁肋，治宜消导除痰并利其气，宜二陈汤加枳、桔、芥子、厚朴、砂仁之类。

脾虚不能统血者，或平素体虚或病后致虚，或苦读而虚由思虑，或久行而虚由劳倦。其证或四肢疲倦，或饮食减少，或便滑尿黄，或眩晕，或吐痰，或上眼皮微肿，下眼皮微青，面必惨淡，脉必濡弱。治宜补脾，四君子汤、归脾汤重用耆术为主，如有恶心、畏寒者，此有寒湿在中，宜理中汤、养中煎之类。

气虚则血无以从而或上或下者，其人喜静恶动，少气懒言，面色沉晦，其余证脉皆与脾虚相同，但脾虚者有上下眼皮微肿、微青之证，气虚则无也。其治法与治脾虚同，土旺自能生金，补脾即是益肺也。

阴盛格阳于上者，其人头面上身必微躁烦，下体静或冷，脉微弱无力，或少腹作胀，或懊恼不宁，治此宜引火趋下，用八味熟地汤、镇阴煎。

络脉受伤于内者，此证或起于思虑，或过食燥涩致伤络脉，乃失血之轻证也。但察其证，无气逆火盛之象，又无脾虚气虚之象，形容颜色举动皆如常。或吐于清晨，或吐于饭后，即络脉受伤之候。治宜小营煎、五营煎、左归饮之类，培养络脉，收固伤痕自愈。

喻金玉，吐血，午后发热，申时吐血，脉略洪，人烦躁，举动快捷，乃火盛逼血之证也。午后发热，阳伏于内也。举动轻快烦躁者，皆火盛之证也。脉略洪者，火也。幸而略洪，若洪且大便是逆证。与一阴煎，数剂其病全愈。

吉六三，申时发热体烦，戌亥二时吐血，至子时血止热退而安，每日如是。诊其脉，上昼四至平和，至发热时脉五至有余，大而滑，此亦火证也。夫申酉戌，时之秋也，乃阳气伏藏之候。发热体烦乃内火得外阳之助而内火愈盛，戌时五阳伏，亥时六阳尽伏，内热极盛，故吐血。至子时，一阳出外，一阴伏内，内阴虚得阴助，故热退血止。与一阴煎减丹参加丹皮，二剂略减，四剂热退血止，诸证皆愈。

以上二证皆是火盛，故治宜清凉。然火退血止后，即宜培养真阴，不然必致液竭肺燥而成咳嗽坏证。

王瑞台，咳逆，吐血数口，亦不多。其证发热头痛，胸前紧结，咳嗽连声，此伤风病也。风寒闭塞皮肤致内膈郁滞，滞则气逆而咳，咳逆之甚，而血随气逆。经曰：咳逆甚而血溢①，此证是也。治宜发散外邪，表解则内自和，不必用止血药而血必止，与败毒散加芥子，四剂而愈。

任巨源，吐血，胸膈结滞不快，气微喘，动则喘盛，面色暗滞神倦，脉五至而濡。据结胸气喘证，属有余。据色滞、神倦、脉濡，体属不足。若不寻出病本，将从实乎？将从虚乎？将用攻乎？将用补乎？寻得病本则虚实自明。余察此证乃脾虚于中，转运无力，脾虚于中，致气亦虚，故色暗神倦，转运无力，致胸膈结滞，故气逆而喘，此亦血随气逆之证，非若实证之脉有力而神强色壮也，与归脾汤以耆、术、茯神、枣仁扶脾，内有木香行滞。血止膈快即减木香，虑伤正气，统投温脾补肺而安。

以上二证，皆属气逆。前证气逆因于伤风，宜发散而兼行

---

① 咳逆甚而血溢：语出《素问·气交变大论》："……病反暴痛，胠胁不可反侧，咳逆甚而血溢，太冲绝者死不治。"

滞。后症气逆因于脾虚，宜补脾为主而略兼行滞。虽吐血皆由于气逆，而施治则各有本也。

张道隆，吐血，色淡神疲，饮食减少，脉细数，或血止三五日，举步闲游一时又吐，或看书一时亦吐。前医有用左归饮、右归饮及理阴煎，俱不效。此证乃脾虚不能统血，脾土恶湿，前药皆助湿之物，误之极矣。夫饮食减少，由于脾胃不足。色淡、神倦、脉细皆是阳气虚损。况略举动即吐血，是脾虚不堪微劳，略看书亦吐血，是脾虚不堪思虑。如此火亏土亏，岂能复堪滋润助湿浸土乎？与耆、术、茯苓、山药、炙草、姜枣，数十剂血止，诸证皆愈，体壮神强而大安矣。

朱镜辉，吐血，微有咳，痰少，精神饮食俱如常，色不润泽，脉五至略大。前医曾投润肺下气止咳等药，病愈甚。据色脉形证，俱无火象。胸膈畅达，气息如常，亦无气逆。盖此病本由真阴不足，络脉受伤耳。夫络脉赖精血滋营，真阴既亏，络脉欠润，必致于燥，燥则络绽而血出。微有咳者，即肺之欠润也。色不润泽者，即血虚不华也。脉大者，即阴虚之脉也。所以精神饮食亦如常，是病在阴而不在阳也。治宜填补真阴、培养络脉，则营血自安矣。前医润肺乃是瓜蒌、杏仁、麦冬之类，岂水亏之燥而严寒能使润乎？必须补水方可有济，与左归饮，十剂血止。惟面色尚枯，脉仍大，意①真阴亏，一时难得复原，令再服数十剂，大安。

李升吉之妻，衄血，面色微红，口渴欲饮不欲咽，喉中如火烧，脉细神倦，腿膝俱冷。余曰：此证乃阴盛格阳，用熟地、附、桂，一二剂必愈。主家见口渴喉热，不信，另请庸劣之辈

---

① 意：猜测；推想。

投芩①、连、犀角等药，病至垂危，复恳主方。余曰：若信服余方，一二剂即安。乃与镇阴煎，一剂口渴喉烧即止，二剂衄血亦止。此为审证的确，用药通神之一验也。第此妇因妄信庸流误投寒凉，虽得一剂衄止，虚损之病叠出，后补脾养血之药十数剂方得复原。

高八伢，五月梦遗。乃读书劳伤心脾之病，治宜培养心脾自愈。奈医家误认为阴虚火动，与一阴煎，不思一阴内有牛膝，乃滑精之物，即立方者亦戒，精滑者禁用。医竟主服五十余剂，病成自遗，是病更甚于前矣。医又主服扶桑丸、金樱膏，不思此二方均是寒凉之品，致遗精愈甚，坐卧不止。至十二月初吐血，医又用左归饮，血又不止，方迎余诊。脉细数，色惨淡，神疲气促。余曰：气随精去，血无所从，故吐血，此由寒凉误治所致，斯时精竭气损，难望安痊。与耆、术、茯神、志肉、枣仁、炙草，二剂血止，奈败坏至极，竟成劳瘵而殁。

王启槐，吐血，咳嗽痰多，食少，色淡白，神疲倦，脉四至平和。若据脉则无病，是证重脉轻，宜舍脉从证，察其证皆是脾亏阳衰。食少者，即脾胃不足也。咳嗽痰多者，是运化无力，土不制水也。色淡神疲，皆阳虚也。但吐血一证必在夜间，脱衣安卧少顷即吐血，每夜如是。若将睡之时意欲先令吐出，然后安卧。先做一个安卧形状，或睡凳上，或睡床上决然不吐，必待解衣安卧后少刻方吐。他证皆易察，独此证吐血，实难察其情。余细思始得之，盖血必从乎气，经云：阴阳之要，阳密乃固②，此又阳虚之甚，寐时阳气旺于上，血有所从，故静。

---

① 芩：原作"苓"，据文义改。
② 阴阳之要阳密乃固：语出《素问·生气通天论》。

寐时阳气下入阴分，上中二焦阳衰无靠，是上中二焦之血无所从，故泛上而吐。夫未睡时先做睡状而吐不出者，神气尚在上焦用事，阳气未入阴也，必待安卧少刻者，神气渐下也。与养中煎加耆、术助阳补脾，加骨脂补下焦之阳，使根本得固而吐血自止，果四剂血止。奈因病久虚极，一时难以复原，咳嗽一时亦难望愈。此人因前医误用寒凉，日久失治，致真元败极，培补不足，后竟延绵致成虚损而终。

胡元芝，吐血，先吃寒凉药，不惟血不止，反加咳嗽、吐痰、潮热。察其饮食减少，大便闭结八九日，小便黄如金汁，每日解一次，其尿只有酒杯之多。其脉七至，浮部略大，沉部无力。每日上昼安宁，日晡身发微热，夜卧必须高枕，似坐之象，至三更尽，近四更之时，自觉小腹有一团火气直冲于上，即头面浑身大烧，即吐血不止，待天明后热退血止，惟咳嗽吐痰。余思此病，始吐血，并无痰咳。而痰由误进寒凉所致，证似脾亏，况二便闭涩，又三更后下焦有火冲上，健脾之药，不可投也。细思脉沉中无力，必下焦之阳虚也。二便闭者，乃寒聚于下，即湿闭也。三更阴盛至极之时，此时阳气必须下入阴分，奈下焦阴盛不纳阳气，反拒格阳气而上冲，故吐血发热俱作于此时。治此宜助下焦之阳气，解下焦之寒凝，二便必通，元阳既复，自能纳气，则小腹上冲之火可息，身热吐血可止。与镇阴煎，日服二剂。至黄昏小便即长，至五更大便亦通，小腹上冲之火是夜即失，身热亦退，次日血亦止，惟咳嗽未宁，乃与六君子汤，四剂诸证皆愈，体健神壮而大安。

哭　证

于庆先，每至午时，欷歔①渐作，至下午由欷歔而至哭泣，到半夜哭泣方止。前医云是湿邪，用苍术、朴、苓利水燥湿之剂，病愈甚，迎余诊治。余曰：既是湿，必有恶心、呕吐、泄泻、肤胀等证，今绝无以上之证，何所见是湿邪耶？且哭泣乃阴惨之气，欷歔本阳衰之病，五更至日中阳旺之时，阳虚喜阳助，故神爽而不哭。午后至夜半，乃阴盛之时，阳虚被阴贼，故神索而哭。又午时一阴生，欷歔便作，阳衰明矣。下午至夜半，阳渐退而阴渐进，故由欷歔而至于哭，阴惨又明矣。若苍术、朴、苓乃伤气降阳之药也，无怪乎病愈增也。与大剂桂、附、耆、术峻补元阳以消阴翳，十剂渐安，二十余剂全愈。

笑　证

邓屏藩，吐血，面上微笑，寐时面上亦是笑形，脉洪壮热。夫笑果何气使然？经云：神有余则笑不休②。盖神有余则气有余，气有余便是火，是笑者乃阳火妄动之证也，脉洪者火之盛也，壮热者真阴败竭也，精败则气无根，横行于肤则为热，直冲于上则为笑，是诚亢龙有悔③之象，最危之候也。因属久交，难于推辞，只得勉强主方。用一阴煎加玄参、丹皮，数剂无效，辞令更医。后医云脾不统血，投耆术之类，数剂而殁。

---

①　欷歔（xīxū 西需）：同"唏嘘"，叹气、抽咽声。

②　神有余则笑不休：语出《素问·调经论》："神有余则笑不休，神不足则悲。"

③　亢龙有悔：出《易·乾》："上九，亢龙有悔。"孔颖达疏："上九，亢阳之至，大而极盛，故曰亢龙，此自然之象。以人事言之，似圣人有龙德，上居天位，久而亢极，物极则反，故有悔也。"谓盛极而衰。

伊竟不知笑是何病，热由何生？岂知笑是火盛，热属精败耶。妄称脾虚，猛进温热，添薪助火，灼尽真阴，是恐其就道羁迟而速行催帖耳。

凡大笑不止，有致人死于登时者，最为可畏。盖大笑不止则神尽从上喷，而根本之真气必竭，故致于死也。余虽未睹，此证古书皆载之，余曾闻有见之者。治此之法，值彼大笑之时，令一人用紧手扣病人口颊，使他笑不出声则神可留，随用烧盐泡汤吞下一盏，下咽而笑即止。盖盐性能降炎上之火，咸能走肾，又引神下归于根也。

曾闻有男女厮打，脚踢妇人小腹，而妇即大笑而死，此正踢动下焦气海之真气，离根而上冲，故大笑即发而死于登时。余谓当时若有知此纳神归根之人在傍，即用手紧扣口颊，使他笑不出声，则神可留，仍用烧盐泡汤吞下以救之，或可挽回亦未所知也。

周乃金案：哭属阴，笑属阳，诚然。然有哭笑不常者属阴乎，抑属阳乎？昔倪维德治一妇哭笑不常，倪诊脉俱沉，谓胃脘有积，遂以二陈汤导之吐痰升许而愈，此盖痰积使然也。

调　经

妇人经水月行一度，故名月经，又名月信。无病之妇决无不调，其有不调者，或先期即行，或过期方至，或干涸不行，或经行腹痛，此皆本妇有他病所致也。故调经之法，必求其本，药始能效。若执呆方，决无有济。古书云先期而至为血热，后期而至为寒凝，皆属不经之谈，拘人意智者也。兹将不调之证并调经之方书立于下，俾知求本施治，免执呆方而误人。

先期而至因于热者，其证必烦渴喜茶，举动必轻快，脉必洪滑，或恶热喜凉，此系火盛逼血妄行之候，治宜凉血清火。如清离滋坎汤、加减一阴煎、八味逍遥散及二阴煎之类皆可择而用之，宜细察其证脉，谨慎施治。

先期而至因于虚者，其人必食少神倦，四肢无力，颜色淡白，头或眩晕，此脾虚不能统血之证，治宜补脾，如养中煎、温胃饮、寿脾煎、四君子汤、六气煎之类，或加阿胶、艾叶。倘背心作胀，上下眼皮微青者，此中虚而有寒湿也，宜兼渗湿，更宜重用桂、附，有痰者，宜用姜附六君子汤。

后期方行，有气虚不运者，其经行之际必腰与少腹胀痛，先痛后行，色淡神倦，脉濡无力，治宜补气。惟四君子汤、六气煎为最，宜加附子、杜仲以补阳。盖血行藉乎气运，气行则血行也，今血欲动而腹胀，是血凝之类，血凝即气虚之故耳。然血亦有因热而凝者，必有烦渴躁扰之证，洪大滑实之脉，治宜清凉。与火盛逼血先期之药方同，或一阴煎、通瘀煎之类，是后期而至亦有血热者。

后期而至因于脾虚者，其证必饮食减少，或食后反饱，或常有恶心，余皆与气虚相同。盖土虚未有不由火衰也，此脾虚不能生血，故后期而始至也。治宜补脾，如理中、归脾、养中、温胃之类。夫经血之蓄在血室，生血之源在脾胃，使脾胃健，饮食强，取汁变化其赤而为血者，灌溉子宫则血自充，届期必至，便无后期之患。

过期不行属于血凝者，有寒热二证。若血热经闭者是为热郁，论证治法已注于气虚后期之下。若血寒经闭，其人必畏寒喜热，颜色饮食俱如常，又无气虚脾虚之形状。惟小腹作胀，或腰亦作胀，此寒在下焦，亦由命门之阳虚也，治宜补阳行血，如桂附理阴煎加牛膝，或加丹参、益母草之类，或决津煎。倘小腹作痛拒按，乃血凝已成团积，宜通瘀煎加山棱、莪术、苏木、玄胡、白芍、灵脂之类。

聂姓之女，年将二十岁，经闭已一年矣，曾服四物汤无济，行血通经亦无济。诊脉濡，色淡，食少，间恶心嗳气，此皆脾虚气虚之证。余曰：经之不行，病在血海，非不足即凝滞，四物通经固宜，第不识病之本末耳。若血虚者当现血虚之证，如烦躁发渴等证。若血海凝滞必有成团疼痛等症，此女毫无以上之证，则补血通经之方不知求本者也，只知血之不行由乎闭、由乎血虚，而不知生血之源由乎胃也。先贤云：凡血枯经闭者，当求生血之源而治之。盖胃司受纳，脾主运化，饮食入胃，取汁变化其赤而为血，下归血海，故食强者，则经有常，食少者，则经必枯。故曰：胃为生血之源也。此女之证皆由气虚胃衰，补血助湿致胃愈虚，通经破耗正气愈伤，是虚虚也，安望血海之充足乎？与耆、术、姜、草、附、桂、砂、苓十余剂，饮食渐长，嗳气恶心皆愈，而经尚未通，此因脾胃欠虚，一时难得复原，服两月，血充调经而安。

易光华之妻，年四十并未生育，问彼平素曾有何病？彼云：自出嫁后便有病，心多烦恼，手足发热，夜间口渴，经水一月两度。诊其脉，数而无力。盖因家甚贫，丈夫好赌，常懊恼郁闷，气郁成热，迫血妄行，故经水一月两次，脉数无力，火盛之象也，宜养血清火并加解郁。然妇性执，滞忧思之郁，非药能解，惟屡进良言宽释，药方有效。乃与八味逍遥散加郁金、香附。服至两月，手足之热悉退，心神亦宁，戒食辛辣，经亦如期，次年生一子。此病药功只居少半而大功悉在良言劝释也，可见忧郁之病善言可抵药功。

任嵩山之女，年三十尚未生育，求种子方药。夫妇人不孕

必是经水不调，而经水不调又必因有病而致，岂有调经种子之
呆方乎？须询察病源，以治其本，则经无不调。今食少头昏，
面色淡白，脉四至无力，经水先期，乃脾虚阳衰之证。脾虚致
食少，阳衰致头昏，经水先期乃脾虚不能摄统之故，宜助阳补
中，与温胃饮加附子。服月余，食增头醒，惟经水尚不能及期。
用寿脾煎加附子、仙茅为丸，服一料，经调神壮，越两月怀孕，
次年产一子。

　　朱翰香之妻，经水过期，食少神倦，面色黄脉无力，亦属
气虚脾亏。食少者，胃虚也。神倦者，气虚也。色黄者，乃脾
土之色露于外也。经水过期者，因脾胃虚，受纳少，致血不充
足也。与养中煎加耆、术、附片、杜仲、故纸补脾温肾，服五
十余剂，经调而诸病愈。

　　曾治数妇经水或前或后，每将行时，先腰胀痛，小腹亦痛，
或痛一日或半日，经行痛止，此乃下焦寒盛，亦由阳衰而然。
夫血无气不行，今血满欲行之时，阳虚不能运达，故痛。皆用
桂附理阴煎加胡芦巴，久服渐愈。又间有加杜仲、故纸、仙茅、
蛇床者。又曾治数妇经水行后小腹疼痛，时过四五日痛方止，
此乃血海阴中之阳虚也。夫行后作痛，似是血虚证，然血虚则
经水不行，经水既行非血虚可知，血既不虚，何致于痛？此乃
子宫阳虚故也。盖气运血行，血行气亦随下，子宫之阳由是致
虚。夫旧血日去，新血日生，去旧血者由乎气，固新血者亦藉
乎气，此时气随血下，新血必不能全固，略有随旧去者，四五
日后，子宫之阳气渐盛，始能固血定痛。凡妇人之经行，三日
必止，若此种之经，有五六日方止者，有七八日方止者，总由
气虚不能速固而然。余治此证以六气煎加附子、吴萸为主。若
行六七八日不止，仍加阿胶、艾叶，屡屡取效。惟此等证候药

必数十剂方能全愈，不可欲速而妄更方也。

安　胎

　　妇人经水调子宫和，方能受孕，既能受孕，焉有不安者？惟六淫之邪感于外，外被闭遏，内必郁滞，内郁胎始不安，治宜解散外邪，表解则里自和气自顺而胎自安矣。若饮食停积于中，阻塞胃气，不能化血滋下，必致胎失所养而不安，治宜消导，积去则胃自醒，胃醒则能化血化气以养胎，而胎自安矣。有气虚不能举者，胎气必下而作胀不安，治宜补气，气旺则能举能生而胎自安。有脾虚食少不能化血养胎，则胎失所养而必堕，治宜补脾助胃，脾胃健则饮食强，取汁变化而血足，则能滋能养而胎自安。有因气滞于中，升降闭塞则胎被郁，亦有坠堕之患，治宜开滞。但察其何因而滞，求其病本而解之，滞解则气顺而胎自安。有火盛于中，致逼血妄行，血妄行则胎必堕，治宜清火，火清则血宁而胎自安。

　　以上所云，外感内伤，脾虚气虚，气滞火热，皆能使胎不安，必确求其病本而施治去病，便是安胎，决无一定之呆方也。古书所云白术、黄芩为安胎之圣药，此欺世害人之胡说也。若脾虚者宜白术，而黄芩反伤脾胃则不宜也，有火者宜黄芩，而白术之性温燥反致助火，则不宜也。寒湿混用，自相矛盾，实误人也，切不可信。

　　任武才之妻，怀孕，病眩晕，每日痰闷两三次，闷时牙齿咬紧，掐手足不知痛，醒时神倦食少，脉尚和平。此气虚脾虚，故食少神倦，痰停中脘，侵及大胞，故闷厥时作。与姜附六君子汤加黄耆。时有业医者在座，云：姜、附、半夏皆是孕妇禁药，不虑其堕胎乎？余曰：保胎藉乎元气，元气虚损不能摄举者，胎必堕。此病闷厥由痰侵大胞也，痰生于脾虚，脾胃属土，生土者火也，今脾胃之虚是因火虚不能生土也，火即气也，火虚即气虚也。今用陈、半治痰之标，因厥闷时作，不得不暂为开痰。用耆、术、姜、附温中补气，以杜生痰之源，使痰去脾健，气足神清，方可保胎不堕。尔恐姜、半、附子堕胎，不知正藉此去病而安胎也。十余剂厥闷方不作，食渐强，神颇爽。即减陈、半，服四十余剂方得全安。

王宗绪之妻，怀孕五六个月，间下血水，此漏胎也。其人食强神健，举动快捷，脉六至有力。夫食强者脾健，神健者气足，脉有力者，孕娠最宜。本似无病，何致漏胎？惟举动轻快乃阳火之象，必有内热迫血漏下，与四物汤加黄芪、阿胶，七八剂漏止胎安。

凡胎不安者，惟气虚脾虚者最多，若火热者却少，余经医四十年因火者止此一个。

曾治数孕妇痢疾，赤白兼下，食少神疲，脉亦平和。夫伤寒、痢疾乃两险证，常人多不易治，孕妇患此实为可畏，何也？痢疾有寒热之毒，热甚逼血胎必堕，寒则伤气胎亦堕，治此真如护风中之烛也。余所诊者，皆食少神倦虚寒之痢也，皆与附子理中汤数剂即瘳。间有数剂不效者，乃脾肾两亏，与胃关煎加附片，数剂而安。

汪芙林之妻，怀孕四月即堕，连堕二次。妇弟求方于余，云：屡服安胎四物芎归汤，俱不济事，当用何方可保胎不堕？余曰：夫二五之精①，妙合成胎，若无病而血气和平，决无堕

---

① 二五之精："二"指阴阳，"五"指五行。宋代周敦颐《太极图说》："二五之精，妙合而凝，乾道成男，坤道成女，二气交感，化生万物。"

胎之患。令姐既堕二次，必有他病所致，若下次怀孕，看有何病，明以告我，对证投药可保不堕。次年正月下旬迎余诊治，询及已孕两月，小腹痛，腰微胀，乃肝肾之阳虚也，食少无味，脾胃之阳虚也。前所服之药皆是补血耗气，补血则阴愈盛，耗气则阳愈虚，此胎之所以堕也。与理中汤以温中，合暖肝煎以温肝肾，减乌药加附片、黄耆。妇弟在傍曰：姜、桂、附片，孕娠忌药，能无碍乎？答曰：经有云有故无殒胎亦无殒也。令姐胎堕因阳虚，姜附皆补阳，补阳即是安胎。服之两月，病除胎安，已越从前堕胎之期矣，乃令止服，后至瓜熟蒂落，产生一男，诸病皆无，合家喜庆。

瘀血不下

王秦川之妻，初胎产时，水下胎落，胞衣亦下，血不下，腹胀大，按之坚，瘀血停滞不行，须破瘀行血。奈本妇阳虚气弱，精神不足，况生产又延四日，其气愈虚，破瘀之药皆伤中气，气弱之体，岂堪复伤气乎？若不投破药则瘀血不去，气弱之人，又岂堪瘀血上冲乎？细思惟补气为上策，复思若待补药助阳而逐瘀非一日之功，况瘀血不宜久停，乃用菖蒲、姜、葱、柑叶芬香等物，石臼舂烂作一大饼，敷于肚上，上用熨斗盛火游，熨许久腹内即响，约一时瘀血尽下，腹中豁然，然后进助阳补中之剂数服，神强体健而大安。

胞衣不下

朱履亨之妻，临产四日胎始下，胞衣不下，合室惊惶，稳婆云：门户紧闭，衣不能出。问瘀止否，答曰：瘀血未止。问精神何如，胸膈畅否？答云：皆如常。余曰：不妨令产妇勿惊。

夫胞衣不下是怕瘀血停止。若瘀血不出，胞衣必致胀大，胞衣胀大，瘀浊之气必上腾而为气喘神昏，最为可畏。若胞衣仰盛瘀血，更为可畏。即令惯熟稳婆，以手探入产户，将胞衣攀开一角，使瘀血随流，胞衣亦下。此人瘀血未止，胞衣不致胀大。精神如常，胸膈畅达是正气尚能主持，敢许安然。盖因生产用力数日，气虚不能推送也。稳婆云门路紧闭，纯是胡说，不可信也。但宜补气，气足自能推逐瘀血，瘀血既出，胞衣必致缩小。总宜安心服药，切勿惊恐，惊则神气耗散，阴邪必乘虚上侵而气喘，定致坏事。与六气煎加附片。服至第六日，胞衣缩小而出，诸证皆愈而产妇亦安宁无恙。

咽　喉

　　夫咽喉之痛，古书皆指为风为热，及有十八种蛾风之名目，不知此证之所当辨者有七：一曰外感风寒，二曰内伤饮食，三曰脾虚中寒，四曰肾虚水泛，五曰火邪熏灼，六曰阴盛格阳，七曰水不济火。只宜于七者求病本，免被十八种蛾风而乱心目也。

　　外感风寒而喉痹者，必有恶风恶寒、发热头痛之外证可察，或有腰胀身疼等证。此因肌肤被郁，外郁则内不和而气逆痰壅，上为喉痹。治宜驱逐外邪，表解则内和气顺，气顺则痰自消，火自散矣，即升阳散火之理。宜败毒散、柴陈煎、参苏饮、六安煎，外寒甚者宜加细辛、桂枝之类。

　　内伤饮食而喉痹者，必有恶食、胸胀、吞酸、恶心之证可察，此因饮食滞于中焦，壅塞胃口致胃不及化而成凝痰，痰凝气逆上侵咽喉而肿痛作。治宜导滞而兼除痰，滞开则胸畅，痰消则气平。宜平胃散、和胃饮、大小和中饮之类，并宜加陈皮、半夏、菖蒲以开凝滞之痰。

脾虚中寒而喉痹者，其人必素禀阳虚脾亏，或因冷茶冷水及一切生冷之物损伤胃气，致中寒而生痰，其证或微恶寒微发热，面色必暗滞，脉必细微或濡弱，此宜温中逐湿，如理中汤兼五苓散，或六君子汤、五君子汤之类。若脾虚内伤咳嗽之人患此，只宜健脾，切忌分利。惟理中汤、养中煎最妥，若五苓散则非宜也。

肾虚水泛为痰致喉痹者，此必色欲过度，或梦遗伤精。精去气伤不能化水致水邪上泛。其证必畏寒喜暖，或发热，或不发热，或上身发热下体清凉，脉必细微，面色必青白，吐痰如涌泉，决不稠黏。宜补脾固肾、化气导水。是虽由气虚不能化水，亦因脾虚不能防水也，亦宜理中汤兼五散①，或八味地黄汤减丹皮、枣皮，加白术、焦姜、砂仁最妙。

火盛薰灼而喉痹者，或因过食辛热，或因大恼郁气，皆能郁火于中，上薰咽喉而为痹痛。其证面色壮赤，气粗体轻，恶热脉洪。治宜清火，轻者加味甘桔汤、玉泉散，重者须抽薪饮。

阴盛格阳而喉痹者，亦由下焦阳虚致阴盛格阳于上。其证虽与水泛相同，实同中有异也。水泛者涎清而痰稀，格阳者涎浊而痰稠。水泛者面色清白，格阳者面色红活。水泛者脉必细，格阳者脉沉细而浮大。水泛者或微恶寒或微发热，格阳者下体畏寒，上身必发热，上身虽不发热，必不畏寒。以数者辨之，则水泛格阳二证，自了然矣。治此必使浮火下趋，宜镇阴煎、八味地黄汤。

水不济火而喉痹者，乃肾阴不足。后注有案。

---

① 五散：疑为"五苓散"之误。

凡喉痹证皆有痰，陈、半皆可用，惟火邪薰灼之喉痹，不可用半夏之温燥，阴盛格阳之痰，不可用陈皮以耗气也。

喉痹痰壅闭塞而食饮汤药俱不能下者，即宜用醋炖热，略放盐于醋内，外用鸡鸭翎蘸醋扫咽喉，探引痰出，或呕或吐，必取出痰碗许，喉即开而能下饮食汤药。喉痹多有两傍肿大即名蛾风。肿一边者，名单乳蛾，两边俱肿者，名双乳蛾。不惟疼痛苦楚，并且能阻饮食汤药，即宜取鹅翎作针，刺破肿处，仍用前醋盐引痰之方，洗出痰血，立见松活，如无鹅翎即鸡鸭之翎亦可。

李玉堂之弟，暴病咽喉肿痛，两傍俱肿，满口涎沫，气急，脉平和，此是火盛。病者云：服凉药二剂无效。前医云：据脉无火。余曰：此病不可凭脉。凡陡病咽喉肿痛，若非外感即是火盛，若属虚火及阴盛格阳之火，或湿痰凝滞之痛必有，所以致之者。此病无头痛，无寒热，非外感也。气急者即火盛也，满口稠痰，乃痰因火动也。两傍肿起者，痰火凝滞咽喉而作肿也。即古书所云之变乳蛾也。如疽痈然，必须出血，方能取效，昨服凉药无效，乃病重药轻之故，况又未刺破出血。即用鹅翎针刺破，用醋洗法吐出痰血，药与抽薪饮加石膏，一剂即减，二剂火降痰消而即愈矣。

任步丹之妻，暴病喉痛，喉中有痰，一边肿如荔枝核形，乃单乳蛾也。外证发热头痛，脉数有力，乃外感风寒证也。其人体健，陡因外寒闭塞，故致内气郁而为热。治宜发表，外寒散内气自顺。第喉中痰多痛甚，必须内外兼治，亦用鹅翎针刺破乳蛾出血，鸭翎蘸醋洗净，吐痰碗余，喉痛大减，药与败毒散，以羌活、柴、芎散外邪，前胡、桔梗下气清火，况桔梗乃治火郁咽痛之要药，四五剂内外俱痊。

王楚平之妻，喉痹，形似双乳蛾，喉中有痰结，身有微热泄泻，恶食脉平和。夫恶食泄泻乃寒湿伤中之证，寒湿逼阳于上而为喉痛，其痰结喉肿恰似实火。盖此火乃中寒格阳于上也，即假火也。治宜温中逐湿，因咽喉痛甚，药亦难吞，不得不先治其标，即刺破乳蛾醋洗，取出结痰，即能吞药。与理中汤兼五苓散加附子，一剂略减，三剂泄止，喉亦不痛，惟乳蛾之核只消一半。第余初至时，其喉已病四五日，因乳蛾结核已久，不能尽消，又因前医误用寒凉，致核硬阳衰，速难复原。乃与理中汤兼理阴煎，脾肾兼补，服至月余，方得体健，体健而喉中之核亦消。

罗安邦，喉痛，药服寒凉致痛更甚，舌上俱开拆①，喉口发烧，汤粥俱不能下。此人先病痢疾，赤白垢下，药进寒凉，致痢愈甚。又增出喉痛，脉七至无力。时值八月，天晴热气尚盛，病者不拾衣被，面色桃红。此痢乃食生冷伤中，前医误用寒凉，雪上加霜，致中寒格阳于上而为喉痹。斯时喉亦发烧，乃格阳于上也。面似水红桃花，明现阴盛格阳之假热也。脉细数者，阳气衰弱之脉也。喜衣被者，阳虚畏外寒之明验也。药宜治痢，痢愈而喉必愈。与理中汤、胃关煎加桂、附，一剂次日即能吞饭，三四剂痢减半，咽喉全愈，七八剂诸证皆安。

易金石，病喉痹，面色桃红，口舌枯燥，痰多，脉五至，沉中细涩，上身有热，腿足无热，涎自流出。夫脉沉中细涩者，阴中之阳虚也。腿足无热者，阴盛于下也。痰多涎自流者，水湿泛上也。面色桃红者，假热上浮也。与八味地黄汤比日服二剂，夜半涎止，喉痛略减，五六剂大安。

---

① 开拆：开裂。

陈维翰，喉痹，医用凉药，服至三日，咽中闭塞，水饮俱不能下，脉五至，浮大无力，上身发热又不拾衣被，腿足冰冷，喉如火烙。夫脉无力是为阳虚，下冷上热乃阴盛格阳之候，故身虽发热而必欲衣被也。如火烙者，格阳于上也。复思喉间不见肿满，何致闭塞？必因前医寒凉，凝滞胃口，变为痰涎，乃阻塞胃口之上也。以醋翎扫其喉，良久痰出，又呕绿痰一二碗便能吞药。与镇阴煎一剂，次日喉痛减半，又进一剂，又次日十愈其九，上身热退，下体温和。余曰：再进一剂方许全安。至午时，伊叔告余云，喉果愈，才吃猪肉数块，下饭一碗。余曰：既吃猪肉，病必有反。夫阴盛格阳之病，实由内阳不足，今脾胃方醒，即服此油滞之猪肉，焉能运化？痰必上泛喉痛，必复作无疑。果至黄昏，痰壅喉痹复作。伊叔问曰：原药可进乎？余曰：不可。前证阴盛格阳，此证油滞凝痰。与理中汤加山楂、砂仁、陈、半连进二剂，食滞解痰涎降而大安。凡病服药取效时，饮食宜慎，不可妄食。

任贵江，喉痹两边俱肿，痰结满口，两眼白珠皆带青色，面色晦滞，脉五至平和，药水俱不能下。夫白珠青色者，寒也。面色晦滞者，阳气不充也。阳气既伤，不能化湿下行，致饮食化痰而上侵。喉傍肿者，痰湿滞逆而成痈疽也。湿痰上侵，结塞咽喉致阻水不能下达。速宜温中气、逐寒湿，更宜开通咽喉，使不阻药为最紧急。即用翎针刺破，用菖蒲和醋煎浓，洗出痰涎，旋用姜、附、陈、半、芩、术、炙草、菖蒲、荜茇煎服。奈喉时开时闭，不易见效，时开者，药下冲开也，时闭者，因药力小，寒痰盛，药过而痰湿复聚也。闭时仍用醋扫吐痰，开时即进药，间用胡椒汤调治，二日仍不见大效。乃外用菖蒲、柑叶、姜、葱舂烂炒热，铺敷满颈窝。一时之久，冲动结痰，吐出痰已成块，有两三碗之多，始不复闭，仍进前药，十余剂乃安。此病愈后，细思当时见识有限，寒痰结聚坚固，非峻猛之兵何能攻此坚阵？菖蒲虽用，然同药煎，经火则力减，故有开而复闭之咎。若有生菖蒲捣烂取汁合药吞下，性速力猛，方能攻此坚阵，则成块之痰必盘踞不住而吐出，取效岂不更速乎？后学倘遇此证，宜用生菖蒲令病人自己嚼烂取汁，另用二陈牙皂煎汤并下，或用铁秤锤烧红淬酒，用菖蒲汁并和吞下，取效更速。

易化贤，喉痹，视喉不肿，又无痰涎，又不干枯，一片淡红，何致于痛？诊脉浮大六至，面色全无润泽。彼云：咳嗽月余，痰少，夜间略有口渴，吃饭喉痛更甚，吞茶却不见增痛。此喉痹乃阴虚水亏，水不济火之病。脉浮大而数，阴虚之脉也。面无润泽，乃津液不充，亦阴虚也。夜间阳伏于内，内阴不能胜阳，故渴。吞茶不痛，阴虚喜阴助也。吞饭加痛，乃柔不能胜刚也。咳嗽痰少者，乃阴虚不能保肺也。若不速治，必成劳瘵。与八仙长寿饮，二剂喉痛减半，五六剂喉全愈，然后改服左归饮，数十剂咳嗽愈而形容光彩。

朱镜辉，喉痹，前两月失血，渐至咳嗽。前服止血药乃是凉血之品，不知培养络脉，致阴亏不得复原，津液不能润肺。肺燥则痒而咳，由咳至于喉痹。是喉痹乃由于咳，咳由于肺燥，肺燥由于阴虚也，此虚损内伤之险证也。与六味地黄汤，数剂无效，更左归饮，渐服渐减，十余剂喉痹方愈，后用左归丸间进小营煎，神健形强，病根全拔。

以上易朱二人之喉痹乃阴虚之证，凡阴虚之喉痹必先有别病而后阴虚，暴病决无阴虚之候。然间或有之，必其人或因劳力过度，汗多而伤阴，或泄泻连日，津液随下而伤阴，或色欲过度，或夜梦遗精，皆能伤阴，此等证候虽非久病，亦非无因而至者。故凡咽喉痹痛，若不红不肿又无痰涎，颜色必枯涩而无润泽，脉必浮大渴必喜茶，吞饭更痛，便是阴虚水不济火之候，治法总宜补阴，如以上二证之药也。

阳虚内伤之喉痹，余经治甚多。凡咳嗽吐痰，皆由脾肾两亏而致喉痹，多有喉间生白点，如树木微烂之象，乃湿痰浸渍而然。此湿痰之生，由于脾土不足，脾土之虚，又因肾家阳衰不能薰蒸，即火衰不能生土，致土不能防水而水泛为痰也。治宜补脾兼补肾。奈脾土恶湿，忌用地黄。每见服地黄者，其痰愈甚，咽喉愈痛，乃脾虚不能运化，地黄趋肾，反滞中焦而助湿也。余治此证，每用养中煎及附子理中汤，若痰甚者，用姜附六君子汤加砂仁取效者多。待喉痹愈，痰饮除，始用兼补脾肾之药，多有得生者。间有不听余言，欲速效而更医，妄进八味地黄汤及玄参、麦冬，反致咽喉微烂而死者甚多也。后之临证，只宜温脾补胃，助土防湿，杜生痰之源，实至当不移之法，若补阴助湿之药，决然不可一投。

喉痹吹药，如火盛痰凝皆宜玉钥匙为极细末吹噙，引出痰涎为善，若内伤之喉痹不可用此。盖元气内亏，肌肉不坚，不能堪此朋砂①、朴硝之咸，犯之反为腐烂，惟上桂、冰片、菖蒲为末，吹之则可。

小舌名悬钟，古名会厌，有时肿大而长，时人称为落小舌，古书又名吊钟风。夫小舌岂真落乎？不过痰火凝滞而肿大也。治此但察其何因而肿，求其因而治之，无不立消。外邪闭滞者宜发散，因痰因火因湿者，痰宜化之，火宜清之，湿宜燥之利

---

① 朋砂：即硼砂。

之。倘无外邪而痰火亦不甚盛，止宜辰砂为末吹之，或用枫球去刺，将胡椒、食盐二味灌满枫球之孔，烧灰为末，吹之玉钥匙亦可。

小舌微肿，尖射一边，有因痰火，有因脾虚者，求本施治，他证愈，小舌亦消而正矣。余经治甚多，间有脾胃不足者，温补脾胃，他证愈，小舌亦消。惟小舌尖仍斜射不正，有过半年而始正，有越岁而方正者，皆不碍事意者。元气久亏，舌斜亦久，久则斜射已顺，不能速归正耶，仰待气充之后而后渐归正耶，然有终身不归正者，亦安然无事。

曾见一人小舌肿大，有一指阔，扁而不圆，淡红色，乃先天之元阳亏损，不能固密而然。余经诊数人，皆属不治。盖小舌形扁即不固也。经云：阳密乃固。今小舌不固者，非阳之败乎？

凡用灯火治喉痹，惟集成神火最佳，其余皆谬，妄欺人也。然惟外感喉痹，乃宜灯火拔去外邪，其他证俱不必用，用亦无济。若火邪内燔及阴盛格阳，此二证最忌灯火，倘误用之，必致痰火愈甚，为害更大。

黄　疸

夫黄疸之病，有阴证，有阳证，有表黄，有里黄，有真气大损之黄，辨得其真，药方无误。前辈有云，黄概属湿热者，讹也，拘人意智，误人性命，断不可信也。

表黄者，因外感风寒，发热头疼身痛，或有汗或无汗，或汗与热结皮肤之间，而病黄者有之，或津液郁滞腠理之间，被表热搏结而病黄者有之，宜败毒散、升麻葛根汤，若表里俱热者，宜一柴胡饮。

里黄者或外感而里郁成热者有之，或过食燥烈而阳明郁热者亦有之。其证口渴、躁烦、汗出、恶热，脉必洪。尿赤、大便鞕者，宜大柴胡汤。倘尿短赤涩、小腹胀满者，八正散。以上表里二证皆湿热，为病之阳证也。

阴黄者，即脾肺气虚而病黄也。脾虚者，其本脏之色自见于外。肺虚者，食少息微脉必无力。治宜理中、归脾、五福、七福、寿脾、温胃、养中、理阴、八味、回阳等药择而用之。

真气大损之胆黄者，此因大惊猝恐，惊伤肝胆神气，不治证也。

周乃金按：胆囊有口，注胆汁于小肠，以助消化。若胆囊口闭，胆汁走入血中亦成胆黄。

朱斐成，病黄疸，通身色黄如金，小腹作胀，腰亦作胀，小便短黄似赤，脉豁大，饮食如常，但食下小腹更胀。夫腰连小腹作胀，乃湿聚下焦也。小便短黄，命门之阳衰，化渗欠力也。脉豁大者，湿盛也。食下填中，转运之力微，故小腹之胀更甚也。与八味地黄汤，助命门之气，化导寒湿使下行。五六剂腰腹之胀概安，脉亦平和，尿长色略淡，惟身上之黄，全然不减。细思茵陈乃治黄之要药，此病湿去阳回而黄色不退，必是缺茵陈之过，乃于前药内加茵陈，二剂黄减大半，四剂浑身黄色尽退，颜容复原。此乃阴黄证也，但虚不在脾肺，而在肾中之阳虚也。

蒋佳文，黄疸，内证饮食减少，食后反饱，间有恶心，口不渴，脉四至平和，外证通身发黄，神气倦怠，必是脾虚胃弱，阳气亏损，为阴黄证也。与养中煎加附片，十余剂内证俱痊，外证色黄全然不减，亦如前药内加茵陈，数剂黄色悉退。以上二人之病，俱属阳虚，朱乃下焦之阳衰，蒋乃中焦之阳衰，病标虽同而病本则大异矣。

据景岳先生云：凡阴黄决不宜茵陈，因茵陈性凉也。自余所治验，舍茵陈黄色决不能退。观以上两人可知，夫在皮肤日久固结，补药治本，内虚虽健而外黄坚固不能退，必须茵陈方能排坚结之黄也。虽其性凉，然加于附、桂、姜、术之中，必不为害，亦不必疑。

胆黄，不治之证。曾诊二十余岁之后生，因家贫，通贼行窃，乃引贼到自家屋里偷牛。半夜时进屋，巷口犬吠，主家预防，将近前喝咤一声，此人心怀行窃，忽闻喝咤，大惊，怔忡不宁，渐至发黄。医用茵陈五苓散未效，迎余诊。知其受大惊而起，是即胆黄，乃大惊伤胆者也，病属不治。脉五至无力，食饮无味。余曰：此证仅见，今既诊视，当勉主方。与寿脾煎，无效，后不久而殁。

眼　目

眼目另有专科，而专科之方，不无泥执。余诊治目疾亦多，与专科之方迥异，略存数案以为明理求本者商之。夫专科治法，以七方为限，开手发汗，次则攻下，又次则清火，不察邪正虚实，总以汗下清三方巡还①迭施取效。虽多皆是因风因火者，若虚弱之辈，必不堪此剥削。然专科之治亦必用数十剂或数百剂，待病人苦楚不堪始更后之四方。或用四物养血，或用补中益气，或用六君子除痰，或用地黄汤滋水，又将后四方旋施，效与不效听其自然，全靠病来中药，瞎拼乱撞致人昏矇者不少也。每见专科以汗下清三方法施于虚弱者，致目疾愈甚，一经

---

① 巡还：即循环。

余手，余必察其表里寒热虚实，对证投剂愈者亦多。是知七方者实误人而最可恨者也，至于五轮八廓①皆欺人之说，更不足论矣。痘后两目赤痛或生白膜遮晴，此乃痘后余毒流入肝经，肝开窍目，故病赤肿云翳，多成终身之害。治宜泻火解毒，然病深在脏，药不易达。况痘后血气俱虚，不堪峻攻，惟轻扬善导、从容调治为美，然从容非谓不药，热流脏内最宜速解，岂容迟缓，使邪根深蒂固为昏黑之害乎？凡见痘后目疾，即宜服药，日不可缺少，则十数剂而愈，多则数十剂始瘥，切勿欲速而峻攻，峻攻之药徒使正气更虚。若脏内深藏之火，峻速之药莫及而安然坚固，反成大害。是所谓从容调治者，谓勿求速效而妄更多方也。更方必致乱投，反能为害。余治此证，皆用柴胡、桔梗、防风、荆芥、薄荷、蝉蜕、白芍、当归、生地、菊花、栀仁、黄芩、木贼，及草决、蒺藜、黄连、玄参之类，每味只用五七分，芩、连、栀子之属皆用酒炒，日服一剂或二剂，少则旬余，多则月余而翳退霞散。切不可见数剂无效而更用妄补妄攻之方也。余平常用药不出十味之外，独治此证有用至十七八味者，盖毒深在脏，药不易达，必须重用，重用又伤胃气，药性直下，不能旁及，故每味只用数分。又药味虽多，皆是清火养血，同声合力而成功也。或曰：分两虽轻，药味多，用亦属重剂，能无直下乎？余曰：寒凉之药则必直下，此方用芩连之类以解火毒，性固清降，然经酒炒则降性已减，又有荆防等类之轻扬，则清中兼扬，夺其下降之力而能旁及以立功也。然

---

① 五轮八廓：古代医家阐述眼与脏腑相互关系并指导诊治眼病的学说，依据于古代哲学的五行八卦学说。历代著作说法不一，一般把眼睛由外向内分成肉轮、血轮、气轮、风轮和水轮五个部位，称为五轮；把外眼划分为天廓、地廓、风廓、雷廓、泽廓、山廓、火廓、水廓八个部位，称为八廓。

此方必加生姜一二片同煎，一者生姜与清凉同用，使清凉不致伤胃。二者生姜之性横，能引诸药而旁达也。天行赤眼乃外染之疾，亦有关乎内者，必须标本兼治，庶乎有济。《金玉赋》①云：天行赤眼有实有虚。然湿热宜泻火，内虚不宜泻火也。古方治此，开手便用七宝洗心汤、洗肝散，二方皆有大黄，必内有实热者方宜，若中寒内虚之人，反致流连而昏愦也。余治此证，用一柴胡饮加薄荷、芥穗取效最速，但必待五日而始用药，何也？目疾感外不正之气，客忤于目，必待一候之久，精气方畅，始能推邪，而邪至一候②之久，其力始衰，乘其正气新转之际而用药，使正得药助而愈强，邪得药攻而速退也。又五日之内切不可用点洗之药。盖点洗之药皆是寒凉，眼目既被火邪外客，正宜流畅，若遭寒凉外洗，反闭火毒，必致淹缠，是点洗欲求速愈，不知反令火郁也，亦必五日后点洗，其效最捷。

赵邦胡三女，目病，先请专科，用汗下清各二剂，无效。察其白珠傍小眦之处起一泡，与鱼腹内白泡相似，上侵乌珠，头晕，额微痛，脉平和。夫头晕者，阳虚也。白泡者，湿聚于目也。与举元煎以补气升阳，加白芷、蒺藜以胜湿，三剂减半，八剂而病全愈。

易元吉之子，右目痛涩难开，乌珠上头之白珠边一点死血，如绿豆大，其余无红丝，又无他病。夫人之两眼乃五脏精华所聚之处，气血流利灵明之所，其血何致凝结，又无他病可察？余思血之滞者，必由气之不行也。与补中益气汤助气之行，加

---

① 金玉赋：指《识病辨证详明金玉赋》，为明末眼科名医傅仁宇所撰眼科名篇。

② 一候：五天时间，古代以五天为"候"。《素问·六节藏象论》："五日谓之候，三候谓之气，六气谓之时，四时谓之岁。"

红花、丹参以活血，服二剂，次日紫血方淡，其血点移至大眦。每日服二剂，其血点每日渐淡，以至全清。此目先病十余日，血点毫不动者，因前医不知补气也。余用补气之药而血点渐移者，气运血行也。瘀血渐淡，不能速消者，因血既瘀滞，不可去之，必须化瘀血转为好血，犹之化小人转为君子，必由渐始能成功也。此病所服之药不过十数剂而大安。

赵显宾，目疾，前医用汗下清者，已服六七十剂，方迎余诊。其白珠及两眦俱是淡红，翳障约有铜钱厚，乌珠上皆是淡淡白云，头痛微晕，此气虚阳衰之证。前医误用寒凉耗散以致翳生蔽明，幸乌珠上白云尚淡而嫩，若再迟误必致光滑如磁，不能散也。彼云：日夜略有眼粪，眼粪必然是火。余晓之曰：凡目疾无论寒热多有结眼粪者，热而有眼粪，人皆易知，惟寒亦有眼粪，则知者鲜矣。有外受寒邪而致目痛者，无眼粪者居多。若内寒之目疾，结眼粪者最多也。盖内寒由于气虚不能流利，故泪流滞结为眼粪。但得气充阳达则泪自不生，粪亦无由结也。尔之头痛而晕者，阳虚也。乌珠上如淡云者，即气虚不能化湿而湿寒聚于目也。盖乌珠属肝，火寒湿久侵，如木腐霉之象，不必过疑，敢许能愈。与助阳和血汤去菊花加白术、天麻数剂，眼粪即除，头痛亦愈，惟晕未愈，此因寒凉过多，阳气不能速回，与姜附六君子加蜜耆，五十余剂翳散睛明而大安。

朱申之，目疾，初用发散，次投清火二方，已服十余剂，无效。余诊其两目色赤如赭，眼粪亦多，火热显然。清凉不效者，必是病重药轻，与九仙饮，数剂亦无效。彼云：头常昏沉，恐是阳虚，用补阳之药何如？余曰：阳虚故有头，火盛亦有头昏，即热盛神昏之类，此证较热盛神昏但略轻耳。彼曰：果是火盛为目痛为头昏，何能服凉药毫不更效？余曰：《内经》有云：寒之而热者取之阴①，尔目鲜红赭赤，分明是火，寒凉不效必真阴之亏也，法当滋阴降火。与四物汤重加熟地以养阴，加黄柏、知母以降火，三剂减半，六剂全愈。或问：养阴清火，何不用地黄汤？余曰：不可。地黄汤内有枣皮，最敛肝火，又用苓、泻以渗利。夫补阴不宜利水，利水夺补水之功。不及此四物汤加知、柏，无敛火之物，亦无渗利之物，使地黄大建补阴之功。彼称善哉。

邓书山，八月病痢，服温热药而愈，越半月患目疾，时天气尚热，医误用芩、连、大黄，目疾愈甚。半月后方迎余诊。其眼俱肿，头额痛连两太阳，眼粪间有间无，右眼乌珠上冲起一大泡，泡中尽是黑水，其泡裹水之皮又厚又坚，大泡侧边又有两小泡。余曰：此人右眼已瞎，裹水之翳坚而且厚，不能开散矣。再看左眼两眦，皆起胬肉②侵上，白珠上面有一片白云，垂下亦侵连乌珠，垂帘若下，左目亦难保。脉四至无力，食饮减少，食下胃口饱胀，喜暗畏明，痢疾复作。余曰：尔前病痢，服温热药得愈，岂半月之久即变为实火乎？服寒凉者误之极矣。脉无力者，阳气虚也。食少者，胃虚不能纳也。食下作饱者，脾虚不能运也。脾虚即土虚，土虚致湿泛于上，阳虚致寒侵于头也。头痛由于阳虚，眶肿由于湿聚也。泡皮坚厚，冰结坚固也。泡中之水黑色，水中无阳也。喜暗恶明者，阳衰至极也。此皆芩、连、大黄败阳损胃之所致也。与补中益气汤加附子以补阳，天麻、白芷以祛湿。十余剂眶肿略消，头痛略减，更附子理中兼五苓散补阳逐湿，头痛全除，眶肿全消，惟泡肿不能

---

① 寒之而热者取之阴：语出《素问·至真要大论》："诸寒之而热者取之阴，热之而寒者取之阳，所谓求其属也。"

② 胬（nǔ努）肉：眼球结膜增生而突出的肉状物。

尽消，泡亦不消，痢疾亦未全愈，总因误进寒凉之害，致真气不能速回，调治月余难收全功，故辞另请明医。更医又是用寒凉者，至年终，忽然几夜盗汗，新年初，其病全反，正月尽，复迎余诊。其眶肿头昏，翳泡俱已复作，脉细涩，从暗处到亮处看目病者，即喷嚏数声或十余声。夫阳衰之人，喜居暗处，身内微阳亦伏藏不动。若到光明之所，身内虚阳见外阳之助，必须上冲，又被头上之寒湿伏压，故喷嚏而出，此乃阳气有根之验。第脉之细数，恐微阳渐衰，性命莫保，仍与补中益气加姜、附、天麻、白芷，不效。理中、五苓亦不效。复思湿僭高处已久，根深蒂固，致风药不能胜，阳药不能化，必须同气相求方能下趋，此水流湿之义也。与八味地黄汤化气渗湿，导水下行。四剂肿减半，十剂肿全消，翳泡亦消大半，然后用耆、术、姜、草以补中，桂、附、故纸以温肾，再加仙茅以补脾肾。自二月初服至五月尽，病虽全除，饮食却不甚强，脉虽五至而中沉二部濡弱无神，乃将前药为丸，服至八月，始食强体健。右目光滑如磁石，不能攻拔，左目乃得全光。余曾治数人目疾乌珠上起白点如粟米大，察其内证皆食少无味，或恶心，颜色淡白，脉有平和者有无力者，皆是阳虚土亏之候，脾虚运化力减致寒湿凝滞于目而生白点，皆用养中煎、温胃饮之类而愈。

李大贵之妻，两目赭赤，略有眼粪，羞明涩痛，头痛头昏，鼻塞发热。据外证是外感风寒。风寒既闭于外，内即郁而为热，是目之赤涩虽是火邪，实由外寒所致。治宜散外邪，外寒散内火自清。与二柴胡饮加白芷、羌活，二三剂外证略松，七八剂外证悉除，目疾全愈。若不求本，妄用寒凉则寒愈固病亦愈甚矣。

癫狂痴呆

夫癫分两种，其一即痫，其证或乍热，痰壅口噤，昏仆不知人事，或片刻吐痰即醒。此证有寒痰藏蓄于内，得寒即发，治宜温补元阳，拔开痰结。然此本是痫疾，愈之甚难，故有终身不愈者。惟小儿患此，至年壮之时，正气充足而痰开痫愈者间有之矣。其一全无痰壅，但时昏时爽，其醒时亦省人事，昏时语言错乱，或倦怠嗜卧，或声低甚微，颜色憔悴，此乃胸中阳气不足而寒痰闭之，故聪明夺也。治宜峻补上焦，必须人参、鹿茸之类方能起此。

狂病属火邪有余，惟阳明湿热者有之。盖火郁阳明，而阳明切近包络，故令精神昏乱，狂妄莫制。其证妄言骂詈，或弃衣而走，或登高而号，形强气壮，举动轻捷，脉必洪大。治宜泻火，轻则白虎汤、抽薪饮，重则大小承气汤。

痴呆之病，由思虑疑贰①，郁结惊恐而成。其证言词颠倒，举动不经，千奇万怪，无所不至。此病有阴有阳，治法无定。但察其饮食强健，声音响亮或口渴喜冷，此乃热郁于内而神志昏乱，治宜解郁清火，以服蛮煎为最。倘大便结燥或躁烦渴扰者，量加酒炒大黄微利之。如神气疲倦，色惨食少，又必须培补正气，宜归脾、寿脾、五福、七福之类择而用之。倘乍乱乍醒，举动强劲，及打物骂人，脉洪有力者，此则似呆而实狂也，宜从狂证施治。然狂与痴呆均属妄乱，而治法甚悬，辨此二者，一从脉一从证。痴呆之脉或乍大乍小，或乍疏乍数，或濡弱无力。狂证之脉，必洪滑有力。痴呆之证或乍喜乍愁，语言声低，间有声大，亦无刚暴之象，狂证声高气壮，举动刚猛。辨得其真，治方无误。

蒋对章之女，年将二十尚在闺中，忽病癫狂，始用道法符

---

① 疑贰：猜忌疑惑。

咒治之，不效。诊脉五至有力，形色饮食俱如常，举动力劲，妄言声喨，间或吐痰，此证若有邪魅纵药无益，今察脉证乃狂疾，非癫疾，亦非邪魅也。脉洪者，火郁之象。举动力劲者，阳盛之证。声音喨者，气壮也。妄言者，热伏心包而昏神也。吐痰者，痰因火动也。与抽薪饮加天花粉，凡芩、斛、栀、柏，皆用酒炒，再加石膏。七八剂全不见减，乃于前药中加酒炒大黄，三剂略减，二十余剂而神清。此病所用大黄，每剂二钱，二十余剂皆用大黄，分两不重，又用酒炒，使其直下性缓，借酒性能解上焦之热也。盖此女之火由郁所致，神清后，与六味逍遥散加香附解郁，令伊母嫂常进善言宽释，两月大安。

任贤上，乍病，语言错乱，举止失常，医云神志不足，药用耆、术、附、桂，致病愈甚。复迎道法治癫，又方药乱投，延至半年，睡在床上即屎尿不知收闭。余方临诊，脉平和，言语无伦，力气又猛，不畏寒冷，不着衣被，却又不感风寒，此乃火伏于内，气旺阳壮而然。故风寒不能相侵，热郁肝胆心包络，致神魂不定，病必因郁而起，乃痴呆证也。与服蛮煎，渐服渐醒，四十余剂安宁。

周乃金按：癫亦作颠，谓颠倒错乱，喜笑不常，语言谵妄也，痴呆不慧也。有得于父母遗传者，有得于大惊猝恐者，亦癫疾之类。痫证多由于遗传性，或由头部受伤而起，或由精神受剧烈之感动而起，总之癫痫痴呆皆神经病，不似狂疾易于全愈也。古谓：癫痫痴呆为痰迷心窍，致失知觉。不知心窍，乃血液流通之所，痰从何处而入？故谓：此证有痰则可，谓为痰迷心窍则不可。

卷 三

痹 痛

痹痛之病，乃手节、脚节、腰、背、臀、腿疼痛是也。有风痹、寒痹、湿痹之别，有外感内伤之异，不可混沌施治。因于外邪者，治宜发表散寒、祛风除湿，对证施治。若内伤之痹，虽是寒湿注于关节，决不可投发散。盖内伤之痹，或因过饮而酒湿流于筋骨，或过食肥甘而油腻凝于胸膈胁肋也。若果脾胃强健，元阳充足，则物无不化，岂有留滞而为痹者乎？故凡治此证，只宜补脾为主，不可见痹即行发散，反损真元，致成延绵不治之证也。

痹痛走注关节，是名风痹。盖风主行动故也。此惟外感者有之，治宜发散。元气不亏之人宜交加散、五积散发散外邪，痹痛自愈。然风邪侵人，其体弱者最易犯之，宜大防风汤。

湿痹之痛，必痛而兼胀，注于一处而不移。若有外感者，身上必有微胀，头亦微痛，脉必浮豁，治此宜羌活胜湿汤、神术散。倘烦躁不安者，此内气被外湿郁而成热也，宜九味羌活汤及败毒散主之。若湿自内成者，如体重、神倦、食少、脉弱之辈，此属寒湿，宜除湿汤、渗湿汤，或理中汤或五苓散，或八味地黄汤。倘口渴心烦脉豁大者，此为湿热，宜二妙散、四苓散及苡米、秦艽之类。

痹痛属寒者，是为寒痹。其痛亦注关节而不移，惟喜热熨，忌冷揉为异，治宜温经散寒。第痹之为病，虽分为三，然除湿热之外，无有不兼寒者。盖风主动，湿主胀，寒主痛也，故患此者，惟痛而兼胀者甚多，而风寒湿三气杂至，合而为痹者更多也。惟治此者，宜三气饮、五积散为最善。

周兴模，两腿疼痛作胀，曾服发散药无效，又用秦艽、灵仙祛风逐湿，亦无效。察其面白沉晦，饮食减少，头目眩晕，两足不能站立。余曰：此因寒湿注于两腿，必是坐卧湿地，或下身着湿衣致令湿注腿股，病名湿痹，即今人所谓痛风也，治此固宜除湿散寒。第正气亏弱不能逐邪，若用耗散之药，反损中气而邪愈固。从前所服皆是克伐，以致胃气愈亏，真阳愈弱，阳虚不能充布，故面色沉晦。胃虚受纳必减，故饮食不强。头目眩晕，足难站立，皆是阳气不充之故。治宜补脾温肾，脾健则食必增又能防水，肾壮则气化强便可行湿，阳充土健则神无不强，寒湿无不消也。与理中汤以温中，兼理阴煎以补肾，加附、桂、杜仲、故纸、枸杞，十剂后饮食略增，色颇光彩，眩晕全愈，足略能步。如是令日服二剂，至五十余剂，神壮色泽，食强履健，腿痛如失。愈后伊父问曰：明是湿邪毫无祛湿之药，又未见出汗，此湿从何散也？答曰：此湿之著由于气虚，但使气充阳旺，自能化导驱逐，使从膀胱而出也。伊父又问曰：凡腹中之湿从膀胱出者，此湿就下故也，若湿注腿间居膀胱之下，何能逆上而入膀胱乎？余曰：夫阳气盛则水湿化，上而巅顶之湿，下而足腿之湿，以及筋骨肌肉之湿，皆可引导从膀胱而出。若拘湿就下不能从上之说，则口之涎、目之泪、鼻之涕，皆属水也，何以达上耶？

董达福，右臂胀痛，夜间更甚，药皆散寒祛风，其痛愈增，神气愈疲。余曰：此名痹痛，乃寒湿注于一处，散寒祛湿固宜，第未察究虚实耳。况年已七旬，体衰可知，又兼神气疲倦，正气不足，更可知矣。前医之治，只知攻邪，不知药之攻邪全仗元气之托逐，仅投克伐反损正气，是犹不虑我兵之羸^①弱而急于杀敌也，无怪乎病愈增而神气愈疲也。治此只宜培补精气，精气充足方能逐臀骨深潜之湿出之于外也。与大营煎加附片、故纸，十余剂无效，即请更方。余曰：虽未见功，却亦无过，此非攻邪之品，乃养正化邪之药。夫养正之药难取速效，况七旬之人培补又岂容易乎？不必猜疑，多服自效，实无他方可更。彼乃照原单服三十余剂始效，六十余剂而大安。

厉中秋，右足膝肿痛，曾服草药及发散药皆不效，延至四月之久，余见右膝肿大，腿腨如常，余曰：幸腿腨未瘦，尚属佳兆。若腿腨瘦削，独膝肿大，便是鹤膝风，不可治也。问其饮食如常，诊其脉亦平和，此二者不能察其虚实。问其膝虽肿大，日间略痛，夜间不痛，两足之力较常大减。余曰：膝之肿大，明是湿邪注聚，必须驱祛为善，奈精气不足，不可骤攻。其精气不足，从何得知？以膝之昼痛夜静可知也。日间阳浮于外，内阳欠充故痛。夜间阳伏于内，内阳得助，故不痛此一证也。两足之力较常大减，是筋骨之阳虚，即精气虚也，又一证也。治宜培补精气兼逐著聚之湿。与三气饮去白芍、甘草加枸杞，三十余剂而膝肿全消，脚力亦健。或问：去白芍，谅是虑其收敛，并去甘草，又何意也？答曰：饮食如常，中焦尚可。精气亏湿邪著，皆在下部，方中熟地、枸杞其味皆甜，再用甘草之甜，则甜味大过。盖甜主缓，其行也上，必夺下趋之功，去甘草者此也。

朱镜辉之妻，始两膝痛、两臂痛，渐延腿臀腰背肩膊俱痛，然彼处痛甚，而此处又减。曾服发表不效，又服草药亦不效，

---

① 羸：原作"赢"，据文义改。

病将两旬。察其食减头晕，其病流移，病名行痹，乃外感风湿所致。治此固宜发散，奈中气不足，故表药无功，与附子理中汤加桂枝、羌活、苍术，三剂减半，十余剂全安。

朱洪仪之妻，病臂痛，自曲池起至指止，日间不痛，夜饭后略痛，至黄昏其痛更甚，十指挛拳不能伸，待至天明痛减，早饭后全不痛，如无病一般。曾服羌活、桂枝、艽、芷之药，一毫不减。余曰：此病痛如风痹，实非风也，前药大误。前医云：既无风邪何至于痛？余曰：既是外犯风邪客于筋骨，又何日间不痛乎？此乃阴中之气亏，夜间阳气伏藏不能充遍，故两手痛作指不能伸者，乃阳虚之明证也，此阴盛致筋急挛拳也。与理阴煎加桂、附，助阴中之阳。前医又云：毫不用筋骨之药乎？余晓之曰：血为营，营行脉中，阴中之气一充自能遍达百骸，流利筋骨而挛痛无不愈者，是病虽在筋骨而实在乎阴中之阳虚也。药服二剂略减，五剂全安。此病若不寻源，多服风药则必挛拳，日甚而成痼疾矣。

痉 病

痉病者，病在筋。凡头摇口噤，口眼歪斜，脊背反张，手足掉摇，皆是也。有外感之痉，有食滞之痉，有血虚之痉，有气虚之痉，有火盛之痉，凡此五者证皆不同，治法迥异，必得其真求其本，方不致误。

风寒外闭，内气郁而成热，热伤阴血，则筋中之血涩而滞，滞则拘急掉摇，治宜发散外邪。外邪散内热自解，热解则气自顺，乃能运血营筋痉自愈矣。此证惟小儿最多，时医妄名惊风者即此。其证必发热，脉数，或有汗，或无汗，胸胀气粗者是也。宜败毒散、二柴胡饮、桂枝汤，或参苏饮加桂枝、川芎之类主之。

饮食停滞壅塞脾胃，中气困滞不能传运则筋滞，筋滞则涩，涩则拘急，此证必起于暴，亦惟小儿有之。其证必有痰响气急，面必惨淡或夹青色，身虽发热亦必有汗，脉必数甚。宜平胃散兼二陈汤加菖蒲、生姜攻推食滞，滞开则中气豁然，气自流通筋自舒矣。

血虚之痉必由他病所致，凡一切病久致血虚者，或汗久、烧久、泻久、疟久，妇人经后、产后或崩漏之后。凡一切病久致血虚不能营筋则筋燥，筋燥则拘急而掉。其证虽发热，必乍大乍小或昼重夜轻，脉必浮数，颜色必淡而不泽，宜四物汤、小营煎。若口渴喜水者，乃血虚有火也，宜滋阴降火汤、一阴煎之类。

气虚之痉，亦因久病而致，或因脾胃素弱阳衰食少者，或因呕吐泻痢而气衰神虚。男或纵欲，女或崩漏而气随精血去者，其气必虚，气不足便是寒，寒则筋急而挛拳，外证精神疲倦、四肢无力、头目眩晕，先见此等证候，而后致于痉，俱宜大补元煎、六气煎。若小儿病此，必然面白唇淡，喉间微有痰，如曳锯声，宜六君子汤或附子理中汤。

火盛之痉，脉必洪滑，体必躁烦，口渴必喜冷饮，大汗时出，乃火盛血燥而拘急，宜抽薪饮或加石膏、花粉。便结者，即加大黄，泻火之后痉必渐愈，然后润燥滋阴，惟加减一阴煎最妙。此病小儿亦多，宜细察之。

李子，二岁时，外感发热，次日更甚，即口眼牵扯，手足搐搦，眼翻气急痰响，脉数有力，即用元宵火醒之，随进二柴胡，日服三剂，热退神爽。此即伤寒证也，在大人乃郁而成热，纵使失治不过传经，若小儿之气血不充，筋骨脆嫩，外感寒邪，弱不能堪，即外闭内滞，痰塞大包以致搐掣，灯火①能拔。邪从外出宜即退热，不退者，乃邪重也。二柴胡乃表里兼治之剂，方中柴、细、羌、芷、生姜发散外邪，陈、厚疏通内滞，外邪散则肌表通畅，内滞开则大包豁然而搐掣必愈。若夏禹铸②之天保采薇汤③攻外之表邪、疏内之里滞，亦与二柴胡意同，惜乎药味过多，不及二柴胡之精也。经治小儿此证，最多皆用此方而愈。间有外寒伏内热者，证则唇焦齿枯，面色壮赤，口气蒸手，乃用败毒散加花粉、石膏治之愈者亦多。

　　李子，三岁时，值元宵早饭后，忽然眼翻口牵，手足跳摇，气滞痰响，伊父母请用灯火以醒之。余曰：此非外感，并无伤风发热等证，徒然搐掣痰闭，必是湿滞胃口，痰阻脾之大络。即与平胃散，灌入两杯即呕，呕出饭菜肉物，即时气爽神清。此后凡见食滞即发之证，饮食尚在胃脘者，皆用探吐愈之。若食入胃稍久则滞，已下胃中不可探吐，只宜用药。以平胃散、神术散及大和中饮之类俱宜，加半夏、菖蒲冲开大包之痰，搐掣自愈。盖食虽下胃中，而胃口之凝痰盘踞尚未动也。

　　朱宗怀之妻，手足转筋，病已两月，诊脉细微，必是气虚。问彼身体，毫无他病，饮食亦强，举动轻捷，却非气虚之证。细问转筋昼夜何如，彼云：日间颇轻，夜间难抵。此必血虚有火。夜间阳伏，内火得助，故转筋更甚，举动轻快亦阳壮之象，脉之细小，必是常脉，不足凭也，宜舍脉从证，用滋阴清火之

---

　　① 灯火：即灯火灸，指用灯草蘸油点火后在穴位上直接点触的灸法。《本草纲目》卷六："灯火，主治小儿惊风、昏迷、搐搦、窜视诸病，又治头风胀痛。"

　　② 夏禹铸：清代名医夏鼎，字禹铸，精幼科，著有《幼科铁镜》。

　　③ 天保采薇汤：方出夏禹铸《幼科铁镜》。

法。与四物汤加知、柏、玄参，十余剂而安然。此等痉病却少，惟气虚者最多。

罗姓之妇，年三十余，病咳嗽吐痰已半年有余，面色淡白，精神疲倦，饮食减少，口干喉痛，又喜热饮，转筋扭痛，脉细数，乃元阳亏损，脾胃俱伤，前医误用寒凉之咎也。彼云：目下筋急，痛苦难当，望速解此厄。他证犹可后治。余曰：尔身上杂证虽多，皆是阳虚。阳虚即气虚也，气不足即是寒，寒则反折筋急。治宜先回其阳，阳回则诸证可愈，而转筋亦自愈矣。今欲先愈转筋，不惟无此药，实无此理也。与理阴煎加白术、附片，十余剂转筋减半，咳亦减半，六十余剂大安。

曾治数妇人，有四十余及五十余岁者，脚跟难以履地，行步十分苦楚，又病转筋。察其饮食精神，俱属元气不足，间有头昏眼花。余思诸证皆属阳虚，转筋亦属寒而拘急，意足跟痛必是阳气虚弱不能运化而然。用六气煎加附片、枸杞，服四五十剂精神爽，转筋愈，足跟亦健。火盛搐搦反张者，已载于火证门内张松柏案。

任药寿之女，半岁时呕泻，口渴，浑身壮热，一足掉摇。夫呕泻烦渴，乃是胃热火盛，火盛于中，冲上则为呕，迫下则为泻，热甚则血燥，致足掉摇。一足摇者是一足之筋独滞也，如树木之衰，一枝津液不到即一枝枯稿也。治宜清火，火退则呕泻可止，渴亦能解而足掉亦必愈。与抽薪饮加石膏、麦冬，二剂大安。何以知其口渴耶？凡小儿有病必不肯服药，若见药即啜而吞，不畏味苦气劣者，即是口渴明证，又凡呕吐泄泻而口渴喜冷者即是火病。

厉女，二岁，由发热起，自家业医用发表清热药而病愈甚，复投六君子亦无效。察其面色惨淡，童脉细数，喉内微有痰如拽锯之声，手足时掉，口眼亦间牵歪，此脾虚阳衰之候。余想前医之六君子必效，不效者何也？必是陈皮耗气之过。乃与耆、术、附子、姜、草、云苓六味浓煎，一剂颇效，二剂大效，五剂而安。可见六君子汤原为气虚痰滞而立，若无凝滞，陈皮亦不可用，非但耗气，更夺补药之功。

癃　闭

癃闭之病有轻重之异，点滴不通者谓之闭，便尿短少者谓之癃，且癃缓而闭急也。癃病虽经旬越月，亦无足虑，若点滴不通之闭证，胀满急迫，数日难堪，乃极危之候也。然有火盛者，有热结者，有余精余血阻塞者，有气实壅滞者，有气虚不能化者，毫厘千里，务宜过细精求，慎之慎之。

火盛于内者，乃热郁膀胱结涩不通，小腹痛胀拒按，按则痛及两傍，脉必洪大。其证躁烦，病必起于暴。治宜化阴煎、绿豆饮、大分清饮之类择用。

败精瘀血阻遏茎中而小水不通者，其病不在膀胱，亦非无尿之症，但小解时尿欲出而不能，茎中阻痛难禁，必审的是精是血而施治。如其人先有梦遗、精滑及淋浊之病，乃精溜茎中，凝结阻滞，是败精也。若其人先有尿血、血淋之病，及曾病跌仆撞伤小腹者，乃血凝留茎内，是瘀血也。治败精阻遏者，内宜固塞命门，以秘元煎、菟丝煎主之，外用水银导法通之。治瘀血者，内宜地髓汤加桃仁主之，外亦用水银导法通之。地髓汤只用牛膝一味或一二两，加桃仁二三十粒，去皮同煎，临服和酒同下。水银导法，令病人仰卧，用鹅翎筒插入马口，乃以水银一二钱，徐徐灌入以手逐段轻轻导之，路通而尿自出，其水银亦从而流出，毫无伤碍，最妙法也。

气实壅塞者，由肝强气逆阻碍膀胱而然，其证胀满连及胁肋，脉必弦强刚健，或头面肢体肿胀，按之坚硬随手而起，治宜破气。用推气散并加青皮、黑丑平肝破滞，滞解气顺而尿即通，或用吐法升提其滞而尿亦通。

探吐法用新莱菔子研烂泡服探吐，或用破气之药探吐，此如注水之器上窍闭塞则下窍亦无滴，开启上窍而下窍即通。

痰凝气滞于上而为咳为嗽者，乃金郁肺滞不能生水也，宜二陈、六安、六君之类，开发胸肺之结，金豁而水自利矣。气虚不能化水者有二：肺虚者，神倦气怯，举动少力。脾虚者，饮食减少，口淡无味。然肺虚必由于脾亏，补肺须先补脾，土旺方能生金，补中即是益气。虽论有肺脾之别而治法总以温中助阳为主，宜养中煎、温胃饮、寿脾煎及附子理中汤之类主之。

命门火衰不能化水者，乃水脏之阳虚也。经曰：膀胱者，州都之官，气化则能出矣。盖丹田之阳衰，薰化无力，致水泉不行而湿聚。阳衰于下，不能上达而荣面。湿聚则脉必细，阳衰面色必晦。治宜峻补命门之阳，微则八味地黄汤，甚则附桂理阴煎、右归饮主之，外用葱熨法拔之，以生葱、菖蒲、柑叶共捣烂，捩①干水，炒微热，作一大饼覆于小腹上，上用熨斗盛火于饼上烙之，使热气透入丹田，助其薰渗立通。

以上癃闭数症，凡火盛气实者，必起于暴。气实者，胀及胁肋，脉必弦强。火盛者，人必躁烦，脉必洪大，申酉戌亥时痛愈甚。若肺脾肾三脏之虚证，必起于徐，又必有他病而渐至癃闭，自有先病之症候可察。若虚在肺脾者，脉必濡弱或浮豁无力，若肾阳虚者，脉必细微。病属生死关头，临证务宜审慎，

---

① 捩（liè 列）：用力拧、扭。

若一味讹投，生死反掌，慎之慎之。

王道和，病挟虚伤寒，小便闭塞，全无点滴，小腹微胀。前医用发表之药兼四苓利水，病加沉重，精神愈困，小便仍然不通。余曰：此病正气大虚。夫精神困倦，肺脾虚也。小便闭塞，肾气虚也。经云：膀胱者，州都之官，气化则能出矣。发表之药，乃克伐之性，中虚何能堪此？是邪气未攻及而胃气愈遭其困矣。四苓散乃利水之剂，利性伤气，则州都之气愈被其戕①矣，中气伤则外邪愈进，肾气愈亏，而小水愈不能化矣。治此之法只宜峻补，待正气已健，邪气不攻自溃，肾阳已壮，水得气化而自通矣。即与大剂六味回阳饮峻补三焦之元气，服至二日，精神颇畅，大汗出而外邪解矣，小水亦略通。服至五日，小水大利，小腹豁然，而精神举动尚未健。服至旬余，始气爽神强而大安。

尿 短

尿短之证，世医皆知利水，然有可利者，有不可利者。可利者，如湿热在里者可利，宜四苓散加滑石、前仁、木通之类。寒湿在里而正气无伤者可利，宜五苓散及益智、胡芦巴之类。此外有脾虚者不可利，气滞者不可利，命门之阳衰者，劳倦之伤气者，皆不可利也。但当求其本而治之，源澄而流自清也。

喻桂兰，七月病尿黄，药服猪苓、泽泻、木通、车前利水泻火之剂，渐服药尿渐少，尿色更黄，食渐减，腹渐痞胀。至次年二月方迎余诊。问彼尿一日内有多少？彼云：每日早起解一次，夜卧解一次，一日只此两次，每次只有一酒杯之多，其

---

① 戕（qiāng枪）：毁坏，伤害。

尿色老黄与血相似。食少，腹常痞，食下更胀，胃口及胁肋间有气痛，颜色淡，精神倦，脉尚平和，此病之起由脾虚以致尿黄。经云：中气不足，溲便为之变也。治宜补脾，奈前医妄行利水泻火，似致脾阳愈伤，中气愈损，所以食减胀生，又增胁肋之痛，皆由前药渐伤元气之所致也。今已半年恐难为力，所幸者脉尚平和，色不沉晦，此根本之神气尚存，犹为可治，若十剂得效可许无虞。与养中煎加白术、附、桂、砂仁。服五剂，小解仍是一日两次，惟尿略多，其尿色红黄略淡，气痛腹胀已减大半。二十剂痛胀皆愈，饮食强，尿亦长。第尿色还是淡黄不能全清，气力尚未还原，乃服百余剂始得大健。此病取效于五剂者，久旱逢霖也，待百余剂而始健者，久损之体元气不易回也，后学临证凡遇此等之病，不可中道更方，更不可半途停药也。此中气不足致尿短黄，法宜补中，中健而水自利，清利决不可用，反致损脾败阳，观此一案可以知之。

朱文旦，咳嗽气急，胸肋气痛。小解一日只有一酒杯之多，色黄如金，前医皆用下气利水，无效。查咳嗽气急，胸肋气痛，皆是寒痰凝滞胸中，排胸胀肋之病，气滞于上则尿必少，何也？夫气为水母，言水之化由于气也。今气既滞，何能化水而达下乎？欲尿之长，必须排解上中二焦之滞，滞散气畅而尿自长，不在乎利也。前医虽有陈、半之温散，又并入芩、连之寒凉，自掣其肘也。与二陈汤加芥子、麻黄、当归、生姜，五六剂嗽愈，痛止，尿亦清长。此气滞不能化水致尿短黄，治宜解滞排气，不必利水。气畅自能化水，若用渗利寒凉之药则气愈滞，痰愈结而尿愈见短涩矣。

李恩膏，小便短黄，药服五苓、四苓俱无效，又用理中汤兼五苓散亦无效。问其饮食如常，又无痞满、口渴、恶心等证，脉亦平和，惟面色惨淡，精神疲倦，间有呃逆。夫色淡神倦，阳虚无疑，呃逆间作，必是寒湿居下之所致。若寒湿在中，必食少恶心。今食饮如常，中无别证，是寒不在中而在下也。小便短黄者，乃命门之阳气不足，薰化欠力也。宜补阴中之阳，助其气化，非理中、五苓之所能也。与八味地黄汤，十余剂尿转清长，神色俱健，诸证皆愈。

尿 多

朱正规，病尿多，每日小解不计其数，又无他证可察，脉亦平和。惟精神疲倦，必是气虚。气虚是水之化源无力，必致尿少，何反多乎？此必命门阳气不足，不能使水化气上腾，只能化水趋下，故尿多。与理阴煎，重用附、桂，加蛇床、故纸峻补命门之阳。余谓：此方亦不敢云即效，五剂见效，方可多进，若然无效，另请别医。果服五剂减半，十剂全愈，精神亦健。

朱齐先，每日小解不计其数，其尿甚少，惟膀胱时刻作胀，胀则即解，解下便不胀，不久又胀，又要解。脉细数，神气不足，食下反饱。夫脉细数，本是阳虚。精神不足，亦属气虚。食下反饱，乃运化无力，此皆中焦之病，与下焦无涉。尿之不能多贮者，乃脾虚不能约束也。与耆、术、姜、附、山药、扁豆、苓、草温补脾胃，果服十余剂大效，三十剂而病全安。

朱作儒之妻，初胎五日始生下，胎下后尿无收留，点滴如泉。稳婆云烂了尿脬，众皆云然，不知此乃讹传之妄言也。尿脬即膀胱，其下窍出尿，即溺孔也。溺孔之启闭，皆命门元气之主持。若尿脬穿烂，尿必横流腹中，而成腹胀之病，何得仍由溺孔而出乎？盖生产至五日，本妇用力太过，又因稳婆妄用手探，误伤溺孔，以致气伤不能收摄，窍伤不能固闭也。治此宜补气兼宜固窍。用熟地八两取其静重直达下焦，附片六两、肉桂四两温补下焦真阳，韭子四两、故纸四两、益智四两以补阳固窍，再加五倍子四两炒黑，明矾四两烧枯，诃子四两去核，外加荜茇四两，焦姜四两炒黄，灰面糊丸，此皆温补下元固窍之药，外用黄耆、白术、焦姜、附子、炙草浓煎送下。此丸空心吞下，日服二次，半月全愈。此妇之尿时刻不息，故服此重剂。后治王秦川之妻亦初胎生产受伤，与此相符，但王妇之证略轻，稳坐时无尿出，站立行走方有尿流，若坐久仍上便桶小解，乃与前丸半料而安。后治黄姓之妇，较王妇之病更轻，惟用力时尿方流出，不用力则不流止，用补气助阳之药加韭子，二十余剂全安。

便　浊

便浊者，尿如米泔一般，此证惟小儿最多。其证有因于湿热者，有因于脾虚者，治法天壤，务宜细察。

湿热便浊者，其证必躁烦，或口渴，脉必豁大有力，小腹亦微作胀，上昼略轻，日晡阳伏于内而助热，小腹必胀甚。小解时或茎中作痛，即湿热证也。治宜清火利湿，或用六一散、导赤散、大分清饮，倘躁烦便结，宜八正散。

脾虚便浊者，脉必濡或平和，面色必淡白，饮食必减常，精神必倦或喜卧，小解茎中不痛。此脾虚运化之力衰也，即经所谓中气不足，溲便为之变也，宜参苓白术散、养中煎、归脾汤择而用之。

任五凤，四岁时尿如米泔，颜色如常，惟精神疲倦。此必脾土亏弱致精神倦怠而便浊，亦由脾亏之所致也。即经云中气不足，溲便为之变也。堂兄云：清浊不分，必是火热。余曰：此属便浊，非清浊不分也。若清浊不分之证，病在阑门，分别水谷之处。阑门之气顺则渗水入膀胱，导滓秽于大肠。若阑门失于平和，或寒或热皆致阑门气逆而渗导失常，致水谷并入于大肠而为泄泻，才是清浊不分之证。此便浊者，乃尿之变色，非滓秽相混者也。又曰：便浊岂无热乎？余曰：若是热证，必烦躁哭扰，形色必壮。此子形色如常，故难辨其寒热。精神倦怠一证，是脾虚无疑。脾虚，尿故变常也。与养中煎四剂，尿即清净如常。

周继邰之子，五岁时便尿如米泔月余，迎余诊治。形略瘦，脉数，燥①扰啼哭，夜间更甚，问曾服何药，答云：服四苓、五苓无效，然后又服健脾之药亦无效，而啼哭愈甚，岂病重药轻乎？余曰：躁扰啼哭，阳火之象。夜间更烦者，阳火伏内，内火得助而愈猖也。火甚灼阴致体瘦，热郁膀胱致尿浊，此即火煎水自浊之证。前服四苓颇可，内有白术亦助火之物。后之五苓及健脾之药，皆是添薪助火，无怪烦愈增体愈瘦也。即与知母、黄柏、木通、滑石、猪苓、甘草，七八剂而尿清神爽。第热侵久，形体瘦弱骤难复原，后投五阴煎二十余剂，体方肥健，诸证皆愈而大安。

淋　证

淋证者，小解茎中涩痛也。其证与便浊相似，但便浊病由膀胱溺孔而出，尿如米泔。淋证病由命门精孔而出，精自精，尿自尿也。然便浊有茎中痛者，淋证亦茎中涩痛，又从何辨？

---

①　燥：焦急；焦躁。

以淋证有封头涩痛之证，便浊无封头涩痛之证也。便浊尿如米泔，淋证出如油汁，以此辨之，则是浊是淋自判然矣。夫淋之为病，或起于色欲过度，精去阳亢者，或饮酒食热过度，热移精室者，皆令精不能静，被热迫而下溜也。治此只宜清火利窍，无他法也。虽古书有气、砂、血、膏、劳五淋之别，无非本于热也。然又有似淋而非淋者，或因脾虚不能统血而下为尿血，或因气虚不能固精而精亦溜下二证。若有中寒，则虚阳被迫而下，亦致茎中作痛。此非淋也，不但不可利，且不可清，然此有脾虚气虚之证可察。若治淋之药，必须清利，涩痛愈后精道已滑，即宜固涩以善其后，不然便成遗精之证矣。或谓：淋痛愈后遗精，岂非误用利药之所致乎？曰：是也，然治淋之痛，舍清利热无出路，清利乃必然之势。热去精滑治以固塞，亦必然之理也，此乃先后之权宜，非庸流混投之比也。但清利之剂，当知中病则止，间有不至遗精者。纵有遗者，愈之亦易也。若又不愈而变为阴虚者有之，变为脾虚肺虚者有之，有内热皆清而热结茎中者亦有之，此皆病之变也，治法当各权变，不可专守清利以延生他病也。

李见山，病淋证，涩痛苦楚，曾服草药无效，又服清火利水亦无效。其证躁扰烦渴，喜冷，脉大有力，脉证俱属火热，何清利而全无效乎？经云：寒之而热者，取之阴。若徒泻火而不补阴，则阴不能伏而火热亦不能除。宜补阴药内加以清火，方能取效，与一阴煎加黄柏。二剂病减，五六剂愈。是淋痛虽属火邪，然亦有宜补阴者。

邓正黄，病膏淋涩痛，服草药及清凉利水之药而膏止尿清，神气亦爽。但小解时茎中涩痛，全然不减。夫尿已清，膏已止，火必去矣。火既去，涩痛亦当全愈。而不愈者，何也？以淋证火热之去必由茎中，故茎中被热侵久而涩痛不止也，药宜直达茎中而解热郁，庶几有效。细思惟蚯蚓性凉达下，善解肾囊及茎中之毒。令取蚯蚓数条擂烂，用水酒烧滚，泡蚯蚓一时久，至黄昏时去滓，温服一碗，次早茎中之痛如失。

赵松和，病挟虚伤寒，药服温补愈后，小解茎中涩痛苦楚，如淋一般。彼前治伤寒经高姓之医，至此淋证之时，伊仍主八味地黄汤，附、桂并进，服二剂茎中痛愈甚。余曰：此前病伤寒乃中寒盛，逼阳飞走，药宜温中。今中寒已解，奈飞走之热日久，已变成郁热矣。故上有口燥，下有淋痛，是热毒为病，岂宜复服附、桂？彼云：果然，时时口渴喜茶，当服何药？余曰：必须寒凉。彼云：服大温大补方得病愈，岂不畏病反乎？余晓之曰：中寒已解，正气已健，决不致反。先哲有十补一清①之法，即此证也，敢教二剂即安。与知柏地黄汤，二剂口渴即止，茎中之病亦失，尿亦清长，神亦畅爽。

汪廷献，年逾七旬，忽病血淋，茎中涩痛。服大分清饮无效，命子求方，询其起病之源，彼云：往田中看禾，约走四五里路，归家即尿血淋痛。余曰：年逾七旬之人，正气未免不足，况平素又是观书静坐之体，忽然走路数里，便是劳倦伤脾，致脾不统血而直下，此尿血也，非淋证也。中气固虚，阳亦陷下，故茎中涩痛，是茎痛由于阳陷，尿血由于脾虚。治宜温中扶阳，中温则虚阳归原，脾健则血必不下。若大分清饮，药皆清利，乃治火热之淋最宜，若治此证反有害也。盖分利最能伤脾，清凉反损阳也。与黄耆、白术、茯苓、炙草、煨姜、红枣，以温中健脾，加阿胶以养血，五剂全愈。

---

① 十补一清：详见《景岳全书·卷十三性集·杂证谟》"温补法"条。

曾见多人淋证，愈后即成遗精，治法务宜固精，前后之治，相去天壤。盖淋痛之作，由火而涩，所以上必宜清，下必宜利，此必然之势也。如大分清饮、小分清饮、抽薪饮、八正散之类，皆必用之药也。然淋证非如便浊，系膀胱之郁热，乃热郁精室逼迫而出者，故热解后有精道不固之证。余治此等证候，皆用秘元煎及菟丝煎而愈。间有日久元气虚弱及气下陷者，于二方之内加黄耆、升麻合举元煎而愈者甚多。是皆淋之变幻，而诊治切不可执泥。

梦 遗

梦遗之病，有为害者，有不为害者，有火甚者，有气虚者，有可治者，有不可治者，有不必治者。盖精之藏蓄虽在乎肾，而精之主宰则在乎心。心有动，肾必应之，日之所思，夜必成梦，是梦遗之病，无不由心也。夫精去则气去，气去则命去，伤人根本，莫过于此，是遗精之病，为害最大也。何言有不为害者乎？如少壮旷夫①，间有梦遗，或一月一次，或二三月一次，此乃精室充满，满而必溢，由梦而泄，非病也，无害于人也，不必治之。盖精属水，乃阴中涵阳，精盈气盛，上通于心，故梦作而遗，遗后必间久，而不致伤，故曰无害。无害者，不必治之，只此一种耳，其余皆致殒命，最可畏也。

火盛而致梦遗者，亦惟壮年旷夫乃有之。与前证却大相悬，前证无欲念而梦遗，稀故不必治之。此证妄想无穷，由欲火上腾，或一夜一次，或一夜二三次，此因欲念之所致也。第精去

---

① 旷夫：成年而未娶妻的男子。典出《孟子·梁惠王下》："内无怨女，外无旷夫。"

既多，形神必倦而脉必浮大。治此等梦遗必须清火，火退则神清而妄梦可杜也，宜二阴煎或知柏地黄汤择而用之。

气虚脾虚而致梦遗者，必察其日之作为，方得其致病之源。第此等虚证，乃由本体先属不足者，或其日劳力，夜即梦遗，或其日走路，夜亦梦遗，或其日作文，夜则梦遗。盖脾主四肢，劳力走路，四肢受累，必内伤及脾。心为脾母，苦思作文，心神受累，心虚火不生土，亦亏及脾。脾土既伤，水无所制，故梦遗。治此皆宜补脾益气，宜寿脾煎重加黄耆，久服始可杜也，以上皆治虚证也。

有用寿脾煎而不验者，此乃少年多欲之人及清闲无事欲心难泯者，或外色经目，内着于心者，日之所思夜则成梦，非药之所能效也。

或问遗尿、遗精之故，曰：遗尿之证，惟小儿有之，大人若有是证，乃真阳亏败，去死不远之候也。夫小儿情窦未开，欲事不知，故脾虚气虚之小儿，恒多遗尿。治宜补脾温胃。若年长之人，情窦既开，欲念难泯，脾虚气虚之辈则神难守舍，妄梦即作，欲念难泯者，梦必交媾，交媾必致精窍开、尿窍闭，故梦遗精而无遗尿也。或又问：梦有千端，何他病无扰，独梦交媾摇精乎？曰：神气既虚，阴必盛阳，阴盛必作阴梦，同类相从也。如经云"上盛则梦飞，下盛则梦坠①"也。凡病此之人，家丰无虑者居多。盖逸则淫，故多是梦。若勤劳之辈则少是证，因诸事关心而无暇起淫念也，即间有之，亦必少年多欲者也，故是证虽属脾虚而亦由乎心之所致。凡临是证，必须令其心静，方望药剂有济。

① 上盛则梦飞下盛则梦坠：语出《素问·脉要精微论》。

卷三

一四一

聂连拔，梦遗，四五夜一次，或六七夜一次。服养气收涩之药而遗反甚，一夜一次，或一夜两次，色淡神疲，脉略洪大。其色淡神疲，似属气虚，故宜养气。第脉之洪大，必内有伏火，火乱神室致妄梦遗精。是神疲色淡者，因精之去，精去因于妄梦，妄梦因于火乱神室也。前服养气涩精皆是助火之物，致梦愈勤而精无夜宁。与二阴煎，一剂即减，五剂全安。第梦遗愈后，精神仍疲，此因精去之多而然，乃与小营煎，二十余剂而始健。或问曰：精去过多，何不用左归饮以补精？曰：精因火动之病，补精切防助火，若左归饮内有枣皮敛火，梦必复作。小营煎补精无敛火之物，又有白芍养阴泻火，其功实妙于左归饮。

彭时茂，梦遗，三五夜一次，由渐而甚。曾服清火之药无效，又服涩剂亦无效。脉亦平和，饮食如常，因病两月之久，精去过多，致精神疲倦而色沉晦。其人乃杂货店之主人，因精去神疲，全不理店事。据色晦神疲俱属精去气伤不足之证，前服清火大误，收涩之剂宜效。不效者，必是欲念常萌，所以不理店事。之后而梦遗愈勤，即喻之曰：尔之梦遗，实由心之妄念。日之所思，夜则成梦，思念不正，邪鬼从之，非药所能及也。先宜静心，药始有效。然闲坐心决难静，不如日则勤理店务，夜则细心誊账，使心有所羁，无暇外驰，如此方敢主方。病者虽属壮年，自觉精神大减，恪遵所训，药与秘元煎，兼进苓、术、菟丝而痊。

陈维翰，乃药店主人，年三十余岁，每行往人家，不拘远近，回来是夜即梦遗，或一连三五夜不止。自云劳倦伤脾，服寿脾、归脾、秘元煎俱无效。余曰：凡劳倦伤脾，必须走路数十里或十数里方为劳倦，尔行走三五里最近之地，何劳倦之有？

必是目睹外务，心中系恋，夜则成梦，非劳倦伤脾者可比也。此后纵有如花如玉之貌，宜存若姊若妹之心，则欲念不生妄梦可杜矣。若欲服药，病因欲火妄动，宜进知柏地黄汤，一二剂必效。此人果恪遵所训而愈。

遗　精

夫遗精之病，因于虚者十之九。有因脾虚不能制者，有因心虚不能约者，有因肾虚不能固者。肾虚者宜补下焦之阳，心脾虚者宜补上中二焦之气。若因于实者恒少，惟邪念常萌方有之。盖心为功曹①，功曹一动从者行之，欲火炽于心，精即溜于下。治宜清火，此不过百中之一二耳。

心虚不能约精者，其人必颜色惨淡，神倦气怯，或善忘善惊，或聪明减常，脉必濡细，治宜七福饮。倘虚之盛者，宜六味回阳饮，加枣仁、远志、鹿茸之类。

脾虚不能制精者，必饮食无味，食减肢倦，或食后反饱，脉浮无力，或大便溏滑，小便短黄等证。夫精者水也，脾胃土也，土亏则水无所制也。治宜温脾胃，如寿脾煎，或归脾饮去木香及秘元煎之类。然脾胃属土，惟火能生，并宜加附片补火生土，此要法也。

肾虚不能固精者，乃命门阳虚不能扃固②而然，其证与心虚脾虚相似，而实有不同也。盖心虚者，有善忘善惊之证。脾虚者，饮食无味及食减反饱等证。若命门阳虚者，察其上，思虑记忆如常，察其中，口味食饮不减，惟脉微细或寸关颇大，

① 功曹：汉代官职名，该职掌人事，参与郡县政务。
② 扃（jiōng）固：指紧闭封固。扃，从外面关门的闩、钩。

两尺细微。或日间尿少，夜间尿多，或膀胱不能多贮而小解频数，或小腹微胀，是皆下焦阳衰之候。治宜峻补阴中之阳，宜右归饮加故纸、五味、韭子之类。余治此证，每用巩堤丸减益智、茯苓，取效最速。间有不效者，乃精道滑也，则用玉关丸合巩堤丸，另用熟地、附片、志肉、鹿霜煎汤送下，此必效之方也。以上所论三证，余经治者惟脾虚最多，取效之药惟寿脾煎、秘元煎并宜，重加黄耆最妙。若遗久精道滑者，必须玉关丸才灵，但玉关丸内有枯矾，恐致犯呕，又必用理中汤加荜茇，煎汤送下玉关丸方妥。欲心常萌而遗精者，精去神倦，俱似虚证，脉乃豁大，口渴喜水，不拘冷热，始则梦遗，渐成自遗而劳瘵继之。治此之方，如劳瘵未成时，宜服滋阴降火汤或八仙长寿饮，暂服数剂，待火将退随进左归丸加牡蛎、五倍子。先宜以精去则命去之言告之，使彼有所畏而遏欲，或可望其庶几。然余经治数人，皆成劳病而没也。

朱墨林，年十余岁，病遗精。前医作淋证治，无效而遗更甚。夫淋证与遗精证隔天壤，治别星渊。而淋证有涩痛苦楚之候，治法宜利宜清。遗精乃无涩无痛，系精道不固之候，治法宜补宜固。墨林之病，毫无痛涩，精出不觉，明是命门不扃之遗精，岂宜复投清利乎？此必始而梦遗，年少不肯明言，至日久而精道始滑也。由渐而甚者，乃前医妄用利窍之药所致也。诊其脉平和，饮食不减，此心脾皆无病，惟面色沉晦，病属阳虚。夫色者气之华，色不明由气之虚，气之虚因精之去，是下焦阴中之阳虚也，法宜补肾固精，使肾强则精自固，精固则气必盛。与熟地、北味、枣皮、附片、故纸、韭子，五六剂减半，十余剂全安。

王景书，病遗精，上吐血下泻血，脉细微，面色沉晦。吐出泻出之血色皆是灰暗不红，乃气虚脾亏之候也。面色沉晦，是气虚不能华色也。血色反暗是阴中之阳亏，血中之气虚也。夫血乃食饮变化而成，又必由脾传达于脏腑四肢百骸。今脾虚不能传布，致血复流于胃，是脾不能统摄，所以上为吐血，下为泻血也。遗精者，一由脾虚不能堤，一由肾虚不能固也。然二脏之虚，皆是阳虚。经云阳密乃固，今精不固者，是下焦之阳虚也。下阳既衰，不能上蒸脾胃，是脾土之母虚也。与理中汤以补脾，兼理阴煎以补肾，再加黄耆、故纸，服二十余剂，上下之血皆止，惟遗精不能全愈，乃加牡蛎、菟丝、鹿霜诸涩精之药，不能全愈，每小解时略有精在尿后，而面色亦转明润，饮食亦强。脉亦平和而精尚有余滴者何也？意必精道久滑，又时值五六月间，乃阳浮于外之时，致命门不能紧封，必待天气收藏之时方能扃固。经云：养之和之，静以待时①。即此之谓也。仍进补脾补肾之药，日服一剂不缺。至十月时，果精固而痊。故凡临虚损之证，有待时方能全愈者，不可不慎察也。

李恩高，病遗精，饮食减少，食后反饱，四肢无力，神倦。夫精去气必衰，自然倦怠。法宜固精，精固气回，必神强体健。但此人有食后反饱一证，属于脾胃之虚，胃虚受纳减常，故食少。脾虚运化减常，故反饱。是精之遗亦属土虚不能防，气虚不能约也。与寿脾煎加菟丝、故纸，十余剂饮食俱健，精止神强而痊。第愈后每小便时，有封头之苦。此必命门元气未充，尚不能紧固，微有些须渗出溜结茎中，致有封头之恙。盖精出命门便是败精，此神未至而精自溜，迟滞不行，结塞茎中。故曰败精也。只宜温补肾阳，扃钥门户。与熟地、附片、韭子、

---

① 养之和之静以待时：语出《素问·五常政大论》。

枣皮、五倍子、肉桂、故纸，灰面炒黄糊丸，白汤送下，服七八日全安。

此病先由脾虚气虚，故用寿脾煎，后食强神健，乃脾胃已足，精宜全止，何有余渗？乃因遗精日久，致精道滑，故收功宜扃固精窍。若初治即用固下之药，则脾虚不堪熟地①之润，反致助湿困脾，土虚不堪枣皮之酸，反致敛湿克土。若临此等证候，当知先后之宜忌。

便　闭

大便闭结，古书名目虽多，然不外阴结、阳结尽之矣。阳结者，火邪有余，宜攻宜泻。阴结者，精气不足，宜补宜滋。然必大便作胀欲解而不得去，方谓之闭。若腹无胀满而不欲解便，非闭结也，切不可妄行通利。惟脾约证，虽饮食日进，而无腹胀腹大之形，此闭结之乖证也，宜用通利。其余病久虚弱之人，有旬日不解而腹无胀满者，此因食少，肠内所聚无多，又因脾虚运化不及，待脾气健运化充，则滓秽自下，决不可妄用硝、黄而损正气也。且正气虚弱之人，最宜后门紧闭，使正气不下泄，而补药易于见效也，此证之宜攻宜补俱详于下。

火邪闭结者，惟伤寒阳明实热者有之。其证必口渴喜冷，肌烦汗出，脉必洪实，声必响亮，或张目不眠，举动轻快者，此胃腑热盛也，宜大小承气、六一顺气汤择而用之。若平素无伤寒杂病，而忽然因火郁闭结者，亦必气强神壮，脉洪体轻及言语妄发者，方是阳结，轻则用大柴胡，重则以大承气主之。

阴结因于火衰者，由腹聚寒湿而阳衰不能化，致湿结而不

---

① 熟地：原作"热地"，据文义改。

行，如霜凝冰结之象。然其证必色淡神疲，或颜色沉晦，体重气怯，举动艰难，脉必无力或迟缓。治此宜助阳化湿，以附子理中汤加肉桂，或附桂理阴煎，但使内阳旺，阴凝自解，闭结自通矣。

阴结因于精亏者，此证或大汗大泄之后，或产后血出过多而便闭者。此因津液随汗随泄，随血而出，致肠胃津液衰少，不能流利至于闭结。治宜养血润燥，宜一阴煎减丹参，加苁蓉、天麻。或用济川煎减泽泻亦可。但此证有精虚者，有精气俱虚者，精虚之闭，以上所论是也。然精虚者气必旺，如天平然，此轻则彼重也。其证必口渴喜水，夜则安静，昼则微烦，但不似火邪之燥扰也。若精气俱虚者，乃气随汗血而出也，其证不渴不烦，昼夜一般，治此宜右归饮、附桂理阴煎加牛膝、苁蓉，精盈气盛自能传达矣。

脾约证乃脾家有火伏于郁内，约束糟粕而不达下。其证口不渴，体不烦，腹不胀，脉平和，如好人一般，饮食每日三食而肚腹不见胀大，此乖舛①证也。乃脾中伏火能约数日之食为弹丸，真奇异也。治宜硝、黄泻火，槟、枳降气，当归、杏仁润肠，二三剂即通，或用礞石丸更妙。

朱疏九，病二便俱闭六七日，面色惨淡，腹胀痛，水药下咽少刻尽行呕出，腹胀不行不响，脉四至，豁大无力。夫脉豁大者，湿也。无力者，阳气不足也。况病人乃素嗜酒者，酒性热，酒质寒，必是酒性已散，酒质凝滞，性去质凝，显然寒湿结聚而闭也。腹胀痛而不行不响者，正是阴寒凝聚，阳气不能行动也。查前药系理中汤加附片、荜茇，温中攻寒，驱湿排结，

---

①　乖舛：反常。

宜必取效，下咽复呕出者何也？沉思良久，乃得其情。盖酒湿久侵于腹，如盗贼稳踞巢穴，欲攻此邪如擒①寇，然前药皆攻邪之兵，奈寇巢坚固，我兵不能入巢，故药下咽之后尽呕。此非胃不纳药，乃我兵不能入巢擒贼，反被贼击，我兵而退也。然当何法治之？必须用贼为引导，方能入贼之巢，乃令仍备原药一剂，浓煎温服，药下咽随吃堆花酒两盏便不呕，少腹中即响，痛即减。又服一剂，上午服药，日晡小便通，黄昏大便亦通，如此数剂全安。

彭廷晖，素嗜酒，忽病二便闭结，九日未通。前医有用大黄者，有用升提者，有用济川煎者，有用赤金豆者，通闭之法亦尽之矣。迎余至，病人已闭十日，面色沉晦，脉三至豁大，少腹连腰胀痛。余意前医之药，惟济川煎最妥。不效者，必是病重药轻，猛进一剂必通。巳时进药，至申时已服二剂，毫无寸功。余即辞，病者笃信不肯更医，潜思半夜，方得其病本，知济川煎大误矣。面色沉晦，乃阳气不能华色也。少腹连腰胀痛，寒湿注聚于下焦也。脉豁大者，湿也。迟者，阳气不足也。治宜补阴中之阳，逐下焦之湿。况少腹乃肝经所理，此乃肝肾之阳衰，不能化湿而阴结也。与暖肝煎减乌药、沉香，加附片以补下焦之阳，又加白术、猪苓、泽泻，合五苓以逐湿。四更时服药痛渐减，天明小便通，色如浓茶，痛胀皆愈，午时大便亦通而痊。

凡经治嗜酒人之闭结，皆是寒湿凝滞，悉用温热开通。业医四十余载，从未见有热结者。观《景岳全书》验案，云治愈火酒之闭，用大黄四两、芒硝三钱始通。是酒闭亦有热结者，

---

① 擒：原作"摛"，据文义改。

惜其未指明形色脉证。然必有火热之色，火热之证，滑实之脉。意此人必是阳旺火体，所以酒质易化酒性，助火而成阳结也。后之临证者，必须详察形证色脉，不可必其为寒，亦不可必其为热也。余所临诊多人颜色非沉晦即惨淡，脉或三至四至，皆豁大无力，间有脉之体象如常而不豁大者，亦必无力，又其胀满得热熨稍减，所以确知为寒结也。

曾治数人挟虚伤寒，有阳虚中寒，用耆、术、姜、草、附、桂而愈者，有阴阳两虚，用六味回阳及理阴煎而愈者，将愈之时有大便闭结五六天及旬余日者，皆请用通利之药。余曰不可。盖元气虚弱之人正宜后门紧闭，使元气不下泄，方易恢复，若用通利，使大便作泻，元气必从泻陷而愈虚矣，岂不闻五夺①泻为先乎？况病者虽未更衣而腹无胀急欲解之象，且值病时饮食减少，腹中所贮亦少，此最忌通利。只与上列之为是，有旬日方通者，有半月之后始通者，此虽似闭，而实非闭也。若大便胀急欲解不能，此因病久，广肠津涸而不得出，法当润燥，宜于补药内加苁蓉、火麻、淮膝，二三剂必通。若元气已健，神已壮，脉有力而胀急者，方宜用十补一清之法，亦有治案备录于下。

任贵祯，病挟虚伤寒。中焦寒湿最盛，病时外证恶寒发热，内证恶心泄泻。因寒盛于中，迫阳飞走，上则口渴舌干，下则尿黄孔热，药用理中回阳。病愈后大便闭结胀急，欲解而不能。察其饮食强健，神气亦壮，颜色光彩，脉平和有神，而大便闭结者何也？因思口舌与胃脘切近，热药入胃，阳气即返，而渴

---

① 五夺：见《灵枢·五禁》："形肉已夺，是一夺也；大夺血之后，是二夺也；大汗出之后，是三夺也；大泄之后，是四夺也；新产及大血之后，是五夺也。此皆不可泻。"

止舌润。若广肠与胃甚远，胃脘虽得温药，难返走下之阳，是被迫走下之阳郁久而成热矣，故今闭结胀急而不能解。但此时气已壮，神已健，凉药可以无碍，宜用十补一清之法。乃与当归、枳壳、淮膝、大黄、酒炒火麻仁，每味三钱，浓煎。辰时服药，申时便通，腹畅神爽而全安。

周姓，携病儿求诊，年约十五六岁，大便闭结两旬。问彼饮食何如，彼云：一日三食，每食两碗，不惟大便不胀，即腹中全然不胀，不知食藏何处？其形色神气如无病一般，脉五至有神。余曰：此脾约证也。因脾脏热盛，约束数日饮食为弹丸之小，故腹内不胀，腹外无形。治宜大承气，泻脾家之热，热解则便自通。彼云：曾服硝黄数剂，毫不见通，特恳更方。余曰：莫非病重药轻，硝黄每剂曾用几多？彼云：大黄一两，芒硝四五钱。是药亦不轻，而不通者何也？必是脾火灼干津液，虽硝黄有沉降之性，奈广肠干涩而不能行，宜滋津润燥，肠润则硝黄之功必成，如顺水行舟也。与济川煎减泽泻、升麻，加火麻、郁李仁，令彼服三剂必通，后闻服二剂即通，便粪半桶。脾约之证，本宜硝黄，然间有不应验者，乃津液枯涸之候也。

凡脾约证，古书云有闭数日者，自余见闻有闭两旬及月余者，其人快活如常，饮食亦如常，此真奇事。治法总宜泻火，惟大承气加火麻、淮膝、李仁，一二剂不开，即将此药为末，炼蜜糊丸，白水送下一二两，决无不通之理。

呕 吐

呕吐之证，有寒有热，有实有虚，务宜对证施药，不可混投。盖寒者宜温，热者宜凉，实者宜攻，虚者宜补也。夫呕吐必由胃气先伤，治呕吐之药须顾胃气。察其因何物所伤，去其所因而呕吐必止，又当察其胃气能胜药否，倘不能胜，必精拣气味与胃相宜者方可，不可概视砂仁、白蔻、丁香、厚朴、藿梗为止呕之要药，误则必反为害也。

胃寒作呕者，或饮凉茶冷水，或食生冷瓜果而致。其证唇淡面青，口不渴，脉细濡。若茶水之伤，乃寒食在胃，治宜温中逐湿，暖胃汤为最。若素禀中气弱者，不堪苍术、羌活、吴萸、朴、陈之劣物，宜养中煎、理中汤、五苓散方为切当。若瓜果凉物所伤，当察其有积无积，如积在胃中，胸必胀而拒按，必须推滞，滞去而呕必止，宜茯神散、大和中饮、香砂六君子汤。如胸不胀满，此滞已去，胃被寒伤而呕也，只宜温中，附子理中汤及养中煎为妥，而逐湿推滞之药皆非所宜也。

胃中火盛食入即呕者，必色壮脉数，体烦身轻，口渴喜茶。先贤云：呕吐作烦渴，此是胃中热，脉数形气壮，清火药堪啜。治此宜白虎汤、竹叶石膏汤、玉泉散、玉女煎及太清饮。甚者必须抽薪饮加石膏，若香燥之药，毫不可投。

食滞于中而呕者，虽与瓜果所伤同，其实同中有异。瓜果所伤因生冷贼阳，饭食所伤因过饱停滞。治瓜果之积，必须温热攻坚。治饭食之停只宜消导，不必峻猛。其证必胀满坚痛，或呕吐馊酸，治宜大小和中饮及和胃饮。

气滞而作呕者，或因怒后气逆，或因郁结气满，其证胸膈胀痛连于胁肋，治此宜排气廓清饮、藿香正气散。

邪郁少阳而呕者，此为伤寒有之，其证必有往来寒热、胁肋疼痛、呕兼口苦，治宜小柴胡汤。以上皆呕之实证。

胃虚作呕，乃土衰火虚也。其人必素常脾胃不足，色必淡，神必倦，胸膈无胀满疼痛而作呕者，乃胃虚也。胃虚即土虚，因火衰不能生土也。然有食下半日而呕者，此胃中之阳虚也，其病重名曰反胃。若朝食暮吐，或暮食朝吐，此乃食至幽门，丙火不能传化，其病更重，取效尤难也。此证施治之法，其在上中焦虚者，宜理中、养中、温胃饮、圣术煎之类。虚甚必须重加附片，若虚在下焦，必须附桂理阴煎方效。虚甚者必加人参方能济事。然病若至此，虚损至极，药宜多服久服，若欲速效，孟浪施治，尤虑反复之害。

朱桂五之孙，呕吐，烦渴引饮，躁扰不宁，脉数。夫脉数有力是火证，然食滞中焦者脉亦数，是脉不能辨其属火属食。口渴是火灼于中，然寒湿居中亦渴，食停中脘亦渴，是渴不能决其属火属食。以躁扰不宁兼而辨之，的是火证。若食滞中焦及寒湿居中，皆是阳气被伤。阳虚必然倦怠嗜卧，何致躁扰？躁扰即身轻也，身轻便是阳证，乃胃火上冲而作呕也。即经云诸逆上冲，皆属于火也。由是察之，烦渴因于胃热，脉数亦属火盛。即与石膏、石斛、麦冬、枳壳、木通、甘草，一剂呕止渴减，二剂大安。

李代贵之子，呕吐，脉数，口渴，胃口胀满，嗳气，神气倦怠。夫嗳气必因食停，食停以致胃胀，病属食滞无凝，食塞中焦，中焦津液不能上腾故渴。寒居胃中，与心最近，心主脉，寒湿侵犯，故脉数。与大和中饮，一剂觉胃口略松，渴呕均略减，服至五六剂方安。后询此病因吃冷米糍饭而起，又以姜醋咽之。盖糯米饭性最粘滞，又兼姜醋敛之，所以服至五六剂而始平。以上二证俱脉数口渴，前证是火，后证是寒凝食滞。若以厚朴、砂仁治前证，必增胃热，非但呕不能止，必致灼尽津液。若以麦冬、石膏治后证，必增寒湿，非但呕不能止，必致凝滞愈固，岂有不误人者乎？前证有躁扰身轻之辨，后证有胃胀嗳气倦怠之辨，阴阳确有的凭，辨察必须留心。

任光耀，病呕吐，凡饮食下咽，少刻即吐，脉五至略濡，身体困倦。曾服平胃散，下咽即呕，又服丁香、砂仁，而呕更甚，神愈困。夫饮食下咽，少刻方吐是无火也。脉濡身倦者，是胃中阳气虚也。阳气虚者，最畏芳烈之气，苍、朴、丁、砂俱性香气烈，愈损正气，无怪乎吐愈甚，神愈困也。俱宜温补阳气，阳回则呕必自止。与耆、术、姜、附、炙草、荜茇之类，只用此辛甘之味与胃气相宜者，渐服渐减，十余剂全安。

曾治一中寒胃气虚弱之呕，用理中汤不能受，加附片、肉桂亦不能受。余思肉桂气香，恐不相合。减肉桂，单用附子理中汤，亦不能受。复思白术、干姜皆有香气，闻气则呕，终不能止。乃用荜茇、砂头五钱，炙草一钱，辛多甘少，恰与胃气相宜，浓煎温服，每服一盏而呕止。自后见此等胃虚呕吐，每以此为验方，曾愈数十人，间有用炙草一钱五分，仍呕者何也？甘主缓而上行故也。凡临此证，纵使药品相宜，亦必分两恰当，方云尽善。

曾治胃气本健而纵食，停滞而呕者，皆用平胃散、和胃饮而愈。寒客中焦而滞逆作呕者，皆用丁香、砂仁为末服之而愈。此皆正气本强，香烈又所当必用。若生冷之物凝滞胃口，胀痛而呕者，正宜香窜极烈之品而攻逐之，庶乎病根可拔，此等证候甚多，诊察不难，取效亦易。

朱仲林，呕吐，伊父业医，服药二日不惟呕不止，反致呕血。着人迎余，因有事羁，不暇往诊。谅此呕证，必是气逆。又谅伊父之药必是理中温胃砂仁、丁香、白蔻、香燥之物。香燥下咽，反使胃气有升无降，故呕不能止而血亦随气逆溢，必是此理。乃与镇阴煎，用附桂入于静重之熟地中，藉牛膝带桂附，引上升之气反趋下焦，呕吐必止。令归家备药，浓煎温服，初次吃一盏，二次吃一钟，三次吃一茶碗，自必血止呕宁。工人持方归，家遵服一剂，果呕止而安。夫病之变幻无常，药之治法难拘，即此镇阴煎本非止呕之药，亦在临时善用而已。

朱作儒之妻，产后呕不止，药进理中、香附之类，亦不能止，来家问方。余闻妇人产后胞衣不下，令本妇将自己头发塞入口内，扫喉作呕，使胞衣自下。此妇之呕必因用发扫喉而致，呕久致腹中之气上腾而不能遏，故呕不止。即与熟地八钱，淮膝四钱，用此静重之物导气下降。然恐地黄性滞，欲用砂仁拌制，又恐砂仁气香，腹中之气得香必上冲。若不用砂仁，又畏地黄泥膈而不直下，乃令用纹银一锭同煎，亦作三次服，果覆碗建功。

恶　心

恶心者，胸中泛泛不宁，名曰恶心。实胃脘之病，乃寒湿之邪停于胃中，治宜温中逐湿。此证属虚寒者十之九，属火热者间或有之耳。倘吃异物闻异气而恶心者，必去其滞秽，宜平胃散，藉苍术、厚朴辟除邪秽，其他寒热虚实俱与呕吐同治。古书云：心中常兀兀①，欲呕不呕，欲吐不吐，此名恶心。非心病，乃寒热痰湿停于胃口，治法须与呕吐同，应变随机不可胶柱。

嗳　气

嗳气者，证有虚实，治别补消。凡人饮食过饱多有此证，因胃脘填满，难于速化，以致嗳气。经云：伤于食者宜损之。

----

① 兀兀：不稳定。

又云：停食，不食即愈。倘吞酸腐，乃食滞也，宜消之，如平胃散、大小和中饮，此治胃食过饱者。倘脾胃素弱之辈，无过饱之咎而常嗳者，此运化无力，乃虚证也，大忌消耗，消耗则脾胃愈伤，而胀满反胃之病即至矣。治宜补火燥土，如理中汤、养中煎、寿脾煎、温胃饮之类。若嗳之甚者，宜于补药加砂仁、川椒、澄茄暂以行之。此二证之治案载于食滞虚损呕吐门。

胁　痛

胁痛之病，本属肝胆二经，以二经之脉，皆循胁肋故也。然心肺脾胃肾与膀胱亦皆有胁痛之证，此非诸经皆有此病，因各经患病而延及胁肋也。病既延至胁肋则无非肝胆之病耳。治本经之病，单宜直取本经传自他经者，必求其所病之本。第以余察之，则胁肋之病有七：一曰外邪，二曰气滞，三曰瘀血，四曰痰凝，五曰血虚，六曰气虚，七曰窠囊之痰。虽曰心肺脾胃肾与膀胱皆有胁痛之证，总不能越此七证也。

外邪胁痛，凡伤寒、伤风、疟疾，皆外感之邪也。郁及少阳，必痛胁肋。其证往来寒热，或口苦耳聋，或呕而咽干。宜散外邪，如小柴胡汤、败毒散、二柴胡饮择而用之。

气滞胁痛者，或因怒气而填胸胀胁，或因郁结而气滞胁肋，或因食滞而生痰胀肋，皆令胁痛。但外无寒热往来，内无口苦耳聋，与外感不同耳。因怒气者，惟觉胸满气粗，按之愈痛，宜排气饮、解肝煎。因郁结者，不喜按亦不拒按，但觉焦恼，治宜解郁。惟逍遥散加香附、木香，但此二证必须从问而得之。至于饮食停滞而致胁肋疼痛者，必有胸胀恶食及吞酸嗳腐等证，宜大和中饮兼二陈汤主之。

瘀血滞于肋下而痛者，必因跌仆，或因恼怒，致血凝于胁肋部位，疼痛难禁。其痛处或如钱大，或有蛋大，坚硬不移，手不可按，乃血积也。治之宜速，缓则必成痈疽矣。宜用柴胡、归尾、青皮、郁金、山漆、甘草治之。山漆必须川产，形似人参者，皮黄肉黑。俗云：铜皮铁骨者，方能破胁下之瘀血。若别处之山漆，决不济事。倘已成疮，皮外必微肿，肿处之边可按，正肿微高之处不可按，按之痛楚，乃已成疮也。治宜耆、术、归、草、银花、白芷补气灌脓而外肿渐消，内痛亦渐愈。痰凝肋下而痛者，必有咳嗽吐痰之据。凡痰凝肋下，惟北芥子可除之，宜二陈汤加芥子。倘久嗽脾胃虚寒者，宜姜附六君子加芥子，此应验之方。

血虚气虚而胁痛者皆喜按。但血虚者脉必大，或躁烦，或喜茶汤，色必红活，纵不红活必不惨淡，治宜补血。惟小营煎、左归饮主之。气虚者脉必微，纵不微亦必濡软，颜色必惨淡或沉晦，食饮必减，常不喜茶饮。兼寒者必须加附片、姜、枣。第余所经治，惟气虚者最多。

窠囊之痰凝于肋下而痛者，必曾有吐痰咳血证。痰与瘀血结成窠囊，凝于肋下者亦拒按，或一边不能睡，但觉痰从一边来者即是。惟苍术能开窠囊之痰，宜六安煎加苍术。病久脾虚者，宜六君子加苍术，或养中煎加苍术、北芥子最善。

赵松和，病伤寒，发汗后表证悉愈而肋下痛甚。痛在左乳侧边，以手按之痛处只有蛋大，痛不可忍，按之痛甚，与小柴胡数剂无效。细思若是少阳胁痛必痛连胸胁，寒热往来，此证既无寒热，胸胁又无恙，其痛处又小，必是瘀血凝滞。乃用柴胡、青皮、姜黄、山漆、炙草，二剂略减，三剂全愈。试思此证得于伤寒，无不作传经之邪，而与柴胡汤，余始亦误治，故无效。细思方得其本，自后屡见此证，皆用此方而愈。

王祖淮，胃口痛连右肋，拒按，颜色淡，脉平和。夫胃口痛而拒按，必食滞无疑。色淡乃阳气不足，必是寒滞中焦饮食，凝痰横侵肋下。与治中汤加山楂、麦芽，并服神香散，胃口痛愈而右肋之痛不愈。按之如蛋大，此必瘀血停于肋下，必须破瘀。因缺山漆，乃与推气散，系姜黄、肉桂、枳壳、法夏、炙草、丹皮、丹参。服二日，痛不减，肋外肌肉微肿，肿傍可按，肿处拒按。余曰：瘀血已成疮痈，必须排脓外托。用黄耆、白术、当归、肉桂、附片、白芷、炙草、生姜、大枣补脾益气，气充自能催脓收功。服二日，痛略减，如是日进二剂，十余日内痛止，外痛消而愈。此证初起时，因少山漆，苟有此味，谅不致成疮。此病用补药外托之时，适有同事在场，问曰：此疮在脏腑之外，腔子之内。纵使脓成，毫无出路，从何而消乎？余曰：此证实系初睹，若问出路，果是全无。曾见邻家喂一猪，五六月间，其猪间或哼叫，不吃潲①。或哼一二日，或哼三五日，如此者月余方不哼叫。不知猪属何病，后至年底宰之，内脏之肝烂去半页，肝已结痂。想前哼叫时，必是肝痈作痛，后脓成痂结，方不哼叫也。观内脏空处又无脓血之迹，此猪之肝痈脓从何处散乎？必是元气充足，脓由血液中渗入膀胱而出也。是元气之神化，非意思所能测也，想猪脏之肝脓可消，人身脏外腔内之脓，自必能潜消也。

欧阳学孝，肋痛连胃口。其人素性嗜酒，病属酒湿贼阳。前医之药皆扶阳除湿，系桂、附、术、姜、白蔻、丁香之类，无效。余察其痛处喜按，形色沉晦，语言低微，脉细数无神，

---

① 潲（shào 邵）：泔水。

食碎米粥每次只一盏，尪羸至极。据形色脉候皆是阳虚，前医之药宜乎取效，而不效者何也？总是正气大伤，只宜培补，不堪消耗。前药虽属助阳，而丁香、白蔻实系破气，气既不足，岂堪复破乎？虽有术附，而攻补兼施，何异自掣其肘也。余与蜜①耆、漂术、附片、炙草、当归、云苓，略加肉桂以利其气，更加姜枣以和其中。一剂病减，四五剂痛全愈，二十余剂形体俱健矣，此属正气大虚，则不可全然治邪也。

吉齐于之妻，妊娠已有五六月，忽病左胁痛甚，紧按略减，面色惨淡，脉六至且大。其色淡是阳虚，喜按亦属气虚。与六气煎三剂，无效。细思病属阳虚无疑，补阳何致无功？复思脉数固属阳虚，阳虚不致脉大，脉大者阴亦虚也。然火甚者脉亦洪大，若是火证，必口渴躁烦，痛而拒按。此证口不渴，又喜按，非火证也。喜按者本属阳虚，脉大必是阴虚，此乃阴阳俱虚之证，治宜阴阳并补。与六气煎合小营煎，外加附片，服一剂病略见减，三剂而大安。

聂二喜，胁肋痛苦，前医用破气行滞发表俱不效。痛甚拒按，自乳下起至章门穴皆拒按，惟章门穴痛甚。夫章门穴虽近胁肋，实属胃腑化食经过之地，证既拒按，积滞显然，何前医用行滞而无效乎？即询本月曾过食何物，彼云：十日前，曾食过斋面足饱，但已经十余日矣。余思面性多滞，必属面滞无疑，欲杀面毒无如莱菔子。复思景岳有大蒜杀面之案，是莱菔子必不能如大蒜之速，乃令嚼大蒜子，用顶上烧酒送下，两胁痛如拈去矣。盖大蒜味辛气烈，又兼烧酒之性速，所以逐滞极捷而取效在于顷刻也。

---

① 蜜：原作"密"，据文义改。

罗书政，咳嗽吐痰，间吐血一二口。前医用地黄汤加五味，服数剂咳嗽愈，添出胁痛。察其面色沉晦，脉数，胁肋胀痛，拒按。其痛之一边不能著席。前医在坐，云用地黄汤之妙，止嗽之奇。余谓：面色沉晦，乃是阳虚，阳虚岂能补阴？前之咳嗽必是寒痰凝滞，而致气逆咳逆不已，血随气溢而上为吐血。治宜温中开痰而嗽自愈，不宜进地黄以助湿，更不宜用枣仁、五味以收敛。痰得湿助而更盛，得酸敛而愈结。是胁痛者，乃因痰凝气滞所致也，是误服地黄、五味助湿敛痰之过也。此时用药必要翻出咳嗽，吐出顽痰，方能愈此胁痛。若不咳嗽，必致闭塞脏气，终成不治之证也。前医默默，无言以答。余即与二陈汤加芥子、厚朴、砂仁，服二剂，咳嗽仍作，吐出顽痰约有两碗，胁痛即减大半。再服二剂，胁痛全愈，然后与以温中健脾之药十余剂，嗽止神健而大安。

鲁喜春，病咳嗽吐痰，自觉痰从一边来，左胁胀痛拒按，右边不能卧，口不渴，气急，脉滑。本属寒痰凝滞。前医投姜附、六子加北芥子数十剂无效，又曾吐血，余想痰胀肋下北芥宜效，不效者何也？必是痰并瘀血结成窠囊，所以痰从一边来。乃用前医原方加苍术三钱，服五剂，胁痛即愈，服至十剂而左边卧亦安然。

心腹痛

心腹痛证，当辨寒热虚实及有形无形。有形者痛有常处，痛必坚鞕①不移。无形者痛无定所，而或聚或散。喜按者属虚属寒。拒按者属实属热。然寒热虚实之痛，皆由气滞，滞则为

① 鞕：原作"鞭"，据文义改。

痛，欲止痛必须解滞，欲解滞必须辨明寒凝、热郁、食积、虫积、血积、痰滞，确得其本，治方无误。若不辨明而妄以热药施于火痛，凉药施于寒疼，必至杀人于反掌。至谓心痛者，乃胃口痛，非真心痛也。若病真心痛者，必手足冷至节，爪甲青，且发夕死无疑，此乃不治之证也。除此之外，皆胃①口之病也。

寒凝者，或因受寒饮冷，或外感痧气，皆令心腹疾痛。其证或恶心懊恼而色青白，或口流清②涎，或身体畏寒。若寒痛无积者亦喜按，宜理中汤加肉桂、荜茇以解寒，兼苓、泻以逐湿。若寒与食并滞者则拒按，察其积在胃脘，惟探吐为上策，若积滞已下入腹者，宜用药攻之，如平胃散、和胃饮及丁香、白蔻、附片、川椒之类以推之。

热郁者，或因过食辛热，或因常怀郁闷，或因外邪闭塞，皆致热滞腹痛。其证必色壮，口渴，喜冷畏热，声音响喨。痛而拒按，乃火痛也。然食积、血积皆拒按，又何以知其属火也？不知食积、血积之拒按者，按积垒之处则痛，按四傍则不痛。若火痛之证，火在上者，按胃口则痛及胁肋。火在下者，按少腹则痛及胸口、章门等处。在上用太清饮、白虎汤，在下用大分清饮、六一散。若大便闭者，必须抽薪饮加大黄以通之。

食滞之痛，在上者胃口必痛而胀，或嗳腐吞酸。在中在下亦必拒按，恶食，得食痛甚。治宜消导，上者仍宜吐出则效速，药宜大小和中饮、平胃散之类。甚者必须神香散及芽皂等猛峻行气之药。在下者，惟小腹下右边乃大肠传广肠之所，必胀痛拒按，此惟神香散为最。然脾胃强壮之人停食者必少，易于停

① 胃：原作"谓"，据文义改。
② 清：原作"青"，据文义改。

滞者惟中气不足者最多，宜治中汤固本消导，实为妥当之方。

虫积痛者，腹中必成团，其痛忽上忽下，忽左忽右，口中流涎或不流涎而口渴，面白唇赤，且止痛即能饮食。但虫积之生，或由寒湿，或由湿热。由寒湿者，有流涎面白之证。由湿热者，有躁烦不宁之证，面不白，口无涎。治寒湿者宜椒梅汤、吴茱理中汤、扫虫煎、温脏丸之类。治湿热者，宜四苓散加雷丸、使君子之类。然余业医四十余载，自临证以来，凡患虫积者，皆属脾胃不足，由于寒湿者悉用温热之药治之，若湿热生虫者，理或有之，余实未得见也。

血积痛者，其痛多在小腹，然惟妇人多有之，男子却少也。盖妇人有经行不尽而留蓄者，有产后瘀血不尽而结聚成团者。夫血之留瘀，皆由气虚不能逐也。所以凡病此者，每见色淡、神倦、食少，惟小腹痛而拒按，或日间颇轻，日晡痛甚，治宜通瘀煎或决津煎及山棱、元胡、莪术、灵脂、赤芍之类。倘上午不痛，至申酉戌阳气伏藏之时大痛，心烦口渴，体躁脉大者，此血因热瘀也，宜知柏四物汤、化阴煎之类，加红花、苏木、益母草、蔗糖之类择而用之。若正气不足而病此者，虽通瘀煎亦不能逐，乃宜大补元气，助正逐邪，宜六味回阳饮、附桂理阴煎、六气煎之类择用。尚有妇人心头如刀嘴剟杀而痛，此因血崩或因小产去血过多之故，宜十全大补汤。

痰滞作痛者，其痛多在胃脘，由饮食寒凉所致。饮食之滞已去，其汁化痰凝于胃中，遏困阳气而作痛。外证色淡或沉晦，胸中喜按，胃中发烧，乃胃中之阳被寒痰困滞，不能流通而发烧也。宜开发寒痰，痰解而气自畅，烧热自解，痛自止矣，宜姜附六君子汤加荜茇，其功最捷。余治此证有单用胡椒汤而愈者，有用荜茇、炙草煎汤服之而愈者甚多。

虚寒痛者，无食积、虫积及痰涎、躁烦等证，其痛绵绵不已，或疾或徐，色必惨淡，身倦言微，其痛喜重揉按，不可停手，停手则痛甚。此无形之痛也，乃阳气大虚，不能充运肠胃也。痛在中上者，宜附子理中汤加黄耆。痛在下者，宜附桂理阴煎加吴萸或暖肝煎以主之。

吉六三，病胃口痛，胸中发烧，按之痛减，面色沉晦，脉五至濡软。余曰：此痛乃中焦阳虚，寒痰凝滞胃口而然，治宜温中开痰。彼云：胃口发烧，明是火甚，岂宜温热助火乎？余曰：面色晦暗，乃属阳虚。痛而喜按，亦属气虚。胃口发烧者，乃虚阳被寒凝滞，阳欲流畅而不能，故郁滞而为热。得温热之药攻散寒滞，阳气方能流畅，而发热必解，痛必自愈。如闪电之火被浓云闭塞，但得云开日出而电火自失矣。伊犹将信将疑，乃令吃胡椒汤以试之，始吞一口便觉胃中颇凉静。伊方大胆服之，连吃两茶碗，热解痛止而安。

邓极升之妻，中饭后胃口胀痛，按之痛甚，面色惨淡，脉数。据面色是寒证，脉数属食滞。胃中胀痛拒按，病属有形，况得于中饭后，定是食物停滞，滞在胃脘，惟吐出为善。令嚼大蒜数枚，白汤送下，随以手按舌，探喉而取吐，吐出肉食顽痰约有两碗之多而痛止全安。

易妇，胃口痛，拒按。伊夫业医，用消导无效。察其痛在胃口，痛而且胀，似属食积，用手按之则两乳下胁肋俱痛，不按只痛胃口，脉五至洪大。余曰：此火痛也。伊夫曰：既是胃中火盛，何不口渴？余曰：若是积，不按痛在胸口，按之痛亦在胸口，积属有形之物，决不延及别处。此痛按之痛及胁肋，即属火证，脉洪大，亦属火郁，口不渴者，乃火伏于中，伏则不炎，故不渴。与抽薪饮重加石膏，一剂略减，三剂全安。

朱妇胡氏，早晨陡病心痛，一痛昏愦倒地，转刻复苏，两目即无光，而心痛难抵。始请易医，用凉药不效，妇兄更黄医，用热药亦无效，至夕已死，死后两医各逞臆说，黄咎易不该用凉药，易咎黄不该用热药，各饰其短。妇兄质究于余，余曰：令妹之病，乃邪侵心脏，是真心痛，无药可治之证也。何以见之？一痛即死者，心神伤矣，心主血，目得血而能视，两目无光者，心血败矣。心为人身之灵脏，灵脏既败，岂能生乎？况心在隔膜之上，胞络之下，药不能及者，何生之有？妇兄曰：果灵气已伤，昏愦何能复苏乎？答曰：心脏陡被邪侵，故疾痛而死，其神虽伤而神尚未绝也，故转刻复苏。先哲有云，分阳未尽则不死是也。第邪既侵入，神必渐绝，势所必至也。故延一日之久则邪毒遍入膻中，乃致君火败，分阳尽绝而死也。二医不知病源，故彼此相咎。前医之寒凉伤神，后医之燥热伤血，皆不知自有过也。然邪侵心中，虽乞卢扁神医亦无可措手，兄不必怀恨于二医。彼乃点头称善。

朱申之之妻汪氏，心痛甚疾，按之略减，口渴喜热茶，脉五至必和。此痛是中寒，诊察不难，即与理中汤加荜茇，一剂略减，二剂即安。愈后精神疲倦，头晕，令戒肉食，饭亦不可尽饱，恐脾虚难化，其痛复作，药进温中补脾。越二日，伊宰鸡，咽早饭茶食后，胃口大痛致死而复苏者数次，因余他往伊家，自用峻补不效，复请余至。察其胃口胀痛，按之痛甚。余曰：曾嘱饭亦不可尽饱，岂堪食鸡肉乎？是头晕神倦者，乃中气不足。中气既不足，食多尚难克化，鸡肉较饭更难克化，必致停滞而痛复作矣，此食复之证也，治宜消导，不宜峻补。与大和中饮，五六剂始平安，愈后仍进温中补脾之药，调理半月而大健。

或问曰：胡氏心痛死而后苏，便云神气败绝，无法可治。汪氏心痛亦至死而复苏数次，又安得而痊？余曰：胡氏之病乃真心痛也，汪氏之病，是胃脘痛也。凡痛极至死而复苏者，诸痛皆然，不特心胃之病。胡氏之痛，一痛即死，汪氏之痛，初痛不死，痛至久而难抵时方死，此一辨也。胡氏苏后，两目无光，汪氏苏后，耳目聪明，又一辨也。胡氏手足冷至节，爪甲青，汪氏手足温，爪甲红活，又一辨也。心胃虽属切邻，以此辨之，则吉凶相去天壤矣。

聂二喜母，胃口痛，前医用导滞破气无效，用清火除痰亦无效，复用发表峻补皆不效，治法穷矣，方迎余诊察。至伊家时，正在疾痛喊叫，少刻略静，转刻又痛。问彼前日之痛可有停否？彼云：自痛起至今，皆是痛一阵，停一阵。又问痛停时，胸中全安否，彼云全安，惟背胀痛绵绵不已，渐胀至胸前，致心口大痛难忍而喊叫。余思胀痛在背，必是寒湿聚于背脊风府，病本在背，而胃口之痛乃标病也。因背上之湿痰凝结，前侵于胃也，治宜开背上之寒湿，方能拔其病根。前医只知治胃，故无效也。即用炒米升许，以巾包裹熨于背上胀处。病者云，神妙至极，立时痛愈，安卧而寐睡有一时之久，又痛仍旧，余即问：痛在背心否？彼云；胃口背上俱已不痛，此时痛在右乳外侧。余思原处不痛，寒湿动矣。仍用炒米掩乳傍痛处而安，又睡一时久，醒又哼叫，又问痛在何处？彼云：乳傍又不痛了，此时痛在脐傍。余思湿至脐傍已近出路，再令炒米掩脐傍，追湿从膀胱而出，其痛大安。且此病见证，本是胃口作痛，若不细求，怎知本在背脊？而拘泥胃痛，猜寒猜热，妄攻妄降，不惟药之无效，反使老年人正气愈伤，邪气痼结，医者能告无罪乎？前医若肯问心能无愧乎？可为治不求本，孟浪轻施者戒。

朱锡康，当脐及小腹痛，绵绵不已，间或大痛，喜揉擦，不可停手，腹内发烧。余思腹内发烧乃虚阳被寒凝滞，不能流利而然。喜揉按，不可停手者，乃阳气大虚。与附桂理阴煎加枸杞、吴萸，四剂毫不见减，病者求更方。余曰：药之不效，因病重药轻，非方误也。令进原药服之，六剂略减，十余剂始安，此认证的确，不可更方之一证也。

　　李永敬，腹痛，痛在脐上，痛而且胀，拒按，脉数，微恶寒，微发热，头不痛，口不渴，恶食，得食更痛。夫伤于食者，必恶食，拒按亦属积滞，食滞中焦，其脉多有数，证属食滞无疑。第食积之证，发热不恶寒，微恶寒者，是兼表邪乎？若是表邪，必有头痛，此人无头痛，是无表邪也。此恶寒者何也？盖食饮停胃，乃是阴物，阴必贼阳，阳虚故恶寒，阴盛于中，必致格阳，故发热。此恶寒者，实因食塞胃中所致，非表邪也。与大和中饮，服一剂腹中即响，痛胀减半，连进三剂，至半夜大泻一次而痊。古书云，食积证决不恶寒，然亦有恶寒者，后学宜知之。

　　易妇李氏，小腹痛，有数团坚硬不移，按之痛止，上午安静，至未末申初大痛难抵，至下半夜又不痛。夫痛而有团结拒按，又在少腹，定是瘀血，上昼阳浮于外，内阳衰微不能逐瘀，而瘀安然自在，故不痛。下昼阳伏内，内阳得助，势必逐瘀，怎奈瘀盛阳衰，所以邪正交争而痛作，交争之后瘀血宜去，不去者何也？乃阳衰遣瘀不动之故也。查前医之药，乃赤芍、丹皮之属。余思阳虚不能逐瘀，必须用热攻之，若赤芍、丹皮皆是凉性，性虽破血，而凉性反损阳气，阳愈虚而瘀愈固矣。即与通瘀煎，减泽泻，重加肉桂，再加山棱、莪术，用酒兑，服十余剂，瘀行痛止。或问曰：瘀血本是阴物，夜痛者，乃阴得阴强也,何知伏阳逐阴乎?余曰:夫阴得阴强者,痛必始于黄昏,甚于亥子,极于寅卯,至天明始退。此妇之痛,始于午后,甚于申酉,极于戌亥,至子丑时阳出痛止,是以知其伏阳逐瘀也。或又问曰:瘀血者,乃血结也,寒能结,热亦能结,何不云血因热结,伏阳助热而作痛也?余曰:血者水也,热则流通,寒则凝结,是血瘀不行者,惟寒湿者最多,然亦间有热瘀者,致阳伏于内之时,内热愈甚必烦渴躁扰,此妇无烦渴躁扰,故确知其属寒凝也。

任正和,痛在少腹并绕脐,拒按,按之满腹皆痛。上昼微痛,午后大痛,至子丑时渐减,下半夜及上昼不过微痛,自下午至半夜烦渴躁扰,脉洪而涩,此火痛也。与八正散,大黄、木通并进,早晨服一剂,下午大泻一次,其痛如失。

前证阳伏时痛甚,此证亦阳伏时痛甚,何前云是寒凝,此证云热郁乎?前证痛时无烦渴,后证痛时有烦渴,后证更有洪大而涩之,脉洪大者火也。涩者,热甚伤阴致脉无润滑之象。或问曰:以上腹痛,食积拒按,血积拒按,火痛亦拒按。凡临拒按之腹痛,有何法以辨三证之本也?余曰:食积血积有成团成块之形,火痛无团块之形也。况血积多在少腹,然惟妇人恒有此证,而男子则少也。但血积之证,少腹有团块,或如蛋大,或如酒杯大,其成块者,亦不过茶碗大,必在丹田,此血积之证也。若饮食之积,上自胃脘,下至小腹,皆可停蓄。其在胃脘者,必有恶食、胸胀、嗳馊①等证,若在脐中及脐上已离胃脘者,亦有得食更痛之证,若过小肠而至下焦,必在小腹右角尖处,决不在丹田正中,此食积之证也。至若火痛,在上焦必

---

① 嗳馊:原作"嗳叟",据文义改。

烦渴喜冷，在下焦必屎屁极臭，或大便燥结，脉必洪大，人必烦躁，此火痛之证也。又血积、食积，痛时有形，不痛亦有形。若火痛则不然，满腹皆痛而且胀，无成团成块之形也。又血食之积，按积上则痛，按积傍则不痛。若火痛之拒按，按之满腹皆痛。以此数法辨之，则三证自判然矣。

周序和之子，麻疹后腹痛。序和亦业医，谅是余毒未尽，药与解毒，无效，来舍与余细参。问痛有间止否？彼云：痛一阵，停一阵。又问痛停时烦渴躁扰否？彼云：痛停时即安静，不烦不渴。又问饮食何如，彼云：痛止即能饮食。余曰：此虫痛也。若是麻疹余毒，必然烦渴躁扰，既无烦渴，决非火证。然痛止即能饮食者，定是虫积无疑。此必麻见之时过饮寒冷凉水，致寒湿生虫，宜投温热之剂。彼云麻后用温热恐其助火，不敢大胆，邀余亲诊。见其面白唇赤，虫证昭然。与理中汤加川椒、吴萸、肉桂，一剂痛止，然后与温补之药，数剂全安。

朱毓灵之妻，少腹痛连左肋下，重按略减，前医用逍遥散及破血破气之药致病愈甚。询其原，乃起于经行之后，始起微痛，服药之后其痛反甚，痛时难抵，或痛一时，或痛半日，痛止全无形迹，少时又痛，小腹作胀。此本无形之气痛也，气聚则痛而见，形气散则平而无迹，是聚证也，何积之有？妄投耗气，误之甚矣。不思积乃有形之物，何得喜按？喜按者虚也。况痛起于经行之后，虚证显然，且少腹乃肝经所布之处，其经上联胁肋，此肝之虚也。与暖肝煎，一剂痛减，三剂全愈。因前医误服克伐致元气亏弱，神疲气倦，与茋、术、归、地、桂、附、姜、草大剂，服二十余剂，体健神强而大安。

王宗绪之妻，腹痛。宗绪乃余之门人，用排气饮、藿香正气散之类不效，五六日亲迎余诊。面色淡，脉四至无力，痛在肚脐之上胃脘之下，日痛二三次、四五次不等，痛时喜按，痛止毫无形迹，此乃气痛也。比向宗绪曰：尔认气痛极是，但不知虚实耳。夫排气饮乃治有食滞之气，藿香正气散治外寒内滞之气，此病非气实也，亦非外寒内滞之气也，故二方俱不取效。夫面色惨淡者，虚寒也。喜按者，虚也。脉无力者，亦虚也。胃下脐上乃太阴脾经之部位也，此证乃脾虚阳亏之候也。乍聚乍散者，乃脾之正气不能主持也。与归脾汤加姜、附，服一剂即减，十余剂食强体健而大安。

　　董荣程，腹痛，医治无效，延及五日方迎余诊。面色暗滞，脉细数，二便闭结，痛在当脐，痛时喜按，乍痛乍止。吃药下咽约两时久，尽行吐出。群医在座云：消导、清火、破气、温胃之药俱已用过无效，今欲用桃仁承气开通大便，自然痛随利减。余曰：列位之药皆误矣，不惟不能治病，而且反伤正气，岂堪桃仁承气再贼正气乎？病人面色暗滞，阳虚至极。脉细数者，乃阳虚之明证也。痛之无迹是无形之痛，乃气痛也。何积之有？列位之治，皆治中焦，未得病之本也。夫人之脐，内通丹田，是为气海，即命门也。命门居两肾之中，即人身之太极，司二便之启闭。小便不通者，由命门之气虚不能化水也。大便不通者，亦阳虚不能化导而冰结于广肠之上也。命门居肾之中，亦肾之府，当脐乃少阴肾经之部位，病属下焦明矣。治此宜峻补阴中之阳。内有一医曰：服药吐出，明是胃病，非中焦之呕吐，岂病由下焦乎？余晓之曰：夫下咽即呕者，病在胃脘。少顷方吐者，病在胃中。吃下半日方吐者，病在幽门，由丙火不能薰蒸也。此人吃药，停两时方吐，正是丙火不能传化，何可云病在胃？盖命门阳虚不能薰化，致二便闭结，下既不通必反而上行，势所必然。是痛闭由于阳虚而呕，实由下焦不通之所致也。与熟地、附片各一两，当归五钱，肉桂三钱，川椒、焦姜、吴萸各四钱，炙草二钱，午时服一剂，服后肠鸣痛减，至申时减大半，又服一剂痛止，安卧黄昏方醒，小便即通，至亥时大便亦通而愈。

曾治产后小腹痛，他医皆认为瘀血未尽，药用破血行气而痛更甚，余诊其脉平和，痛喜按，乃虚寒之痛也，皆用附桂理阴煎加吴萸而愈。夫产后小腹疼痛，因于瘀血者固多，然必以喜按拒按而察其虚实。盖临产用力，血去过多，因于气虚、血虚以致作痛者却更多也。凡临此证，务宜以喜按拒按察其虚实，探确病本，庶不致妄投误施而害人也。

不寐

不寐之病，证亦多端，有外邪扰者，有内邪滞者，有水湿下盛格阳于上者，有真阴精血之亏者，有阳虚不能下趋者。苟不求其本而去之，虽曰事枣仁、远志、朱砂之类，终无济也。

外邪之扰者，伤寒、伤风、疟疾、暑湿等证侵肤透肌，皆令肌肤滞涩，表滞则里不和。表滞者，则为发热头疼、身体胀痛。里不和者，则为气息不匀、懊恼、咳嗽，皆能扰神，神被扰而不尽，故不寐也。但宜攻外邪，外解则内自和，当于各门求法治之。

内邪之滞者，如痰，如火，如寒湿，如饮食，如忿怒。病居胸胃之间，有为咳嗽气喘，有为恶心渴烦。动而不静，神何能安？是不寐者，乃标病耳，但宜开通诸滞，滞解则神自安矣，亦当于痰火、寒湿、饮食各门内寻法治之。至于忿怒思虑之扰，乃本心之病也，息忿宽怀，免思截虑，必自寐矣，此非药之所能治也。

水湿下盛格阳于上者，亦阴盛格阳之证也。有湿盛于中者，其人或饮食减少，或间吐痰饮，或因过饮汤水而外毫无病证可察，忽然不寐，即此证也。宜四苓、五苓利之，湿去则神安而寐。也有阴盛于下者，其人面色食饮皆如常，或小便短黄，或大便溏滑，但不寐之候与各候不同。每将睡着时，被下焦之阴直冲于上，或心中惊悸，或头面发热。治此宜温下部之阳，渗下部之湿，惟八味地黄汤减丹皮加砂仁，或镇阴煎主之。

真阴精血之亏者，乃精虚不能纳气也。夫寐虽由灵气下趋，而实全藉乎肾精之纳藏。故老人多寤少寐，即精虚之明证也。少壮不宜有此，或得于病后，或过于色欲，或汗久泻久，皆令阴亏。其证饮食必如常，肌体必恶躁，或喜汤水，脉必洪大。治宜补精，以左归丸、小营煎主之。若阴虚有火者，宜一阴煎或知柏地黄汤。

阳虚不能下趋者，惟大病之后常有之。而大病必是由于阳虚也，病虽愈而真阳未充者，常多不寐，此君相二火皆衰也。君火衰不能下趋，相火衰不能接引，此病无证可察，但以大病阳虚之后，为凭也。而治法必须培其根本，使相火旺则君火亦明，心肾交则神自归也，惟右归丸加鹿茸足称妙剂。倘食少神疲者，则宜补心脾，又惟寿脾煎及归脾汤之类。

林执中之女，昼夜不寐经半月之久。查受病之由，始因宿食呕吐，医用理阴煎，呕吐之后即咳嗽吐痰，不能倒枕已有半月。夫病起宿食必有停痰，复投归、地，乃助湿增痰之物，痰凝气滞致成咳嗽，是始困于食，复困于药也。其咳嗽不停者，由于气滞。倒枕愈甚者，由卧则湿犯上也。宜开滞除湿，与六君子汤加姜、附、北芥，服二剂即能倒枕而卧，咳嗽渐止。第通宵不寐者，又半月余复迎余诊。夫咳嗽既愈，痰滞必去，痰既去神必安，而尚不能寐者何也？复思由前医误用助湿过多，今上中二焦痰滞虽解，下焦必有湿邪未去。盖人之灵气入肾方寐，今湿留下焦格拒阳气，不能下趋乎肾，故不寐也。与五苓散，二剂即安眠善睡，诸证皆愈而大安。

任贵顽，挟虚伤寒之后不寐。前之伤寒乃两感证，外感太阳之寒邪有余，内病太阴之阳气不足，兼之内湿侵于阳明胃腑，上为恶心，下为泄泻，皆用温阳除湿峻补而痊愈。后不寐者旬余，虽然夜间不寐，日间精神却健全，无疲倦之象，颜色亦好，脉亦平和，饮食俱强，举动安然，无处可察。细思病起由太阴阳明寒湿俱盛，泄泻最重，经云泻多亡阴，则津液随泻而去。况所服之药皆属补阳，阳得补药而回，津液不能骤充，津液属阴，阴虚不能纳气，致气无所归也。宜培补真阴，使阳有所归藏自然神安而寐。即与小营煎二剂，是夜略寐一时，服至六剂夜寐神安。

或问：两感证，经云太阳与少阴同病，阳明与太阴同病，少阳与厥阴同病，皆言表里同病者也，今言外病太阳内病太阴，但是太阳与太阴原非表里，何至同病？曰：两感者，内伤于脏，外感于邪也。其内伤者，有纵情肆欲以伤肾，有饮食劳倦以伤脾，有郁怒以伤肝，是内伤无一定者也。外感之邪皆由皮毛而入，侵及经络，而经络最外一层即太阳经也。外邪侵犯必先太阳而渐郁及阳明、少阳，是外邪必始于太阳也。若饮食劳倦先伤于脾者，即太阳与太阴之两感也。若郁怒先伤于肝者，即太阳与厥阴之两感也。经之所言者，理之常也；余之所言者，病之变也，不可凿也。

李绪黄，病阳虚大汗，服耆、术、桂、附之类而愈，愈后不寐，半月有余。脉平和，色光彩，饮食亦强，无据可察。若谓汗后阴虚，却又颜色光彩，大便溏滑。若谓阳虚不能下趋，却又屡服补阳之药。据大便溏滑，必是胃中尚有余湿未尽，以致肾气不能上腾、心气不能下趋也。令服寿脾煎，减当归加川椒、茯苓以逐湿，又茯苓能通心气以交肾气，内有远志能通肾气以交心气，湿邪去则神安，心肾交必能寐。果服五六剂，大便硬而不寐除。

巧　病

病有门类，何至于巧？所谓巧者，病似虚而不可补，或补而无济，似实而不可攻，或攻而积不去，是皆谓之巧也。然亦有本焉，察得其病本，治去其病本，则巧病无所逃，巧证无不愈者，是病之巧不能逃医之巧也。

王清盛，病筋骨疼痛，迎余诊治，病已半年有余，面色青晦，满脸滞气，脉五至而濡，精神疲倦，饮食减少，通身之骨俱痛，手足肤腠不能近水，凡洗面洗澡沾水则筋骨增痛愈是难抵，不禁哼叫，不沾水时痛又颇轻。查前医之药有补血者，有补阳者，咸谓证属大虚，宜补不宜消也。余思面色晦，脉濡食减，皆是阳虚，前服养血虽误而补阳实切，何不效乎？且洗面洗澡其痛加甚者何也？盖痛在筋骨，水沐皮肤相去甚远，何致加痛？必是寒湿侵于筋骨，藏之极固，寒湿在内得外湿助之，内湿斯猖，此亦阴得阴强之证也。外不沾水则内湿孤立，寂而不动，故痛减。仍用附子理中补阳之剂，加苍术、枸杞、萆薢除湿之物，再加钩藤桠、威灵仙为引，以达及筋骨，攻拔痼湿，俾寒湿去则阳可回，服十余剂痛减，四十余剂全愈。

罗姓之妇周氏，自肚脐起及小腹腰臀腿腨等处皆痒，难禁搔爬，搔时毛窍中有虫出，搔在掌中，视之其虫如针大，有半粒米长，放在掌中仍走动，请余医治。余曰：此外科也。不敢经手。彼曰：曾请两位外科，服消风败毒散杀虫之药，虫痒更加，反减饮食，并增头昏，特求调治，望勿推辞。余曰：此病余实不知尔，既恳求，强勉主方，未知效否，不居功不担过，倘十剂无效，尔另请外科。此亦勉强应承，却实无方可施。想虫痒俱在下身，必是寒湿，经云：清湿袭虚则病起于下①。与此相合，食减由于中虚。头晕由于阳不升也，此二证乃前医误用寒凉败毒，残损阳气之所致也。意欲止痒，必须杀虫，杀虫必须除湿，寒湿生虫，作痒祛湿又必兼补阳。与附子理中汤兼五苓散加川椒、白芷七厘，服五剂虫痒减半，十剂虫痒全除，然后用附子理中汤加肉桂、黄耆，服十余剂食强体壮，精神倍健矣。

易墨香，其人素无病，忽然爱洁净，煮饭要洗净锅甑方吃，碗筷各藏一套，洗之再三，浴面洗手必须数次。伊父怒责，苦告求免，伊叔语其故，余曰：此必病致，非故意也，不可责也。余亲诊之脉平和，惟面色无光彩，似有晦滞。余思此病内腑必有所伤，夫伤于风者，必恶风，伤于食者，必恶食，此人爱洁净，恶油垢，必内伤油垢也。乃与白术、焦姜、炙草以温中，加苍术、厚朴、砂仁、川椒以攻油腻，服十余剂略减，五六十剂始愈，面色亦转光彩。其药必五六十剂者，因油垢久滞，脏气亦伤，欲痼滞速去则不能，而脏气复原亦不易也。此病无形证可查，乃以恶风恶食之理揆度而得之也。

李秀南之妇，自六月初六小解后点滴俱绝，药治无效，至九月初旬方迎余诊。夫小便闭塞，乃极危之候，六七日不通必

---

① 清湿袭虚则病起于下：语出《灵枢·百病始生》。

死，何能延及三月之久？询因何病而闭，前医曾用何药，彼云：忽然闭塞，毫无他病。自六月初六夜饭后闭塞，半夜即泄泻，此后日泄四五次不等，药服利水止泻，乃耆、术、苓、泻、附、桂、肉蔻之类，毫无寸功，精神却如常不减，经水对月①。细思尿闭本是危证，得不死者，幸大便泄泻。若不泻，必生胀满，则水肿、气喘、呕吐丛生，怎能越旬？观其精神畅健，饮食不减，面色红活，脉亦平和，无迹可察，此时不敢主方，乃直言告之，候余归细揣数日后，方想出病本，必是小肠积滞所致。凡消积之药，皆在胃中化尽，至小肠已无力矣，何能济事？复思惟金石难化之药，或能取效，用铁屎②舂碎捣饭糊丸，如梧子大，空服白汤送下，每服五钱，早晨服一次，下午服一次，次日晨又服一次，午后服一次，至半夜尿通，次日泻亦止矣。

气　喘

实喘之证必起于暴，暴病之喘非风寒即火邪耳。盖风寒之邪必受自皮肤，皮肤闭涩，肺气必逆而为喘。外证必恶寒发热，头疼身痛，脉必滑数，内则咳嗽。宜散外邪，外邪散内气自顺，宜六安煎，寒甚者加细辛、苏叶。倘冬月患此而外寒甚者，宜苏陈九宝饮。若外寒郁内热而渴者，宜大青龙汤。若外无表证而暴病气喘脉滑者，便是火证，火郁于内，金必受伤，即火刑金沸之候，宜白虎汤，甚者抽薪饮。倘内病气喘，外出大汗，名为肺胀。肺胀者，乃火盛之极也，治之稍缓杀人甚速，宜牛黄夺命散，兼外寒宜泻肺通窍汤。然肺胀之证，大人恒少，惟

---

① 经水对月：月经正常。
② 铁屎：生铁落。

小儿最多。

虚喘之病必起于徐，或大病之后劳瘵日久，或大汗大泻之后，或男子纵欲精亏，或老人真阴亏损皆有此证，是皆起于徐也。惟妇人产后去血过多，乃营血暴竭，孤阳无依而为喘者，亦起于暴，乃极危之候也。然此有去血过多而营竭之因，非若实喘无虚损之因也。第虚喘之治当察上下，虚在上焦者，脾与肺也，补脾益肺取效犹易。若虚在下焦者，肝与肾也，二脏亏损而望生全者，诚非易也。

虚在脾肺而病喘者，其人本无大病、久病，但觉精神疲倦，股膝少力，举动气急，脉濡弱或平和。察其外无风寒之表证，内无躁烦之火证，便是虚喘。虽无大病、久病，亦必由思虑、劳倦、过饱之所致也。其证静则安然，动则微喘是也。治宜四君子或归脾汤减木香主之。

虚在肝肾而病喘者，必先有虚损之病。但脾肺虚者，动则微喘，肝肾虚者，微动喘亦盛。盖久病、大病、汗泻之后而喘者，肝肾无不虚也。治此用贞元饮及大补元煎、大小营煎之类。其有虚损日久，上病气急下病泄泻者，不能受补肾滋肝之润剂，此系有病无药之症也。余经诊多人皆不治。妇人产后去血过多而喘者，乃血尽气绝之症也。盖精血为气之根，乃阳根于阴也。阴血暴竭，使孤阳无根而上奔为喘，气无根必上冲而散尽也，此寅喘卯死之证，无法可施者也。

痰喘之病必有所因，因外感者必有表证。外解内畅则痰自除而喘自息，因火盛者，必有渴烦及脉滑数之现象，火清则痰消喘宁，此二者当于实喘门求法治之。若脾虚而饮食化痰，肾虚水泛为痰者，自有脾肾之虚证可察，当于虚喘门求法治之。然痰之盛者，又不得不兼除痰。若外邪闭涩者，六安煎。内火盛者，抽薪饮、白虎汤之类加知母、贝母、天花粉。脾虚者，六君子汤。肾虚者，金水六君煎。然此等之药只可暂用，痰稍除务宜救本。

水盛于下而为喘者，亦属虚喘，惟水肿之病多有之，非脾虚不能制水，即肾虚不能化气也。脾虚之证，必懊恼惊悸，或恶心或不寐。肾虚之证，少腹作胀或胀连腰腿。治脾虚者，宜理中汤兼五苓散。治肾虚者，宜金匮肾气汤。若过饮茶汤，脾不及化致湿停胃中而喘者，其喘亦微，胸中必有胀满之证，但宜逐湿，治以五苓散，湿去而喘自愈，此证最少，取效亦易，不治亦可，越日必自愈矣。水盛虚喘之证，曾治吉六三案载湿证门。

喘病之脉，但察其微弱细数者，乃阴中之阳虚也。若浮大弦芤，按之空虚者，乃阳中之阴虚也，皆大危之候。克伐再投，必致于死。若喘急、脉数、面赤者，亦必死之候也。

历经虚喘，凡脉细数及弦革者，皆归不治。惟脉四至无弦革之象，且柔软中不失有力者，乃可望生，然亦必补脾补肾方有成功。若下气清火毫不可投，然病至此，内伤已极，再投消耗如泰山之压危卵也。

王宗绪之子，发热无汗，气喘，脉紧六至，此系外感寒邪之证。寒闭于外，气逆于内，故陡病喘急，治宜发散外邪，外邪解，内气自平。与二陈汤加麻黄、桂枝、桑白皮，二剂略减，三剂全安。或问曰：外感寒邪则发热恶寒、头疼身痛，是外感必见外证，何得内致气喘？岂外感之病，必为喘急耶？余曰：凡阳气素弱及脏气无火之人，虽感外寒只现外证，内脏决无喘急。若脏气阳旺之人，一染外邪内必气急，何也？盖邪闭皮毛，皮毛为肺之合，皮肤固涩，肺即郁滞，逆而为喘，故仲景之麻黄汤内用杏仁以降气平喘而保肺，此明征也。夫气为阳，气即火也，气郁即火郁，火郁必刑金，故平喘必须保肺也。或又问：既属火逆致喘，宜重用寒凉以降火为主，治何只用杏仁之微凉乎？余曰：此喘由于外感致成内郁，是外感为本，内郁者标也。经云火郁发之①，即此是也。故治以麻桂发散为主，微佐杏仁、桑白以降火保金也，与仲景之麻黄汤同一辙也。

罗绍康之子，陡病气喘痰鸣，医云脾亏，投以温补，其病更剧，迎余诊治。察其面色青白，身微热，微汗出，痰声漉漉，上气喘急。若据面色似属脾亏，询及平日，又属体壮身强。再三细审，实非脾虚，前医温补误矣。夫脾虚者，必先有他病而渐至于虚，此子既属体健食强，非脾虚可知。又无他病，何由亏乎？凡脾虚致喘，必由渐而甚。此儿陡病，脾何陡虚乎？今察指纹青紫形粗，《诀》云：伤食紫青痰气逆，必是食滞中焦以致痰凝气喘。病本于食滞，治宜消导。与大和中饮，以橘皮易陈皮，减泽泻加焦姜，一剂略减，五剂全愈。或问曰：此证辨食滞有指纹青紫之证，此惟小儿可察，若大人患此又何以辨之？余曰：若是大人病此，必有嗳气吞酸，或胃口胀满，恶食，可以问诊，较之小儿更易察也。

朱见春之子，陡病喘急，哼声雄壮，面色青白，通身冰冷，口舌亦冷，大汗，脉五至无力。据脉色形证，纯是阳证。若是阴证，内阳必衰矣，阳气既衰，必然声微，何反声壮乎？非虚可知。且暴病气喘者有二，一外感，一火盛。间有饮食停痰者，亦必由渐而甚，非若二证之暴。若是外感寒邪，必然发热无汗，此病汗出身冷，非外感也。若是饮食停痰，食痰乃有形之阴物

---

① 火郁发之：语出《素问·六元正纪大论》。

填塞中焦，必格阳于外而发热，亦不致于身冷，喘亦无如是之暴，此果何证也？乃热伏心脾灼金熏肺，即肺胀也。脉无力者，即火盛筋软也。通身冰冷者，乃火伏于内，格阴于外，即阳证似阴也。用大黄、牵牛、枳壳、桑白、葶苈各三钱，杏仁二十粒，浓煎，临服入生蜜①对服一剂，服后约两时，大泻二次，身体渐温，喘渐平，即减去大黄、牵牛，加麦冬三钱，又服一剂，身温汗止，喘宁神清而安。次日，吮乳不能尽饱，饱则略呕，用山药、扁豆、白术、砂仁、茯苓、生姜、炙草，一剂呕止，诸证皆愈而全安。

或问曰：治火以寒，火退而乳饱则呕，前药岂无误乎？答曰：凡治平常之病，源清自愈，毋庸更方。若治大寒大热之病不可泥也，如热药治寒病，有寒解后而口渴躁烦不愈者，此由寒甚于中之时格阳于上，治用温热，中寒已解，而被格之阳久居于上，不能归原，变为热燥。宜犀角、地黄、玄、麦之类一二剂，口渴躁烦即解，此先贤十补一清之法也。又如寒药治热病，好似救焚，只欲灭火救巢，岂畏湿地而禁泼水乎？是以火证退后，有湿伤脾胃而为吐泻者，必用燥脾利湿之药一二剂，吐泻即止，此乃十清一补之法也。若见春之子，肺胀舍大黄无药可救，灭火全巢，大黄之功也，岂云误乎？喘止微呕，犹救焚之后湿透基地，利湿温脾，十清一补之法也，正是临机应变之活法也。或又问：古书云肺胀病必然两鼻扇动，身有热汗如流，脉急数。见春之子，身冷、脉缓、鼻不扇，何以知是肺胀乎？余曰：哼声雄壮，是其证也。古书所云肺胀之常证也，此子肺胀之乖证也。但凡无病之人陡病喘急者，即火伏于内也，

① 蜜：原作"密"，据文义改。

速宜牛黄夺命散救之，稍缓即至不治。大人间有此证，惟小儿最多。误投剪风化痰及白术、干姜之类，必致于死，治之稍缓，亦致于死，此乃危急之候也。以上三证皆实喘证也，王姓之子乃外寒之闭，朱姓之子乃伏火之盛，气喘皆起于暴。若罗姓之子，饮食成痰，其喘先微而渐甚，非若外寒内火起于暴骤者比也。然风寒之闭及食滞痰凝者，犹易识也，取效亦易。余经治亦多，从无误认误治者。若肺胀之陡病，余幼时见识未到，曾有误认误治者。每一思之，有愧于心。后之学者，若遇无病之儿陡病喘急而无外感之证，速宜泻火保肺，方能解此凶危。

牛黄夺命散：大黄一两，枳壳①一两，牵牛五钱，共为末，白汤送下，生蜜对服。

蒋宜山，麻疹收后微喘，由渐而甚，动则汗出，脉濡，食少，身体倦怠。余曰：此必麻疹时过服寒凉致伤脾胃，土亏金无以生，肺气无主致生喘促，补土生金必愈。与温胃饮加黄耆，十数剂而愈。

李世清之子，病久身热，乍热乍退，脉细数，时时汗出，面色淡白，饮食减少，微有泄泻，气喘痰鸣。余曰：此因病久，医药妄表妄消，损伤中气使然。乍热乍退者，乃正气虚弱，不能主持也。脉细数者，阳气之亏也。时时汗出者，阳虚不能卫外也。面色淡白者，气虚不能载血华于面也。食少者，胃气弱。泄泻者，阳不固也。气促者，中气无主。痰鸣者，土不制水也。与理中汤加肉桂、茯苓补火生土、渗湿健脾，更加黄耆补脾益肺，十余剂而大安。

彭盈科，久疟，愈后微有喘促，由渐而甚，举动更甚，面

---

① 枳壳：原作"桔壳"，据本书附方改。

色淡白，精神疲倦，脉细数。此因疟久汗多，血虚不能纳气，以致气息奔迫，此乃气促，不是气喘。治宜补肾，肾壮使气有根而喘促必愈，与右归饮，二十余剂而健。此病乃肾中之精气俱亏，故脉细神疲，而药与右归饮者，水火并补之剂也。若脉滑大而体觉躁烦者，乃肾中之精虚，则桂附非所宜也。

厉维纲之母，年近七旬，病气喘，由渐而甚，询其因何病而致，彼云：毫无他病，忽然气喘，四肢无力，始起微喘，渐至喘甚，举动维艰，形色憔悴。脉滑大而数，喉间微有痰声，此肾中阳虚不能化水，致水泛为痰，精虚而气无根，气与水俱上奔，而为喘促痰鸣。形色憔悴者，乃精亏血少，不能润泽肌肤也。脉滑数者，精虚也。痰声响者，水泛也。治宜补肾水益阴火，导水趋下。与八味地黄汤，十剂痰降喘减，更进贞元饮加桂、附、枸杞，二十余剂形体润泽，精神复健。

以上二证皆肾虚喘促也，此亦微虚，觉之早而治之速也，倘肝肾大虚而为喘者，乃九死一生之证也。凡大病、久病及虚损、劳病、妇人产后而为喘者，此真阴竭绝之证也，曾经诊数人皆不治。

卷　四

䯂　病

　　夫䯂病一证，近世之医无有知者，诸家之书并无齿及①者，况此病甚多，常见其病而不知其名，惟《内经·口问篇》②有，黄帝问曰：人之䯂者何气使然？岐伯曰：胃不实则诸脉虚，筋脉懈惰，筋脉懈惰则行阴用力，气不能复，故为䯂病。通一子③注云：䯂则战之属也。但因寒而战者，谓之寒战。其有战不因寒者，由气虚耳，即䯂病也，谓之战䯂。由此观之，䯂即阳气不足之候也。则凡人之忽然一战，即是䯂病。但一战即止，其一战即止而未见大害者何也？乃下焦阳气有根，而阳明胃中或停凉茶冷水及冷菜客之，或小解时，或静倦而阳下趋时，斯时胃中阳气颇虚而客寒则猖，以致倏然④一战，一战摇则下焦之阳气上冲，而客寒即散，故无大害。然有由渐而甚者，即宜培补胃中之阳，驱逐客寒，愈之最易。苟忽略不治，亦有渐成阳气大亏之候，取效便不易也。至于他病之䯂，必因久病正气虚弱而然，若虚在脾胃，宜补中焦之阳，若虚在心肺，当益上焦之气，若虚在脾肾，须助下焦之精。第虚损之病，至于战䯂，乃亏弱之极，治非容易，或宜补气以化精，或补精以化气，方

----

　　①　齿及：说到，提及。
　　②　内经口问篇：即《灵枢·口问》。
　　③　通一子：明代医家张介宾，字惠卿，号景岳，别号通一子。著有《类经》《景岳全书》等。
　　④　倏然：忽然。

药难以固执，全在临证之慎择耳。

门人易普一曾治易功成之觯证，始则战摇，一刻即愈，由稀发渐至于勤作。渐至战觯时，痰闷昏愦，发时心口痛，背胀痛，渐至吐血才请医治。先用白术、半夏、荜茇、菖蒲、芥子、焦姜、炙草、茯苓、附片，服十剂减菖蒲加黄耆，后投六味回阳饮加肉桂、白术而始痊。此病之吐血、昏愦、背胀、心痛等证，皆由气逆，气逆由于寒滞，寒滞由于胃阳之虚。病者若始觯之时，调治温补胃阳，不过数剂自当全愈，何致气逆？迨气既逆，治法宜于补阳之中加菖蒲、北芥以行滞逆，滞逆颇解方可服黄耆，若初治即用黄耆，必致滞逆愈增。此治正虚邪实之法，待滞逆全解，方可直进六味回阳饮，阳健则寒邪不能复容，方得病根全拔，人得全生矣。此人若经庸手，见战摇必谓风火之象，药必祛风，见吐血势必清火，见胸背痛胀必定降气。阳虚之证，降气如同落井下石，清火何异雪上加霜，必成阳虚劳瘵矣。

辨黄藤毒

黄藤一名水莽，又名火把花，又名断肠草。无志之徒每藉此而撒泼，事关人命，无不即请医解。但医家多用黄连解毒汤及用甘草汤，余之家传亦属草药，愈者固多，间有不愈者。而草药概属寒凉，服草药而毒不发者，则黄藤似是火毒。然有服草药而毒发，毒发而草药不能解，及服芩、连俱不能解者，何也？岂黄藤非火毒耶？考之《纲目》①，亦云火毒。余曾临此证之极危者，有腹痛吐泻，遍身青晦，面色惨淡，目无神彩，口

---

① 纲目：即《本草纲目》。

唇淡白，指甲青暗，六脉细数等证。然腹痛吐泻固有热证，亦有寒证，但此证身面口唇指甲等处悉属寒证，六脉细数亦属阳虚。由此推之，黄藤必是寒毒，寒毒伤胃，故上为吐，下为泻。寒结于肠，故腹绞痛。寒毒败阳，故色青晦。意解此毒必须温热。查诸家之解此毒者，止呕仍用砂仁，止泻仍用吴萸。夫砂仁、吴萸性皆温热，黄藤果是火毒，则吐泻即皆是火，火呕火泻，复投砂仁、吴萸之温热，如添炭红炉，宜其吐泻愈剧，岂火吐火泻得温热而反止乎？既砂仁之温能止呕，吴萸之热能止泻，则黄藤是寒毒无疑矣。诸家不知审毒之寒热，而执讹传之陈方，《纲目》亦属讹著，未经治验细察者也。或曰：黄藤若非热毒，诸家用凉药解者，曾愈多人何也？余曰：凡服毒者，皆无聊之徒，藉服毒吓诈良善，实图赖搪事者也。口称服毒而实未服毒者亦多有之，人有未强，阳盛之人略服些微，邪不胜正者亦有之。诸家用凉药解者，皆此辈也。余实临证细审始知黄藤之性，家传陈方不敢复用也。初服毒请解者，亦不敢经手，有他医治之不愈而毒发者，余曾经手照理，制方解救数人，呈之于下，以证其实。盖寒毒入中，胃气被残，法宜温中，寒毒凝结，法宜导滞。后遇此毒，必须理中汤以保胃，加荜茇以解毒，厚朴、陈皮、砂仁以导滞，方云有济。若古相传之凉药，实助毒也，不可从也。

李朝盛，服毒半日后方吃解药，药下咽少顷即呕，用家传旧方制鸡一只，吃半碗呕止，日晡吃下鸡肉，至五更尽行呕出，鸡肉仍是鸡肉，汤仍是汤，神渐疲，脉渐细而数。余曰：据此脉证，黄藤实是阴毒残贼阳气。斯时脉细而数者，阳气伤也。神疲者，君火衰也。食下半日而呕出全不化者，乃内火败竭，命门之阳气伤也。此只有附、桂、干姜之属，或可望其侥幸。

奈病家及傍人皆云：黄藤本是火毒，温热必反助毒，尔能耽承①方可服此姜桂。余见君相二火俱伤，先后两天俱败，恐马到临岩，收缰已晚。况事属命案，谁敢耽承，辞令更医，伊即另请罗、李二医，俱用草药，次日而没②。余因此证始悟黄藤之性实属阴毒，家传之旧方自此不再用矣。

邓姓一妇，年逾六旬，因媳忤逆致吃黄藤。医投草药，次日毒发，腹痛泄泻，前医计穷，接余解救。余曰：黄藤阴寒之毒，又服草药，亦属寒凉，况老年人胃阳已衰，何能堪此重困也？与吴萸理中汤加肉桂、茯苓解寒毒温胃阳，一剂痛颇减，四剂痛愈泻止而全安。

董妇，年二十岁，与人口角，吃黄藤。医投凉解，毒发腹痛呕吐，接余堂侄贵兴调治，仍用家传旧方，不效。兴妇问余，余晓之曰：此妇乃真服毒，非寻常诈称者也。解此真毒非尔等之所知也，旧方非徒不能解毒，反助毒以伤人，幸而呕出，不然必致殒命。令投白术、焦姜、山药、扁豆、茯苓、砂仁、附片、炙草，一剂呕止痛减。因前服寒凉草药，虽然吐出，其性皆经胃脘，胃气必然愈伤。服余所主之方虽呕止痛愈，奈饮食不健，精神疲困，乃服十余剂而始安宁。

赵姓一男子，年三十余，服黄藤。医用凉药而毒发咽喉痛，身胀面热而赤，且起火子疱，有钱大，下身冷。接门人赵邦亿调治，亿认的是阴毒格阳，与八味地黄汤去枣皮、丹皮，加白术、砂仁。夫阳化气，驱逐寒湿，数剂全安。

傅姓一男子，先吃酒，随吃黄藤，服凉药毒发，头脑肿胀、

---

① 耽承：担当承受。
② 没（mò 末）：通"殁"，死亡。

恶心、胃口微痛。余曰：黄藤阴毒，酒有湿毒。酒载毒，上致寒湿，上冲于头，故头肿。寒湿伤中，故恶心胃痛。与理中汤加砂仁、白芷、天麻，四剂全愈。

狾犬辨原

三、四月蛇出洞，九、十月蛇入洞，蛇之[1]呼气常流毒入洞口，犬性善嗅，倘触其毒，遂病癫咬。犬咬人若未经早治，七日以后或数十日定当发作，心腹绞痛，神识不清，抓胸嚼舌，不过二三时即死。用大剂人参败毒散，加生地榆一两、紫竹根一大握，浓煎灌下，不过二三剂即可断根。被癫犬所咬之犬，亦用此方。再加乌药一两浓煎，拌饭与食即效。患者站于无风处，用米泔或清水洗净咬处，挤去恶血，倘本日未治，咬口必然收缩，宜用磁锋[2]劈破，洗净恶血，随用姜切薄片，贴患处，姜上安艾，丸如豆大，灸[3]五七壮，或多灸更妙，此拔咬口之毒也。随用干姜、良姜、甘草、茴香各二钱，香附三钱，马全胡[4]三个，切片，用糯米拌，炒黄色，去米不用，共煎汤服，温服取汗，使肌肉之毒俱从汗解矣。咬口拔之以艾炷，肌肤攻之以马全，毒不能藏，又不伤元，又无小便涩痛之苦，解狾犬咬伤，去毒之方无有出其右者。

疝 气

夫疝气之病，乃少腹胀痛及睾丸肿硬者皆是也。夫睾丸即

---

① 蛇之：此后原衍"之"字。
② 磁锋：瓷器碎片的尖端锋口。
③ 灸：原作"炙"，据文义改。
④ 马全胡：即马钱子。

外肾也，少腹亦属下焦，而疝属肾病，却非肾脏所主，此证实主于肝，间有兼乎肾者。盖肝经循股入毛绕阴器抵少腹，是少腹之疝证，乃厥阴肝经之病也。但其病本非一，有寒湿凝滞者，有湿热郁结者，有肝经阳虚者，是皆疝气之本病。外有脾虚而累及于下者，有命门阳虚而累及于上者，有气虚不能升举致清阳陷于下者，是皆疝气之兼证也。证候俱列于下，临诊务宜斟。

寒湿凝滞之疝，其证小腹痛而兼胀，喜热物揉熨，色必淡白，脉必濡细，痛必绵绵不已，是痛属寒凝，胀属湿滞。治宜温中逐湿，五苓散加川椒、胡芦巴，及渗湿汤去丁香加小茴、肉桂、乌药主之。

湿热郁结之疝，小腹胀痛发作，有时喜重搔擦，最畏热熨。申酉戌亥时更盛，至子时颇轻，上昼更轻。色必壮，体必烦，脉必有力，宜大小分清饮，甚者八正散、龙胆泻肝汤方能济事。

肝经阳虚之疝，颜色饮食俱如常，脉亦平和，间有濡者，惟小腹作痛，但痛而不胀，重按不痛。惟暖肝煎最妙，宜重用枸杞或加附片、蛇床。其有虚之甚者，则乌药、小茴、沉香耗气之物亦不能受，重用暖肝煎亦不能效，因耗气之药夺补药之功也，宜投纯阳之剂，惟理阴煎加肉桂、附片、枸杞，足称神剂。

脾虚累及于下之疝，非肝经之本病，乃因土虚不能制水致水溜下而侵及于肝经也。其证食少体倦，色淡神疲，或嗳腐吞酸，小腹微胀微痛，食后更胀者是也。治宜补脾温胃，以理中汤、养中煎加桂、附、耆、术、胡芦巴之类主之。

命门阳虚不能熏蒸渗水者，其证颜色惨淡或兼沉晦，脉细体重，申酉戌亥时阳伏于内之时，痛胀颇轻，宜八味地黄汤补阳化湿之剂主之。

气虚下坠之疝，亦非肝经本病，因气虚不能提举，故清阳陷下而为少腹痛胀。其证头必眩晕，脉必濡弱，身重举动维艰。然清阳陷下，浊阴必侵于上，或口淡无味，或面色暗滞，下证尿必黄赤，或孔热茎痛。治宜补中益气，清升而浊自降矣，此不必治疝也。

李升选，小腹胀痛绵绵不已，面色淡白，脉亦平和。若据脉，虚实难明，察其小腹轻按痛甚，重按不痛，其颜色淡白，必属寒虚。既属寒虚，必然喜按，何重按不痛，轻按而痛更甚耶？细思轻按痛甚者，必是寒湿凝结，轻按则寒湿愈满故痛甚，重按则寒湿开散，故不痛。乃用火唧筒①合唧，于小腹上连打三筒，其痛即愈，少顷又痛又胀，此是下焦寒湿甚重，故火唧筒拔之不尽，必须外用分消。即与五苓散加附片、川椒、胡芦巴、小茴，痛甚时仍用火唧筒拔之，药服四剂全愈。

王宗书，小腹痛胀，彼自投小茴、川练②、橘核不效，即用八正散攻之。余适至，察其色淡神疲，脉细三至，轻按痛甚，重按不痛。余曰：色淡神疲脉迟者，皆阳虚也。脉细者，中湿也。寒湿贼阳之疝，岂宜大黄如雪上加霜乎？即用火唧筒连打两筒，其痛如失。此证寒湿不盛，故火唧筒取效，不药而愈。第痛止后精神倦怠，小腹似胀非胀，此因本人精气衰弱，复遭耗气之药，故神疲脉迟、小腹不快，速宜峻补下焦以保其后，与熟地、附片、吴萸、肉桂，数剂而痊。

任尚钦，病疝，医用乌药、小茴、橘核之类无效。察其小

---

① 火唧筒：军事上用的喷火枪或泵，中有拉杆和活塞，《武经总要》中有图。此处用火唧筒，约与拔火罐之意相似。

② 川练：川楝子。

腹痛而且胀，每日申酉戌亥时痛甚难抵，要用擂槌①重打，痛略减，至下半夜，痛减大半，每日如是，其人躁②烦体轻，其脉豁大有力。余曰：此湿热证也。脉豁大者，湿也。大而有力者，火也。躁烦体轻者，阳盛之候也。申酉戌亥时痛甚者，乃阳伏于内，内热得伏阳助之而愈炽，故痛甚难抵也。治宜逐湿泻火，前医用吴萸、小茴之热性，反助火增痛者也。即投八正散，用酒炒大黄三钱，一剂无效。次日用大黄五钱，加枳壳、槟榔，早晨服尽一剂，至下午大泻二次，其痛如失。或问曰：凡心腹痛证，总以喜按拒按辨虚实，喜按者为虚，拒按者为实。此证痛时喜擂捶重打明是虚象，何据知属热乎？余晓之曰：凡火盛必然拒按，若因湿郁，热者却又喜按。盖火因湿郁，重擂则湿散，湿散则火亦散，故其痛减，停槌则湿复聚热亦聚，故痛仍甚，此一辨也。阳伏于内，其痛愈甚，明是伏阳助内热，又一辨也。躁烦体轻，脉大有力，皆有余之证，故虽喜按不可指为属虚也。凡诊察痛证，喜按者皆属寒属虚，惟此湿热疝痛偏然喜按，除此之外不可以喜按为实证，妄投攻伐而杀人也，慎之慎之。

邓屏藩，病疝，小腹乍痛乍止，痛时宜手重按，口淡无味，食少神倦，脉濡四至。曾服暖肝煎、荔香散无效。夫疝痛喜按，明是下焦肝肾阳虚之证，乍痛乍止明是气聚，前医之暖肝、荔香皆补肝散气之品，何毫无效耶？盖口淡无味，食少神倦，皆脾胃之虚证。脾胃虚，不能传布药力，故无效也。治宜先壮脾胃，与附子理中汤加黄耆以补脾益肺，因痛得颇急，加橘核、

---

①　擂槌（chuí捶）：研物用的槌子。
②　躁：原作"燥"，据文义改。

小茴兼调其气。三剂后，口颇欲食，神颇壮，乃合暖肝煎并补肝脾，又服三剂，疝气全愈。乃减去乌药、茴香、沉香、橘核，虑其夺补药之功，单用附子理中汤加枸杞、当归、肉桂，十余剂食强神壮而大健。夫肝脾两脏皆虚而传药必仗脾胃，故治宜先补脾，若固执疝属下焦而舍中焦，则取效难矣，可见病多变态，执滞难行。先贤有云：执持中不可无圆活也①。

吉黄伟，病疝，脐下左边痛甚，乍痛乍止，痛时如刀刺，喜按不作胀，腿膝无力，脉濡五至，饮食精神如常。不作胀，无湿邪也。脉濡者，阳虚也。喜按者，亦虚也。肝主筋，肝虚则筋弱，故腿膝无力也。乍痛乍止者，乃正气虚不能主持致虚气往来也。痛如刀刺者，寒甚也。寒甚亦阳虚之所致，即气不足便是寒也。此属肝经本病，与他脏无涉，治宜补肝化气，并助筋骨之阳，与暖肝煎加杜仲、故纸、附片，十余剂疝痛全愈，腿膝亦健。

罗盛选，小腹痛无休息，哼叫不停，迎余至已三日矣。察其小腹痛连肚脐，连打两火唧筒，毫无寸效，脉弱无力，神气疲极，颜色惨白，按其痛处，轻按毫不见减，重按其痛略减。夫痛无停者，非气聚也。重按略减者，虚极也。脉弱神疲色惨者，皆大虚之候也。查前医之药，有用暖肝煎者，有用补中、理中加荔核、橘核、川练者。余曰：全然属虚，毫无气聚，耗气之药决不可投。其少腹痛连肚脐，是肝肾同病，精气大虚之候。暖肝煎不效者，因耗气之药夺其温补之力也。若补中、益气及理中、橘核、川练、荔核者，尤属孟浪。盖痛不在中，补

---

① 执持中不可无圆活也：语出《景岳全书·卷五十德集·新方八阵》。意为临证处方既要依据常法，又要善于灵活变通。

中何为？病非气聚，气药何为？不反致伤中耗气耶？治此之法，只宜峻补精气。与大剂附桂理阴煎加枸杞，午时服药，至日晡已尽二剂，黄昏痛减。又进一剂，半夜全愈。次日察其神气脉色，仍属不足，令伊服至二十余剂而始健。或问曰：火唧筒拔腹痛必效之方，此病腹痛用之不效者何也？余曰：火唧筒者，乃拔邪出外者也。凡寒气滞于内而腹痛者，火唧筒吸出其寒痛必止，火邪郁滞于中而腹痛者，火唧筒拔其热痛亦愈，然盛选之疝痛乃精气大亏之病，无邪可拔者也，故火唧筒无功。凡临喜按之腹痛，火唧筒吸拔无功者，必须峻投温补，切勿妄投耗散。

聂祥久，病少腹胀痛，曾服暖肝煎并治疝气药，无效。察其面色暗滞，神倦声低，食减脉微，少腹作胀微痛，食后更胀，此胃弱脾虚，火亏不能生土之候也。夫脾胃为人身之中主，升清降浊，生气生精，皆赖此中土之充布也。其饮食减少者，脾虚之显征也。食少，化气亦微，即土不生金，致肺虚于上也，肺气不充致神气倦，面色晦而声低也。脾虚于中则滋灌于下者亦微，致下焦之气亦虚，故少腹作胀也。食后更胀者，亦脾虚之显征也。是时食填于中，中气壅塞而升降之力大减。欲升者不能升，欲降者而不能降，故下则腹愈胀，上则神愈倦也，是上焦之肺虚，下焦之肾虚，皆为脾虚之所致也。治法只宜补脾，脾胃健则食自强，可以化气生精，气冲于上，精盛于下，则神自壮色自华，而小腹之胀痛亦必自愈矣。第脾土恶湿，宜燥之可也，前进枸杞、当归皆是润药，岂不助湿渍土乎？非徒无益而反有害也。即与养中煎加耆、术、桂、附，十剂效，二十余剂始痊。

傅三略，病疝气，肾囊日间胀大，夜卧气上入腹中，肾囊全消。求方药时，年已逾六旬，云：患此病已二十余年，始起时，曾服五苓散及八味地黄汤并乌药、川练等俱无效，其肾囊日间虽肿，不胀不痛，惟走路最苦楚，可有治法否？余曰：此病名狐疝，狐则昼出夜伏，此病日则降于肾囊，夜则上于腹，与狐相似，名狐疝。在《内经》云，肝所主病为狐疝。张子和以为起于恼怒，由此推之，必因怒号之时尽力喧喊，致下焦之气衰，气衰则津液结于下焦，随阳气出入而为成狐矣。始起之时，认定肝之虚实，或补或散，宜加香附、玄胡以解郁结之气，多服或可消散，而五苓、八味非对证之药也，今则年久矣，无法可施也。

任朝安，病肾囊肿硬，大如茶碗，不痛，间或微胀，亦无大苦，已病十余年，问可治否，余晓之曰：尔之病名㿉，即俗所谓木疝证也。始起之时，因坐卧湿地，故湿邪侵于睾丸而为肿为痛，宜多服五苓散，加苍术、胡巴①以逐湿，益智、橘核以攻气，湿去滞解，肿痛必愈。当时失治，渐至坚硬，不痛不痒而为木为㿉，成终身之痼疾矣。不必治，治亦无济。后至暮年穿败，流臭水而终。

李拔升之子，半岁时睾丸偏肿，屡服除湿攻疝之药无效，亦不见痛苦，后五六岁，经过麻疹之后，睾肿自消。余意必由胎中受湿，邪溜入睾丸而成，亦胎毒之类。麻疹亦属胎毒，麻出系阳分之胎毒出散，而睾丸之毒亦随麻毒而出散也。此后又见数小儿亦为睾丸偏肿，药之无济有随麻疹愈者，有随痘疮愈者，乃知此病确属胎毒也。

周乃金按：胎毒到处可藏，何以只藏于睾丸内？此尚为旧

---

① 胡巴：即胡芦巴。

说所误者也。

痰　饮

　　夫痰饮之证，其在《内经》皆谓之饮，并未名为痰也。后世相传云，稠浊胶黏为痰，水液澄清为饮，痰属火邪，饮属寒湿也。自余留心诊察，凡痰饮之生，皆有寒热虚实，不可执言痰属热而饮属寒也。然痰之生或外感风寒，或内伤饮食，或因火郁，或因湿滞，或脾虚不能制水，或肾虚不能化湿，皆能生痰。是痰必因病而生，未有无因而痰自生者，正以痰非病之本，乃病之标耳。至若治痰之法，必各求其所因而治生痰之本。因风寒者宜发散，因食滞者宜消导，湿郁者燥之利之，火郁者清之降之，脾虚者宜补土以制水，肾虚者宜补肾以化湿，澄其源而流自清矣。若不知杜生痰之源，徒知星、夏、贝母、海石等药为治痰之要品，则风寒、火郁何能解？食滞、湿郁何能消？脾肾虚者何能自健也？又诸家有云：火痰黑色老痰胶，湿痰白色寒痰清。此亦信口捏著，遗误后人。余常临证见吐痰黑青者却属虚寒，水液澄清之痰又属湿热。如上两句全属胡说，书案证之于下，庶后之临证者弗为所误。

　　外感风寒之痰，胸膈结滞，咳嗽恶风，发热鼻塞声重。夫风寒闭塞于外，津液必滞于内而为痰涎，治宜发散。在伤风门查察治案。

　　饮食停滞而生痰者，或胸胃胀满，或嗳腐吞酸，此因食滞而脾胃不化，及虽化亦失其正，化失其正则为积为痰。治案载食滞门。

　　湿郁为痰者，或过饮冷水酒浆，致湿停胃口凝滞不行而为咯为唾，其证必恶心懊恼，心中时悸，胸满背胀，痰如鲇涎，或如泔如水。治宜逐湿平胃散、二术煎、除湿、渗湿汤之类择而用之。

火盛于中而为痰者，或过食辛辣而生火，或因恼怒而郁火，以致津液不利，结滞为痰。古云：痰因火动。惟此一证，或为咽喉肿痛，或为气喘咳嗽，证必烦躁，脉必滑实。治宜降火，抽薪饮、清膈煎、天冬、麦冬、百合、瓜蒌之类皆可择而用之。倘气喘、脉实、便结者，必加酒炒大黄及生蜜以下之。

土不制水而成痰者，乃因脾胃不足，运化无力，致饮食留滞，滞则为痰，或为咳嗽，或为咯唾。其证必饮食减少，食后反饱，或为恶心，或为吞酸，四肢无力，精神疲倦。治宜健脾，脾健则化得其正，而饮食之精微皆化气血，痰则无由而生也。宜理中、六君、养中、温胃之类择而用之。

肾虚水泛而为痰者，因下焦元阳不足，熏渗无力，致水上泛而为痰也。此病色必惨淡，脉必细濡，或下体常冷，或痰多清涎，或痰如雪白。宜补阴中之阳，助命门之火熏，渗水湿从膀胱而出，以八味熟地黄汤为最。然水之泛无不由土之亏，设使土健自能防水，焉有泛滥为痰之苦？是补肾宜兼补脾，如八味地黄汤内减去丹皮、枣皮，加白术、焦姜、砂仁更妙，或用理阴煎兼附子理中汤尤妙。

李占鳌，咳嗽吐痰，服二陈、六君无效，更金水六君煎，痰更甚。七月尽方请余治，已病月余矣。其证背胀喜捶，懊恼不宁，精神疲倦，痰色雪白，脉细。问彼起自何时，云：六月中旬在南乡挑煤，渐起咳嗽，医云是劳倦内伤，宜用补药，服之病增方回。余曰：尔在南乡时值炎热，必然多吃凉水，致湿停胃中而生痰咳，其湿聚于胃则懊恼。湿侵于背则背胀，脉细者，寒湿伤阳也。先贤云：脉沉细者，中湿也。湿凝必致气滞，气滞则咳嗽由生。痰色白者，寒也。寒湿踞中，阳气日衰，致精神疲倦。二陈、六君果是除痰，不知痰由湿生，不去湿故无效也。金水六君反用归、地以助湿，致痰愈多也。斯时治法宜苍术、厚朴以攻湿为主，奈湿邪侵久，脾土受伤，宜兼用补，投平胃散兼理中汤加附片、川椒。五剂咳嗽背胀俱减，脉略大，二十余剂诸病皆愈，精神壮健。

任五美，忽病吐痰，服二陈、六君痰愈多，察其所吐之痰，如清水一般，似属寒湿，问其证，彼云：烦躁不宁。诊其脉，滑大有力。余思脉证俱属有火，何痰又如清水耶？乃以手探，试其痰形虽似清，却牵丝不断，如鲇鱼涎一般，亦属实火，此痰因火动也。因本人嗜酒，是酒质已去，酒性留于中焦，胃中之津液被酒之热性逼而为痰也，此痰随火升也，治宜降火，与抽薪饮加葛根、花粉、石膏，一剂效，至五剂愈。此人之病，体烦、脉洪、鲇涎，俱见火象，察之不难，外有痰如清水不胶黏者，亦属火证，又何以得知必有身轻、体烦之证？洪大滑实之脉，便是火证，不得以痰如清水一证错认为寒也。

易拔萃，乃贫寒之人，肩挑货物营生，忽病咳嗽吐痰，胸中结滞，请医诊治，云结心伤风，进参苏饮、败毒散病加，方迎余诊。余至伊家是三更时候，观其面色晦暗沉滞，胸中结塞不能卧，倒枕即痰响，脉五至而濡。余曰：证属不治。彼本家有一七旬老医曾主方者，在座云：脉息平和，何为不治？余曰：脉五至，呼吸短。脉虽和而息实不和也。矧此人家贫，肩贸钱米，艰贵可知，病不至重决不服药。或因劳倦，或因忍饥，致伤脾气。脾伤则运化无力，致胸中痞胀，治宜补脾胃助运化，则胸自豁痰自消，咳嗽自愈。先生不审病源，妄投参苏、败毒一派克伐，复戕脾胃，以致精气大败，痰愈盛，胸愈结也。斯时气短似喘，吸不能深入，呼不能长托，是肾绝于下也。面色暗滞沉晦，毫无光彩，是肺绝于上也。胸中痞结，不能投补，是脾绝于中也。三脏俱绝，何以望其生？脉虽五至，亦无可望，是证重脉轻，知其必死无疑，此取证不取脉之神机也。彼满面惭羞，无言可答，病人即死于次日上午。

朱朝瑾之女，年十六岁，病吐痰，由渐至甚，口中津津而来，有时如清水，有时如泔汁。精神如常，脉亦平和，无证可察，惟胸膈不快，饮食较常减半，口淡无味，有时口甜，有时口咸，此脾胃不足之候也。夫脾气通于口，脾健者，口必爽快，无酸咸甘苦之味。何也？盖土健能载能藏也，惟脾土虚弱者多有觉酸咸甘淡之味，余实历验不爽，此证饮食减常者，即胃虚也，食既少而痰多者，化失其正脾气虚也。治宜补脾温中，脾健自然化食之精微为气血，则痰涎可杜，胃健自能纳受水谷，则饭食可增。与白术、淮山、扁豆、云苓、炙草、焦姜、附片，五剂痰涎减半，十余剂痰全除，惟饭食仍不能多。朝瑾曰：病已愈，药可止也？余曰：不可。痰止者，药之力也。食不能多者，脾胃尚未健也。若停药，痰必复来。不特此也，恐脾胃久虚，土不生金必致气亏，脾肺俱虚必致咳嗽气促而成虚损劳瘵之坏证也。仍以原药服至五十余剂而食增中畅矣。

或问：脾胃健者决不觉口有别味，若有甘苦酸咸皆是脾虚，何古书又云，口苦属火，宜服龙胆泻肝汤？余晓之曰：口觉杂味实在历验脾虚，然口苦间有火证者，乃火性炎上作苦也，其证必烦渴，脉必洪大，方可治以寒凉。若无烦渴之证，洪大滑实之脉，则口苦亦属脾虚也。

许平怀，病发热头痛，微恶寒，微汗出，吐痰，脉平和。据脉则无病，宜取证施治，其恶寒、汗出、头痛，乃外感风邪也，至吐痰一证，必是胃中停湿。即投二陈汤以除痰，合桂枝汤以散外邪，服一剂，是夜汗愈大，次日外证毫不见减，反觉精神疲倦。察所吐之痰黑如墨水，细思此病明系阳虚于中，火不生土致令脾亏，脾土亏不能防水致水泛为痰。黑者，水之真色也。水之真色出现，乃阳气大亏之候也。夫水属太阳，坎卦主之。坎卦者，阳居乎中也，即天生一水之源也，是水虽属阴，化生全藉乎中阳，故曰：寒水属太阳也。今阳气大亏，不能化水之阴，致痰色黑也。痰本水类，水由气化，色黑者，非气化之水也。恶寒者，阳虚畏外寒也。自汗者，阳虚不能卫外也。头痛者，因痰盛于中，中气涩滞不能致阳上达，即痰厥头痛也，此病全属内伤，昨作外感施治，大误也。速宜补火生土、健脾逐湿，湿降则痰可除，脾健自能升清阳，清阳升头痛必愈，阳盛自能御阴，畏寒必解，阳旺自能卫外而汗必止，脾健阳回，化得其正，则黑水必转为清矣。即投附子理中汤兼黄耆建中加茯苓，服二剂是夜汗止，次日精神颇快，即减去白芍。又服二剂，畏寒全除，头痛全愈，惟痰尚墨色，精神尚未大健。服二十余剂，痰始尽除，神始健壮。此证若据古书热痰黑色之语，妄进寒凉泻火，克伐脾气，可得生乎？

王玉书之妻，精神疲倦，举动艰难，肢冷，头晕，食减，胸中懊恼如醋浸心，口吐清涎如泉涌之壮，莫知其由来，渐至不能食，脉微五至。余诊时已绝食三日矣。查前所服之药，乃耆、术、姜、附、六君补阳助脾之类，毫未见效。夫食减懊恼、口吐清冷之痰，证属脾亏无疑，脉细、肢冷、眩晕，阳虚亦无疑，是病本由阳衰火虚，不能生土而致脾虚，脾虚不能防水而泛上为痰饮，致清涎如涌泉。前服温脾补阳之药实属恰当，毫无效者何也？岂其胃气大坏，不能传布药力，而病属不治乎？然舍温中似无方可治，细思火衰土亏，湿踞中焦，不去湿则补药不能取效。先贤有云：补正必须逐邪，邪去则补方得力，是治此必宜祛湿也，中焦脾亏乃由下焦火衰，徒补中焦则薰蒸无力，又宜补下焦为主。先哲云：善补阳者，必于阴中求阳。是治此又当补肾也。与八味地黄汤，减枣皮，因其酸敛，减丹皮，因其性凉，加白术、砂仁，重用熟地，使引附桂直趋命门，补肾中之火以生土，助胃中之气以化湿，茯苓、泽泻以渗湿，白术、砂仁温中以行湿，使湿去阳回而中土必健矣，如此施治或可望其庶几。果服二剂，次早稍效，五剂清涎大减，心酸全愈，服至五六十剂乃康健如常。凡脾虚之证，有宜补肾而始效者，有上中二焦之阳虚，非补阴中之阳而无济者。

聂命邑之母，年逾六旬，云：从前每逢冬月，则咳嗽微有痰，饮食精神俱如常，待春末夏初即愈。岁壬申冬，咳嗽吐痰较前更多，口无味，食量减，肌瘦神疲，药服补脾除痰，无效。癸酉二月初旬，方迎余诊。问其证，云：胸中恒响，惊悸时作。饭后如醋浸心，口干喜茶，亦不能多饮，面色惨淡，脉濡五至，肌肉瘦削，此病乃脾虚于中，肾虚于下，水邪上泛而成痰饮之候也。夫肾中之阳虚于下，则气化之力减，致湿聚中焦而为痰也。胸中恒响，饮聚胃中也。惊悸时作者，水停心下也。水聚中焦，下阳又虚，不能熏蒸津液上泽乎口，故口干也。饮水不能多，多则中反不能快者，是口虽喜水而腹畏之也。畏之者何也？因水聚于中，故腹畏水湿也。治宜补中下二焦之阳，逐停蓄之湿方云对证。前医温中而无效者，只知痰饮病现乎中，不知水泛病由乎下，徒知补脾不知导水，是犹贼踞都城终不逐出，城中之人能有安宁之日乎？与熟地饮，附、桂以温肾，白术、姜、砂以补脾，车前、泽泻以行湿，使湿去阳回则脾胃自健，脾健则运化有力，饮食皆变为气血，则痰涎无由而作，咳嗽必止，阳蒸于下则氤氲澈顶，口舌必润，脾健则食增，肾旺则神强食增，神强而肌肉必渐增丰矣。果一二剂效，七八剂胸响心酸皆除，惊悸亦愈。是湿邪乃减，去车前、泽泻渐服而全安。

　　王秦川之母，年逾六旬，其体素属阳虚脾亏，间有咳嗽，服补脾之药渐安。岁壬申冬，忽然恶寒身痒，一身作胀，头微痛，吐痰咳嗽，气喘异常，不能安枕，医作外感寒邪，投姜附六君加麻黄、芥子，无效。察其恶寒，得厚衣烈火便解，额颅时痛时止，气喘痰响，痰似雪白，且甚多，口无味，食大减，难以举动，动则喘甚，咳嗽夜间更甚，脉濡六至有余。余曰：此非外感寒邪，乃冷茶冷饭内伤中寒之候也。夫外感寒邪，虽着厚衣、近烈火亦不能除，此病畏寒，得暖便解，明是内伤。外感头痛，昼夜不止。此人头痛乍痛乍止，亦非外感之证。脾气通于口，寒湿困于脾，故口不知味，胃司受纳，寒湿侵胃，故食大减。头之所主，阳明在前。阳明者，胃也。此人头痛全在额颅，乃湿伤脾胃之显征也。身痒身胀者，乃阳气虚弱不能充达肌肤也。痰多者，湿甚也。痰如雪白者，寒甚也。乃寒湿伤脾之明征最显最确。夫脾胃素虚之体，今遭寒湿之侵，而脾胃必更虚矣，岂宜麻黄、芥子而复耗损其气乎？治此之法宜健脾燥湿，回阳解寒，更宜导滞从膀胱而出。与八味地黄汤减丹皮、枣皮，加白术、焦姜、砂仁以补脾行湿，用地黄为君导湿趋下，乃同气相求之义。二剂略减，五剂大减，口味略转，十余剂痨喘乃平，食量大增，咳嗽吐痰十减其九，更投养中煎加白术，多服始痊。

窠囊之痰乃痰并瘀血而成，从一边而来，有曾治鲁喜春之案在胁痛门。

顽痰胶固，有曾治朱履亨之妻案在疟疾门。

吞酸吐酸

凡胃①口如醋浸不快者，名曰吞酸。酸水从喉口吐出者，名曰吐酸。古书有云湿热在胃而作酸者，有云脾弱作酸者。其在《内经》曰：诸呕吐酸，暴注下迫，皆属于热，是酸证皆属于热也。又曰：有者求之，无者求之，虚者责之，实者责之。有者实者，言其实热也；无者虚者，言其虚寒也。然此证候亦有数种，有饮食停滞而化酸者，有脾胃虚弱而致酸者，有寒湿侵土而为酸者，有湿热郁中而成酸者也，临证务宜细察，庶不致攻补误施也。

饮食停滞而为酸者，因饮食过度，或吃生冷，运化不尽，致有物积不行而为酸为腐，如酸浸心，或酸水从嗳而出喉口，其病胸胃胀满拒按，或恶食反饱。治宜导滞，平胃散、和胃饮、治中汤及大小和中饮、神香散之类择而用之。

脾胃虚弱而致酸者，因脾虚运化无力，虽食少亦不能全化，纵化亦失其正，化失其正则为痰饮，痰饮留中则为酸心。其证精神疲倦，四肢无力，口淡无味，脉必濡弱，不思饮食，无胀满，无呕恶，此土虚火衰之候。宜理中、养中、圣术、寿脾、温胃饮之类主之。甚者必须加附片、川椒之类。间有补脾无效，宜补命门之火，以助熏蒸者，宜八味地黄及理中汤、理阴煎之类主之。

---

① 胃：原作"味"，据文义改。

寒湿侵胃而为酸者，乃因水饮停聚胃中不行也。夫寒湿在中，戕贼阳气，阳气被残，不能主持，或为眩晕，或为惊悸，额痛，恶心欲呕，脉必细微。中湿者脉必细也，间有脉大者必浮豁无力，宜胃苓汤、渗湿汤、除湿汤、二术煎、苍术丸之类择用。

湿热在胃而为酸者，惟胃强阳盛之人，过食辛热湿物致郁于中者有之。夫湿热聚胃，必致郁脾，脾主肌肉，肌肉必烦，热踞于中，上冲喉口，口必躁烦，脉必洪大，体必轻快，喜冷恶热。宜太清饮为最，或白虎汤兼四苓散亦可。必诊得热证、热脉之确据方可治以寒凉，否则必致杀人。

任妇易氏，恶心，欲呕不呕，胸中如醋浸，间吐酸涎，口不渴，面色淡白。是寒湿侵胃无疑。小腹作胀喜按，臀腿亦作胀，喜捶喜捻①，是下部亦属寒湿。惟脐中连上下寸许，腹内发烧拒按，按之痛愈甚，此脐中一节又属实火，脉五至平和，沉部力大。上下皆属寒湿证，何中间又见发热拒按之实火证耶？不得其解，不敢主方。连日请治，不能推辞，再三揣察，下体必是坐于寒湿之地，故湿侵于臀腿而为胀，胃中必是过吃生冷，故湿蓄胃中而为酸，脐中之阳气被上寒压之，下寒格之，郁结于中，而为发烧拒按。意治此证必须先开胃中寒湿，然后方可治脐中之热，待胃寒除，脐热解，再治下焦，或可侥幸。然先治胃寒，药必温热，温热入腹则脐中之热能不加甚乎？必须探吐之，免温药下趋而助热也。与理中汤兼二陈汤，服下半时久，用鸭翎蘸醋扫喉探吐，吐出皆是药水，并无痰涎，人愈困倦。此必生冷停蓄日久，非猛剂莫能攻。次日仍投原药加附片、川

① 捻（niē捏）：同"捏"。

椒、荜茇，猛进一剂，服半时久，仍用鸭翎扫喉，倾盆而呕，呕痰涎极苦极酸即安。睡二时久醒，觉吞酸概除，脐内发烧亦解，惟臀腿之胀未退。与五苓散加苍术、焦姜，四剂全愈。愈后细详脐中之热，全由胃寒压困，与下体寒湿无涉，故呕尽酸苦，胃中寒湿尽去，阳气即畅而脐中之烧热自解矣。

　　黄玉玺，胃中懊恼如醋浸，欲呕不呕，是名吞酸。食减神倦，脉四至无力，其人好酒，乃酒湿伤胃之病也。曾服葛花解醒汤加枳、槟，十余剂无效，反加头晕，饮食愈减。余曰：尔因酒湿过多，侵贼阳气，饮食减者，脾亏之候也。精神倦者，气虚之征也。脾虚则运化无力，故吞酸。气虚则宗主减常，故头晕。药宜补脾助阳，兼之渗湿则可，若葛花解醒汤青、陈、砂、蔻皆耗气之物，气虚之证岂堪复耗乎？葛花、枳、槟乃寒凉之性，枳槟性更助湿，脾虚之人岂再宜贼阳助湿乎？夫酒性热，酒质寒，凡酒之热性伤中者，方宜葛花、枳、槟。若酒质之寒湿伤中者，则不宜也。见乃酒质所伤，故服之气愈虚，脾愈亏，以致神愈倦食愈减也。即与附子理中兼五苓散，服四剂，食颇增，神颇强，惟吞酸不能全愈。夫食增神强湿必去矣，湿既去吞酸宜愈，不愈者何也？必是脾因寒湿久困，所以运化难尽，方中苓、泻未免减去补药之功，乃除去苓、泻，单用附子理中汤加黄耆、荜茇，二十余剂大安。

　　朱芳桂之妻，小产后吐酸食减，脉濡神疲，经血日下。伊叔业医，服胶艾四物汤无效。夫食减吐酸乃脾虚也，神疲脉濡是气虚也，谅前小产必是气虚不能举载也，又血常漏下，乃脾虚不能统，气虚不能固也。四物内有阿胶，皆补阴之药，阳虚之病岂宜复补阴乎？不畏阴愈盛而阳斯寂乎？与养中煎加附子、黄耆，五剂无效，彼请更方。余曰：病因久虚，非数剂能效也。

仍与前药，倍加分两，又进五剂，亦不效。余想脾胃气虚，耆、术、姜、附不能取效者，无药可施也。细思堕胎之后，经血不止，子宫之阳虚也，下焦阳衰熏蒸无力，致补中之药无功，必须温补下元，方能奏①效。先哲有云：善补阳者，必于阴中求阳，得阴助而生化无穷，此证是也，乃投理阴煎加耆、术、故纸，三剂略效，经血止，吐酸愈，十余剂而全安。

余元旦，病吐酸，左肋下痛，曾服顺气破气等药无效。此人年逾六旬，自分②必死。察其左肋下痛拒按，胃中作胀亦拒按，咳嗽吐痰，痰味亦酸。夫胃中作胀拒按，明是食滞，滞则成痰，痰侵肋下，故痛而拒按。痰凝气滞故咳嗽，是肋下痛与咳嗽俱属标病，而病本实由食饮之滞也。与大和中饮以治食积，加白芥子开肋下凝结之痰，再加川椒逐胸中之留饮。二剂下痛全愈，胃中胀减半，五剂胃胀全除，吞酸亦愈。惟食后略有反饱，与养中煎加附片，十余剂反饱，亦全愈而大安。

饥 证

此证时时觉饥，心中懊恼不宁，有因火甚于中者，有因痰凝于中者，有因酸水浸中者，有因血虚欠营者，虚实不同，诊治宜慎。火甚于中而饥者，或食过即饥，或虽食不饱，食后胃中觉饱而饥仍不止者，火盛也。治宜清火，抽薪饮、清化饮、玉女煎及清膈、白虎之类择而用之。余自临证以来，此证却少，惟三消证方有此实火之饥。设杂证有此，必须有烦渴不宁之证、洪大滑实之脉，方可治以寒凉，否则反伤脾胃，慎之慎之。

---

① 奏：原作"凑"，据文义改。
② 自分：自料，自以为。

痰盛于中而饥者，惟内伤脾胃而痰饮留中及咳嗽吐痰者多有之。其证必色淡神疲，胸中懊𢙐，心下时悸，脉或濡或细，不渴不烦，肚中虽觉饥而食不能多。此脾虚于中，致痰饮凝滞而然，治宜补脾而除痰，以姜附六君及理中、养中之类主之。倘湿痰盛者，必须兼五苓散以渗之。

酸水侵胸而饥者，胃中时时觉酸，如醋浸然，即吞酸证也。因火衰土虚，运化无力，饮食停蓄而作酸也。其病觉饥而不欲食，食下反作腹满，色必惨淡，体必疲倦，脉必濡弱，治宜补脾，脾健则滞自去，滞去则酸自失，饥自止矣。宜四物、回阳、附子理中加肉桂以消阴翳，更宜加茯苓、川椒以逐留聚之酸水。倘有食滞未去者，胃中必胀而拒按，宜理中汤兼大和中饮以导之。

血虚不营而饥者，惟汗后、泻后、疮脓大出之后、经产崩漏之后方有此证。夫人之脏腑肌①体、四肢百骸皆赖气以运之，血以营之。汗乃血之液，大汗之后，血必虚也。泻多亡阴，血亦阴也。血虚欠于营养，气欲运而血不泽，故经络略郁，外络郁则体烦，内络郁则生热，即血虚生内热也。其证亦喜饮，即内水不足喜外济也，脉亦洪数，但不似火饥之滑实也。其证颇与火饥相似，但火饥者喜动，血虚者喜静也。火饥者食后即饥，虽食不饱也，血虚者不能多食也。火饥者茶水虽下，仍渴仍饥，血虚者吃水之后，渴即减而饥亦减也。火饥者夜间阳伏于内，则病甚，血虚者阴虚喜阴助，夜间颇轻。火饥者起于暴，血虚者起于徐。总以汗泻失血之后，为确凭也。宜小营煎、左归饮、四物汤之类主之。倘血虚而火甚者，清离滋坎汤或知柏地黄汤

① 肌：原作"饥"，据文义改。

减苓、泻主之。

王昆玉，善饥，曾服除痰、消导、清火，俱无效。察其面暗滞，肢体倦怠，虽饥不能多食，少食亦作饱胀，胸如醋浸，口亦不渴，脉四至平和，此脉不足凭，舍脉取证可也。夫食不能多，乃胃虚不受纳，少食亦作胀，即脾虚欠于运，脾胃俱虚，运化自难，致饮食停蓄而吞酸，酸水停中致懊恼而似饥也。脾主四肢，脾虚致肢体倦怠也，脾虚食减，土不生金致肺亦虚，肺主气，气虚不能充达，致面色暗滞也。前医妄投克伐，虚弱之体岂堪复克伐乎？治此宜补火生土，方可望效。与养中煎，五剂无效，加荜茇、附、桂，三剂病减半，十剂全愈，面色亦明润，惟精神尚未大健，乃于前药内减荜茇加黄耆，十余剂体健神强而大安。

王文明之女，咳嗽吐痰，恶心惊悸，食少善饥，脉细数。前医投清火化痰之药，病更甚，观面色清淡，倦怠懒言，乃脾胃虚弱，运化欠力之候也。胃虚不能多食，脾虚化失其正，虽食亦不能全化，致饮食留滞而为涎痰。湿停于胃口则为恶心不宁，胃与心肺切近，故心被湿侵则为惊悸，肺被痰侵则为咳嗽也。脉细神倦，懒言色淡者，阳虚也。食不能多者，胃气虚弱之明征也。阳虚复投寒凉是如雪上加霜，致病愈甚也。即与六君以除痰，加姜附以助阳，服十剂毫无寸功。余思阳虚生痰之病，姜附、六君可称切当，全不取效者何也？必是陈皮耗气，茯苓渗利而夺补药之功，致补药不能奏效。乃减去茯、陈二味，加黄耆、白术、附、桂、干姜、炙草纯阳之药，三剂病略减，十剂全安。正是一味误，众善皆弃也。

赵恒安，口淡无味，时刻觉饥，食到口中却又不欲食，脉四至，精神疲倦，颜色如常，又无痰涎，证颇难察，惟脉细可据，书云，中湿脉沉细，此人必是寒湿停中，贼阳侵土之候也。盖胃被湿侵，故不欲食。脾被寒滞，故口淡无味。湿凝络脉，不能流畅，故似饥而实非饥。寒湿贼阳，故精神疲倦也。与理中汤以温中，兼五苓散以渗湿，五剂全愈。

任巨源，病脾虚吐血，曾服耆、术补脾止血，血止后即病饥，每餐吃饭两碗即饱，食后仍饥，脉色皆好，无据可察。余思失血之后必是血虚不能营养，络脉致气欲行而血不能随，故作饥，治此必须养血。第血药多润，又恐碍于脾，必于补血药内兼能顾脾方善。与五阴煎三剂，复投寿脾煎略加阿胶以保其血，后遂大效。

三　消

三消之证，乃上中下三焦之火病也。上消者，大渴引饮，随饮随渴，此上焦之津液枯涸，肺与胞络之火盛也。中消者，多食善饥，不泽肌肉，乃阳明胃腑之火盛也。治此上中二焦之火，俱宜白虎汤、玉泉散、竹叶石膏汤及抽薪饮之类。倘兼阴虚者，玉女煎主之。下消者小便淋浊，如泔如膏，肌肉消瘦，面黑耳焦或尿有腥臊气者，此肾与膀胱之热盛也。宜加减一阴煎或知柏地黄汤，减枣皮、山药主之。但此等证候，脉必洪大，体必躁烦，举动必轻捷者方是实热，间有举动艰难，头低体倦而脉洪大者，亦是火盛，然火盛之病何致头低体倦？所谓火盛则筋软，热盛则神昏也。第余留心察此三消，虽属火盛，然必由乎阴虚。临证以来，惟老年人多有此证。乃年老精衰，水不制火也，少壮精旺者少有，此病间或有之，必是嗜辛燥浓酒及纵情肆欲者，因燥热伤阴，纵欲竭精者也，凡甘淡谨慎之辈从未见有三消证也。凡治此者，药宜寒凉，但火衰其半即宜顾阴，倘不知此而欲泻尽其火，必致阴阳两败矣，切记切记。

蒋佳文，年四十余，消渴善饥，曾服寒凉泻火数剂不效。观其面色暗滞，是血虚不华于色也。肌体平消，是津液不充于肉也。脉大五至，是火盛也。明是阴虚火盛之病，其人体色赤，性不饮酒，此阴由何致虚乎？细问彼从前有大汗泄泻否，有梦泄淋遗否，彼云：前两月起，每夜梦遗二三次不等，月余后由此每下半夜口渴善饥。余曰：口渴者，上消属肺，善饥者，中消属脾，皆实火也。然上中二焦之火盛由于下焦之阴虚也，阴虚由遗精盗汗之所致也。与玉女煎五剂，渴饥减半，再服五剂，不见大效，乃减寒凉，用甘纯养阴之品，投小营煎得大效，十余剂诸证悉除。又李光南三消证载火证门。

脚　气

脚气一证，乃水湿下壅之病，然有寒热虚实之不同。夫水湿寒热之实邪与气血之虚损皆有本门可察，故古人并无脚气之名。自晋苏敬①起，以后及宋元明诸家之书，俱载而不详，兹不得不著案，并详邪正虚实之确据，庶临证不致望洋②。若怀真之士，自必以水湿邪正为主治，不得以脚气借口也。

脚气之病，凡自膝以下，或为肿痛，或为枯瘦，或为麻痹难于行步者，皆称为脚气也。有虚实之殊，有邪正之异。实者，寒湿之为害也。虚者，血气之不充也。湿邪之病，有自外而得者，或身冒雨湿，或坐卧湿地，致令湿邪袭之。经云：凡诸湿袭虚，则病起于下，致为腿足之病，此外因也。有自内而致者，

---

① 苏敬：唐代医家，此处误为晋人。苏敬与唐临、徐思恭同撰《三家脚气论》一卷，见《宋史·艺文略》。

② 望洋：迷茫，茫然。典出《庄子·秋水》："望洋向若而叹。"

或吃凉茶冷水，或过饮酒酪及诸肥腻，致令湿流下焦而为腿膝肿胀者，此内因也，皆脚气之实证也。治外因者，宜羌活胜湿汤为主，使湿邪从汗而出也。治内因者，宜渗湿汤为主，使湿邪从分利而出也，是皆脚气之正病正治也。脚气皆起于湿，所以有风湿、寒湿、湿热等证，宜分别施治。如畏风自汗者，为风盛，必须桂枝以祛风。无汗挛急掣痛者，为寒盛，必须麻黄以散寒。烦渴喜冷者，为内郁之火盛，必须白虎以解热。若四气兼中者，但以多者为主，分其表里以施治也。是虽脚气之兼证兼治，实风寒湿热之正病正治也。以上皆脚气之实邪也。虚者，或因气虚，或因血虚。气虚者，举动无力，致津液下留而为足胕肿胀，步履艰苦，宜六气煎加杜仲、故纸峻补其气。气充则津液随气流布而肿可消，步可健矣。血虚者，自腿及胕日渐枯瘦，举步无力，然血不泽亦由气不行，宜六物煎加续断以通关节，使血以滋之，气以行之，则关节豁利而瘦可转肥矣。第此虚证，治必宜补，然必胸膈舒畅，腹无阻滞者方宜用补。若胸中痞胀，腹有滞逆，必须先调胸腹，待胸腹豁然，方可投补，不然恐助逆气，上冲胸心，则为祸反速也。又凡脚气结滞，最宜芳香之物煎汤浸洗，则退邪极速。亦须胸腹无滞，方可淋洗，若胸腹有胀滞，决不可洗，恐助湿气上升也，此必先降其气，俟其毒止在脚，然后熏洗，自无不利也。古云：脚气之治，补剂淋洗切不可用者，皆指胸腹痞滞者言也。又方书所云：湿脚气者，即湿注脚肿也。所云：干脚气者，即枯瘦步艰也。湿者宜除湿，干者宜补正。

　　脚腿膝胕肿胀疼痛而恶寒发热、无汗、头痛身疼、脉紧数者，乃外感风寒湿也。若无挛急掣痛者，为寒盛，宜五积散、续命汤。恶风自汗者，为风盛，海藏桂枝汤及疏邪实表汤。胕腿胀重者，为湿盛，宜神术散、羌活胜湿汤。若其人元气素弱而患此寒湿者，宜固正逐邪，大防风汤、三气饮。

脚气肿胀而口渴喜冷，心烦气粗，或尿赤屎臭，脉洪者，乃内伤饮食，郁而成热，致湿热下注也。宜清火降气渗湿，导赤散、大分清饮及二妙散、当归拈痛汤择用。

脚气得于病后、产后而肿痛步艰者，因于虚也。如体倦食少、脉濡神疲，或懊恼多痰者，脾胃虚也，宜寿脾、理中、温胃、圣术之类主之。如尿短黄少、腹微胀、大便溏滑者，肾虚也，宜右归、理阴、六味回阳、八味地黄之类主之。

腿腨日渐瘦削者，名干脚气，乃气血虚弱之所致也，血虚营养不周，故膝消瘦。气虚运行力微，故关节涩滞。即俗云血脉不过节者也。但当察其气虚血虚而分治之。若身有微热，或肌肤枯涩，或口渴喜茶，或脉大体轻者，血虚也。若畏寒喜暖，或脉弱神倦，或食少便溏，或咳嗽多痰者，气虚也。血虚者，宜左归小营之类。气虚者，宜六气、归脾、六君之类，外宜芳香之物炒热掩敷膝胫，使药力易于达下也。

李代贵，九月间膝腨肿痛，不能移步，恶寒发热，头痛腰疼，通身作胀，脉紧五至。夫恶寒发热、头腰痛者，乃外感风寒之证也。通身作胀者，湿邪之证也。治此只宜发散，与神术加桂枝，二剂病减半，寒热俱退，四剂头腰身胀悉除，膝腨肿痛减半，稍能移步，更进渗湿汤，加萆薢、苡仁，又服四剂，未见寸功。夫外邪已散，胸腹亦畅，惟膝腨不愈何也？必是溜下之湿结滞日久，非内服所能散也。乃用姜、葱、柑叶、菖蒲、灵仙煎水，洗二次全愈。

朱希圣，病脚气，伊弟业医，药服月余，其病愈甚。观其膝腨俱肿，足背肿甚，皮如裹水之状，脉濡五至，口淡无味，食少神疲。问服何药，乃独活寄生汤、羌活胜湿汤、当归拈痛汤之类。余曰：夫脚气必有所因，未有无因而忽病者，医岂可不察病本而概以湿热为名，妄投祛湿泻火而能取效乎？此病全属虚证，其口淡食少，脾胃虚也。神倦脉濡，阳气虚也。脾肺俱虚不能运行津液以化气，津液下溜而为膝腨肿也。谅始起时不过微肿，决不放光。前药克伐致气愈虚，津液愈溜，故足背放光而露水湿状也，若不速救脾肺，足背必穿烂流水而难为力矣。即与耆、术、附、桂、姜、草、茯苓，五六剂食颇增、神颇壮，渐服渐效，服至二十余剂而神强体壮，脚气全消。

李文化，自膝以下由少力渐至麻痹，渐见瘦弱又冰冷，乃干脚气也。食少神疲、面色惨淡，皆脾肺阳虚之证。脉四至平和，据脉难分虚实，此必因气虚不能化精而津液俱失其源，故令足瘦也。冰冷者，阳气不能达下也。与六气煎加姜附，服八剂，食强，神健色华，惟足仍瘦，仍然冰冷，全不回阳。余思饮食神色俱健，是正气已充矣，正气既充必能达及四末，脚下亦必回阳，今仍冰冷者何也？必是寒邪侵于膝腕，结聚日久，不能开豁而气不能充关下达也。此宜热物掩敷膝腕，蒸攻寒结，接引补药而下趋，方能取效。即用姜、葱、菖蒲炒极热，以布包好掩两膝一时久，日晡掩之，昏时解开，至亥时两足俱热矣，仍服原药数日，膝腨之瘦者渐转肥壮矣。

朱正三，两腨渐瘦，体燥心烦，静时颇安，夜卧不寐，脉洪五至，此乃血虚之干脚气也。何以见之？体躁心烦者，阴虚失其静也。不寐者，精虚不能纳神气入肾也。脉洪者，火也。腨肉瘦者，津液不及泽于脚也。问曾因何病而起，彼云：毫无他病，惟两腨渐瘦小，今已半月不寐，又喜饮茶水，此必火证也。余曰：火证者起于暴，必躁扰不宁，烦渴喜冷也。尔之足干起于徐，非实火也。虽体躁心烦而静时可安，乃阴虚喜阴助也。由此推之，即脉洪者亦阴失其静之脉也，从前既无他病，莫非欲过度乎？彼云：前月梦遗十余夜。余曰：是也。夫人纵欲损精及梦泄遗精者，如精去而气亦去，便觉神气倦怠，阳虚之病叠生。精去而气不去者，体躁心烦，阴虚之证频作。尔之病乃精去气不去之病也，阴虚而阳亢也，治此者只宜补阴以配阳，若泻火之药毫不可用也。与左归饮五剂，口渴心烦概止，服十余剂，膇亦渐肥而全愈。

霍　乱

霍乱之病，乃胸腹急痛，上吐下泻，反复不宁，挥霍撩乱，故名霍乱。乃寒冷伤中之病也。因吃生冷瓜果等物，凝郁于中，如沙子涩滞，故又名发痧。其上吐下泻者，犹为易治，若上不吐，下不泻，腹中绞痛，名干霍乱，俗名绞肠痧，最为危候也。

上吐下泻、腹中刺痛时，即以喜按拒按察其邪滞去与未去。如按之痛甚，邪滞尚盘踞未动，宜平胃散、和胃饮并进，神香散攻逐其滞，滞去而痛必愈。若按之痛减，或重按不痛，是积滞已去矣，然滞去痛宜止，不止者，乃中气蔽寒毒侵损，阳气大亏，阴凝作痛也。宜附子理中汤加荜茇驱阴回阳，刻难容缓。

腹中急痛，上不吐，下不泻，名干霍乱，即绞肠沙最危之证也，急用盐汤吞下，探吐之，或用神香散及菖蒲香窜之物吞下，探而吐之，吐出积滞，方云无害。如再吐不动，即用姜、葱、菖蒲、柑叶、樟树叶芳香之物，舂烂作饼，敷于胸腹上，以熨斗火于饼上熨之，使热气内蒸以解寒凝而呕出滞秽，亦可取效。

霍乱转筋之病，乃足腹之筋拘挛急痛，甚至牵缩阴丸，痛迫小腹，最为急证。若转于吐泻腹痛未定时，乃寒湿、食积凝滞于中，中焦既困则阳气不能充达于筋，至筋反蔽寒滞而反折拘急也。但以喜按、拒按察定食积、寒湿。如腹痛拒按，乃食积也，宜平胃散、神香散攻逐食积。若腹痛喜按，是寒湿也，宜胃苓、五苓以逐寒湿，食去湿行则里和，里和则表自解而转筋自愈矣。若转于吐泻之后，是邪气以去，乃气血大虚也。如肢倦神疲口淡不渴者，虚在气分，气不足便是寒，致筋血凝涩而拘急也，宜六气煎加附片补气培阳，气足自能充达而筋自舒。倘口微渴、体微烦、脉大者，虚在血分，血虚欠于润泽则筋燥而拘急也，宜小营、左归、四物、六物以补血，血足自能营养，则筋之拘急自宁矣。霍乱吐泻之后，腹痛将愈之时，切不可急与粥汤以致邪滞复聚，为害最大。盖中气蔽寒邪滞扰一翻，而肠胃困苦至极，斯时也，脾胃尚难主持。若粥汤饮食速下，难于运化，必致腹滞而腹痛较前必更甚矣，可不畏乎？必须于吐泻腹痛俱愈半日之后，胃气大醒，脾气豁然，病人觉饥而思食者，方可略与粥食，亦不可过饱，方能无害。

　　刮痧之法将病人俯仰，用冷水一盆，以病人两膝着水上，浇水于委中穴，旋浇旋拍，待委中粗筋肿起，用银针傍筋打入，针出血流，叫痛即苏，随用阴阳水①吃两碗即愈。前贤又一法，将病人两臂将至手背数十下，用针傍十指甲刺入，血出即苏。又法用温水将病人两曲池旋浇旋拍，筋起红色即苏。景岳之法用温水一碗放香油在内，以细瓷碗一只放于香油碗内浸温，将碗覆于病人背脊中，轻轻放下刮之，刮至良久，腹中或响，内

---

　　① 阴阳水：凉水和开水混合在一起称为阴阳水。李时珍《本草纲目·水·生熟汤》："以新汲水百沸汤合一盏和匀，故曰生熟。今人谓之阴阳水。"

滞即动，必泻而愈，纵不泻，腹痛必减。以上刮沙打沙之法余屡试之，惟景岳刮背之法甚善。盖五脏之系，皆附于背也。余照景岳刮沙之法，用麻油摸湿病人背脊中间，令人以两手侧面，从上刮下，轮流尽刮，免使伤背，更为美善。

余长松，胃中刺痛，懊恼拒按，脉三至有余。夫恶心懊恼者，湿聚于中也。拒按者，食积滞于胃也。刺痛脉迟者，寒凝于内也。邪在胃口，吐出为善，即用盐汤探吐，连探三次，只吐出盐汤，其食积毫不吐出，重将两臂亦不济事。用香油刮沙之法，刮背数十下，觉腹痛颇减，以手指抵舌探吐，方吐出饮食，其痛大减，随进附子理中汤加荜茇、川椒而愈。此病先用盐汤探吐不动者，寒邪结滞之甚也，后刮背始能动者，乃表解而里方解也。夫五脏之系皆附于背，刮背疏动脏气，阳气动则阴凝解，而始能吐出也。

周乃金按：霍乱上吐下泻主开沙证。欲吐不吐，欲泻不泻，主闭霍乱。吐泻不止，则危沙证。一经吐泻即愈，又霍乱。系一种细菌侵入肠中，发生极速，数小时可以毙命，用凉开水和盐少许服之，为杀菌救渴之妙方。沙证除刮沙外，可用生黄豆嚼服以解血热。

痿　证

痿证，乃身体疲倦，四肢软弱而纵缓也。其证手不能持，足难行步，头低不能翘举者皆是也。有火盛之痿，宜清不宜补，有阳虚之痿，宜补不宜清，治法相去天壤，认证切宜仔细。

火盛之痿，必口渴喜冷，体烦恶热，脉必洪。盖火盛则筋软，致头低肢倦也，宜抽薪饮、白虎汤主之。若年老之人及阴虚之体患此者，宜加减一阴煎及知柏地黄汤、玉女煎之类主之。

火证门李光南之案是也。

阳虚之痿或得于病后，或得于劳倦，乃纵欲无节，或年衰正虚者皆有此证。其证必精神疲倦，喜热恶寒，饮食减少，脉必濡弱，乃气虚阳衰，则肢体不收摄而纵弛也。治宜补阳，如饮食减少者，宜理中、养中、温胃及六气煎主之。若饮食如常者，乃阴中之阳虚也，宜右归、理阴主之。

男子阳痿不起，及临阵倒戈者，皆由命门阳气之不足也，宜峻补下元，如右归饮及理阴煎、蚕蛾丸之类，加枸杞、鹿茸、菟丝、五味、核桃主之。如食少肢倦者，乃脾胃虚弱，化精之源亏也，宜寿脾煎、温胃饮、六气煎及参归鹿茸汤之类温补脾胃，使脾胃强则能纳能运，饮食多则化精化气，精盈气盛而阳自健矣。

男子阳痿而脉洪体轻者，乃湿热盛也，热甚则阳旺，何致于痿？此乃火盛则筋软也，如夏天炎热则草木诸物之叶皆软是也。若烦渴喜水，为阳明热盛，宜白虎、抽薪主之。若口不渴而躁烦，或时烦时快者，湿热入于肝胆也，龙胆泻肝汤主之。若口不渴，惟少腹作胀或申酉戌亥时躁烦者，湿热盛于下焦也，宜化阴煎、二妙散主之。以上湿热之痿，必确得其热证热脉方可治以寒凉，否则误人不浅。

大惊卒恐之后多有阳痿。盖阴茎乃肝之经络，惊则伤于肝胆，肝胆伤则生气亏而阳道斯不振矣。阳物由肾之主持，恐伤肾，肾气伤则元阳损而龟头即痿矣。第因惊因恐必细详问明，方得其实。因于惊者，犹易望效，因于恐者，则奏效实非易也。夫此二证皆由阳气衰败，大危之候也。其人腹内似痞非痞，似胀非胀，语轻声低，神气戚戚①，色不华彩，皆生气大伤也。因于惊者，宜六气煎、七福饮，因于恐者，宜大补元煎、右归饮、理阴煎，宜加鹿茸，更宜善言释去恐畏，方望药有成功，徒藉药力终无济也。

邓思谐，年三十余，病阳痿，临事不举，色脉饮食皆如常。夫人之阳物即或衰弱不举，亦有略举之时，其龟头乃肝经所主，肝属木，旺于寅卯，虽老年人逢寅卯时候，寐而始寤之时，阳物亦略举片时。若寅卯时寐而方醒，阳物全不举者，乃去死不远之人也。询问此人，云寅卯时亦毫不举。余诘②之曰：尔必心多妄想，每难如愿，心动肾从，精必下溜，以致命门阳气火亏而病阳痿也。彼低头无语，复警示曰：乃精去气败，大凶之候也，尔能斩断妄念，药力方可回春，不然纵服药无益也。彼点头曰：人虽愚，岂有不畏死者？与右归饮加蛇床、核桃、故纸，四十余剂而全安。

周乃金按：此种阳痿竟有不殒命者，其饮食精神依然如故。

赵如上，年三十余，本是健壮之体，渐觉四肢倦怠，举步艰难，食减反饱，脉濡神疲。夫肢倦步艰者，痿证也，即弛纵之类也。食减者，胃虚也。反饱者，脾虚也。神疲脉濡，皆阳虚之征也。经云：热则筋弛纵不收③。此人阳虚即气虚，气虚者便是寒，寒则反折筋急，而何致于弛纵乎？盖气虚则不摄，不摄则弛纵也。经文所言者，理之常也，此人之弛纵，病之变也。不知常变者，不能察病之原，施治岂无误耶。即与附子理

① 戚戚：忧惧貌，忧伤貌。
② 诘（jié 结）：追问。
③ 热则筋弛纵不收：语出《灵枢·经筋》："经筋之病，寒则反折筋急，热则筋弛纵不收，阴痿不用。"

中汤加黄耆温补脾胃，使脾胃饮食强则化气自充也，二十余剂而步履如常。

任炳南，病阳暑，口渴体烦脉大，大汗时出，头晕头低，脚软手倦。前医认作虚证，妄投耆、术补药，致病垂危。余曰：口渴、体烦、脉大，皆火盛之证也。大汗不止者，乃热蒸肌肉致津液外越也。头晕热盛则神昏也。头低手足软痿者，乃火盛则筋软也。兹值夏月，病属纯火，乃属热证，治宜清凉解暑。即与抽薪饮重加石膏、香薷，连进数剂，热除汗止，神亦渐强，更投小营煎，数剂而手足软痿亦渐愈矣。

泄 泻

泄泻之病，乃清浊不分，水谷并归于大肠也。有暴注之泻，有延久之泻。暴注者，由于实邪所伤，有寒湿伤者，有湿热伤者，有饮食滞者。延久者，由于正虚，或虚于脾，或虚于肾，治必求本，慎勿孟浪。古书有云：治泄不利小便，非其治也。然有可利者，有不可利者，惟暴注之泻，属湿邪伤中者，可利，若延久之泻，属于脾肾之虚者，不可利也。盖分利最能伤脾，最能伤气，又最夺补药之功也。

暴注之泻属寒湿者，颜色惨淡，脉象濡小，口不渴，微畏寒，身重懒言，体倦神疲者是也，此因寒湿伤中，侵脾贼阳。治宜温中逐湿，以理中兼五苓及苍术丸、二术煎主之。倘恶心欲呕、腹痛肠鸣者，乃寒湿大盛也，宜加荜茇、川椒大热之性，以攻逐寒湿之凝固也。

暴注属于湿热者，体烦躁，脉豁大，口渴喜冷，身轻喜热者是也，此乃热结阑门。治宜清火利湿，惟大分清饮最妙，或六一散亦可。倘随饮随渴者，乃阳明火盛。宜抽薪饮、白虎汤、玉泉散之类择而用之。

饮食停滞而作泻者，腹中或胀或痛，按之胀痛愈甚，或懊恼嗳腐，或吐气馊腥者是也。宜平胃散、二术煎、大小和中饮攻逐其滞，滞去而泻自止。倘兼湿盛而小水不利者，宜胃苓汤以调之。

久泻属于肾虚，乃命门之阳衰也，熏化气微，尿或短黄，少腹臀腰或间作胀，肾家之阳衰则熏蒸之力亦衰，是脾之根本伤矣。凡汤水油腻之物毫不可啖，虽略食油汤鱼肉即痛而作泻，泻后痛减。宜胃关煎、九气丹为最，兼进敦阜糕更妙。

久缠之泻属脾虚者，口淡无味，或食少痞闷，或肢体倦怠，大便溏滑，日泻一二次者是也。宜补火生土，温中扶脾，以理中汤、养中煎、圣术煎之类加附片、川椒主之。如泻久肠滑者，宜加肉蔻、五味以固之。若食强神壮而大便溏滑不止者，惟敦阜糕足称神剂。苟延久不治，由脾必及于胃也。又有一种肾虚作泻，日间安然，每至五更时泻一二次，此亦阴中之阳虚也，运化传导之力较常大减。凡渣滓之物，日间不下，至丑寅时候，及阴寒极盛之时，阳气潜伏之候而命门之阳气始健，方能传导推逐渣秽而外出也。古人皆用四神丸固之涩之，余每用之毫不见效，乃自制方用熟地、附、桂、吴萸、四味煎服，培补命门真阳，兼进敦阜糕而始奏效。盖阴中之火衰，非附、桂不能补，非熟地不能导诸补药入于肾也。

气泄证因气之滞逆，气滞则不能化水，致水溜入大肠而作泻也。其证胸腹胁肋，或胀或痛，气息似喘不匀，宜排气饮、推气散。若两肋痛甚者，加北芥、青皮攻伐膜外之滞，滞解则气自顺气，顺则能化水，不使水溜大肠而泄自止矣。酒泄证亦当明辨寒热而施治，夫酒化于曲，其性则热，酒酿于水，其质则寒也。如阳脏之人阴常不足，酒质易化，酒性则助阳而为热病，宜葛花、枳、槟之甘凉以解酒性之热毒。若阴脏之人阳则不足，酒性易散，酒质则助阴而为寒湿之病，宜白蔻、砂仁、良姜以解酒质之寒湿。所以解酒毒，务宜审的①寒热，不可混投药饵至于泄泻。若病于湿热者，其人必烦躁，脉大体轻，口渴。若病于寒湿者，其人必身重、色瘁、脉濡、神疲。治此之法，与治暴病之寒热相同，但治湿热者，宜加葛花、枳椇，治寒湿者，宜加砂仁、白蔻、良姜以解酒中之毒也。

常见脾胃强壮而嗜酒者，每饮酒后，或半日或一日则泄泻一二次即止，泻后精神仍强，饮食亦健，此乃胃强阳盛之人能速逐酒湿而降下也。是又反以泻去为善，毫不为害，不必治之。

大泻如倾，元气渐脱者，速宜投四味回阳饮或六味回阳饮。无论暴注、久泻，俱宜猛剂频吞，切莫少缓。倘浑身畏寒、脐腹作痛，速宜灸关元以挽下焦之阳。盖此证由命门之阳气大伤，阑门毫不能关固，致大泻如倾也。刭五夺之中惟泻最速，病证至此人鬼关头②，救治岂容缓乎？

李志显之妻，年三十余，病暴泻，前医投五苓散、吴萸理中汤俱不效。三日后迎余诊治，察其口渴，体躁扰，脉洪大，小腹作胀拒按，申酉戌时小腹痛，按之痛甚，四肢无力，颈项软。余曰：此湿热作泻也。脉洪大者，热盛之显征也。口渴体烦者，皆阳火耗津灼肉之确证也。申酉戌时乃阳伏于下，助火为灾，致小腹痛而拒按也。如此湿热之实证，药宜清火利湿，前医见肢倦颈软认作寒证，妄投肉桂、吴萸、术、姜等药，无怪病愈甚也。刭脉洪渴扰，皆属实火，岂颈软肢倦即属寒乎？

---

① 审的（dí敌）：审查明确。
② 人鬼关头：即生死关头。

盖不知火盛则筋软也。即与大分清饮加黄柏、天花粉，二剂减半，四剂泻止烦除，小腹痛亦愈，复出手足转动之状。余曰：此因湿热扰乱一番，伤损阴血，致血虚不能营筋，乃血燥筋枯而转也。与小营煎，十余剂而始痊。

李绍渤，病暴泻，每日泄六七次，夜亦泄六七次。四日后方迎余诊，问前医所投何药，云：先进二术煎四剂，无效。次进理中兼五苓加吴萸四剂，亦无效。观其颜色憔悴，口淡不渴，精神困倦，脉濡小五至。夫面色憔悴，乃阳虚不华也。精神困倦，口淡不渴者，脾气虚而内无火也。脉小者，中湿脉细也。病属寒湿踞中，损贼阳气之候。前医之药皆温中逐湿，恰切此病而全无效者何也？然舍温中逐湿之外，却无法可施，查看前单有四两多重一剂，细问煎水多少，每次煎两大碗，每日吃八碗。余思药水猛进，中主亏弱，不能速化，阑门阳亏，不能紧闭，致药性直溜而不能奏效，殆是此理。仍用理中兼五苓加吴萸，煎药一茶碗，令作三次服，每服盏余，使药渐次而下，方能留性导湿。是日只服一剂，是夜只泄三次，次日又服一剂而泄全止。精神仍倦，食量不强，乃去五苓，单用附子理中汤，六剂大健。由此观之，凡临证者，不惟药味不可杂投，即服药亦当知宜缓宜急之活法也。

先母，五十余岁之时，曾病泄泻二十余年，是时余颇谙医，聆母所云：凡鱼肉鸡鸭及薯芋油滑之物，吃下半日即泻。先母体属，中寒脾亏，闻从前所服之药皆是消导利水，间投补剂不过补中益气加附片一钱。夫中寒脾虚之体，食鱼肉即泻，此乃火土两亏之候，岂堪消导克伐，分利耗气乎？即补中益气汤之升麻、陈皮亦属克伐之物，附片一钱能济甚事？余乃投以胃关煎加附片六钱，肉桂二钱，日进一剂，兼服敦阜糕一料，泻止胃健之后乃进鱼肉以试之，亦安而不泻。第病患二十余年之久，年已七十致真元不能复壮，半年不吃药，泄泻又发，即以原方较前减半，仍进敦阜糕即止，续后不必服水药，每年进敦阜糕三料，泄泻断根，后年逾八旬含笑辟谷①。

吉齐瑜之妻，年四十，病泄泻已十余年，凡鱼肉薯芋及诸油腻之物均不能吃，吃后即泻。举动形色皆可，惟饮食不健。令服养中煎加附片十余剂，并进敦阜糕，服完一料令吃鸡肉汤以试之，是夜仍作泻。以敦阜糕合玉关丸加荜茇为丸，服完一料仍吃肉试之，泻不复作，后油肉皆可食而全愈。从前治此证，惟敦阜糕最神，今治此人用敦阜糕合玉关丸取效如神。

积　聚

积聚之病，以有形无形辨之。盖积者堆积之谓，凡食滞、痰结、血凝、坚硬不移者，是有形也，有形者谓之积。聚者聚散之谓，或由寒凝，或由热郁，聚则痛而见形，散则平而无迹，是无形也，无形者谓之聚。凡临此证者，必须辨明是积是聚，治方有主张。治积之法或宜直攻以逐之，或宜补正以化之，或宜行补兼用，以善消之。治聚之法，气因寒凝者宜温之，气因热郁者宜清之，气虚弱运化无力者宜补之。辨得其真，治中其由，无有不愈者也。

食积之证，有久暂之异。暂病者，在上则胃中胀满，懊恼恶食，或吞酸嗳腐；在中则腹痛拒按，或痛而作泻，泻去痛止；在下则有小腹下右，近广肠②之处痛胀拒按等证，此暂病者其

---

①　辟谷：本义为道家限食甚至断食的修炼方法，此取断除饮食之义，借为死亡的婉称。

②　广肠：包括乙状结肠和直肠的肠段。《证治要诀》："广肠，言其广阔于大小肠也。"

食积皆在肠胃之内，乃可行可逐也，微则平胃散、大小和中饮，甚则敦阜丸、十香丸、赤金豆之类择而用之。久病者，因过食生冷，克损肠胃之阳气，渣滓虽去，寒毒留中，浸渍肠外，致肠外之津液抟结不散为团为块，在上则胸前胀起，胃外成团，或傍左胁虚里之处成块坚硬，在下腹中胀硬，按之拒手等证，此久病者由正气虚弱运化无力者也，消导攻逐之药反损正气，切不可投，惟宜培补为主。在上则理中汤、温胃饮、养中煎。中虚食减者并宜加附片。在下则桂附理阴煎及八味地黄汤，使中下二焦阳气复壮，方能化肠外之冰凝。然肠外之液既结成积，徒知服药亦难排除，必须内外兼治，始能取效。宜用莱菔子或用大蒜研烂，炒热，掩敷患处，日掩三次。或外用柑叶、樟橙等叶及姜葱、菖蒲香窜之物研烂作饼，覆于患处，上用熨斗火熨之，日熨一二次，每日如是，不可厌烦。使补药助阳而内蒸香窜，熨之而外解，则沉疴始可起也，此食滞之案又须向食滞门察之。

痰积之证，乃由津液而成者也。夫痰者，水也。水何至于成积？或因元阳不足，则运化无力致津液凝滞而为痰，或因脾胃虚弱，则化失其正致饮食停滞而为痰。及其久也，则正气日衰而痰积斯成矣。有为顽痰胶固于胃者，则恶寒发热。证如疟疾侵于肺者，则为咳嗽。有成窠囊者，则痛及胁肋而一边不能卧。治案载痰饮门及胁痛咳嗽门。有凝于肠胃之外成团成块，治不易散，且为肿胀，案载肿胀门。食积之证，有因热结者，有因寒凝者，然热则流通，寒则凝结，凡瘀血不行者，因气虚不能推逐者居多，而因热结者则鲜有也。即间有之，必察得有热证热脉，方可治以寒凉。其热结者，每逢申酉戌亥阳伏之时，其痛更甚，乃伏阳助内热也，至子丑寅卯辰巳则痛减，或不痛，乃阳出于外内热消静也。治寒凝者，宜保正气为主，药用补中之行，方难注定，临证揣施可也。治热结者，宜通瘀煎，或清化饮、当归活血汤之类择而用之。甚者必加桃仁、山棱①、莪术、干漆、姜黄之类。然惟妇人多有此证，而男子则少也。外有血凝肋下作痛者，男妇皆有，治宜推气散主之。血瘀下焦少腹者，案载妇人瘀血不行门。胁肋之下血积者，案载胁痛门。聚者气也，其证痛一阵停一阵是也，第痛时其痛处或高起或坚硬，痛止毫无形迹，或忽痛于此，或忽痛于彼，无一定之处也，即俗所谓气痛也。如体烦气粗、口渴拒按、脉洪者，热也，治宜清火。如畏寒体重、脉濡、喜按、口不渴者，寒也，治宜温补。治聚证俱案均详腹痛门。

门人王祖龙，辛未年八月，诊陈应台，病泄泻数日，神减气倦，不渴不烦，证以寒湿作泻，药宜温补除湿。但其人不离肥甘油腻，恐是食滞作泻，乃问病人胸中有胀痛否，病者云：不见胀痛。祖龙即以手按病人胸腹察之，按至胃口，重按则痛甚，证属食积无疑，投大和中饮三剂，毫不见效，胃口仍然拒按。细问曾吃何物致滞，病者云：七月下旬，晚吃肥肉炒木耳一碗，咽烧酒半醉，次日便恶酒食，即服山楂、曲、麦，微泄一二次，腹虽颇快而饮食仍然不思。夫食滞于内，楂、麦本然对证，又兼泄泻，楂麦消之，泄泻涤之，宜其积去难停，今胃中拒按，是积仍在而尚未出者，何也？必是木耳合酒湿并滞，用消导之药不见效者，乃不能入酒滞之窝也，必须用酒为引，方能入巢而逐之。乃投治中汤加山楂、砂仁，仍用烧酒对服三剂。次日觉腹痛，痛而作泻，泻出木耳有半化者，有未化者，一泻之后胸腹豁然，胃口亦畅，此木耳停积于胃一月有余矣。夫察病贵乎精详，施治最嫌胶

---

① 山棱：三棱。

柱，即于此证，若非用酒为引，积滞万不能动，若经庸手，只消导攻逐，胃气被残，日见亏损而积愈坚，必成坏证也。

弟妇高氏，产后小腹痛，拒按，明是瘀血停蓄，投通瘀煎五剂，无效。细察其每日申时其痛愈甚，直痛至下半夜略缓，其人躁烦体轻，脉洪，口又不渴。夫体烦身轻者，血热病也。申酉戌亥时痛甚者，伏阳助内热也。口不渴者，热在下焦而上焦无热也。通瘀煎无效者，药多温性也。更投化阴煎加桃仁、益母草，服三剂，瘀血悉下而全愈。

易才高之妻李氏，病小腹成团，痛而拒按。每日申酉戌亥时作痛，下半夜及上昼全然不痛，至午略痛，其人食少神倦，体重，脉微濡。前医用逍遥散加小茴、乌药十余剂，无效。余曰：小腹成团拒按，血积显然，食少神倦，脾肺虚弱又显然。此病必因经行时元气虚弱送血不尽，致经血留瘀而成积，治此宜培补中下二焦之阳，兼之破瘀，使元气托之，破药化之，补中有行，方能取效。乃投理中汤兼理阴煎加附、桂、元胡、灵脂、丹参，五剂瘀血略行，服七剂，血团悉化为水而出，痛即全愈。

或问曰：高氏血积痛于申酉戌亥时，云是热证，投清凉而愈。李氏血积亦痛于申酉戌亥时，云是阳虚，投温补而愈。二证均属血积，俱痛于阳伏之时，虚实从何而验乎？余曰：前证体烦身轻，乃阳眩火盛之象，脉实洪，亦属有余之象也。后证体重神倦，乃阳衰气虚之象，脉微濡者，亦属不足之象也，此一辨也。高氏下半夜及上昼亦微痛，至申酉戌亥时大痛难抵，李氏下半夜及上昼全然不痛，至申酉戌亥时方痛，又一辨也。由此推之，高氏血因热瘀作痛，至申酉戌亥时，阳伏于内，内热得伏阳助之，故痛甚难抵也。李氏血因气虚而瘀，至申酉戌亥时，内气得伏阳助之而颇健，气既颇健，势必逐瘀血，然瘀血既固，逐亦不动，必致邪正相争而作痛。至下半夜，阳出于外，内气仍弱不敢逐瘀，致血积安然稳踞，故不痛。以此辨之，虚实自了然矣。

吉逢春，病内伤咳嗽，吐痰半年，复发寒热，每日巳时畏寒，随发热，至申时热退，其畏寒由背心而起。夫内伤阳衰之人，寒热必起于午时，退于子时，即俗云子午潮是也。此人之寒热，乃起于巳时，退于申时，非子午之潮可知矣。况寒之作，又起于背脊，必是顽痰结聚于风府膜原，致寒热如疟状。况寒作于六阳出外之时，而热退于三阳入内之候，内阳虚则病进，内阳旺则病退，寒痰顽结明矣。既是痰积，则欲治寒热必祛痰积，第痰积由于阳虚，若欲祛其痰，必须补阳。即投姜附六君子汤，日服一剂，另用苍术、芥子、文合①、诃子、干姜为丸，每日食远服一次，每服二钱。服至五六日，吐出顽痰如胶汁一般，在地上挑起来约有三四寸长，牵丝不断，色白如雪。自吐痰之后寒热即退，诸证悉除而全安。

噎 膈

噎膈之证，乃虚气横于胸中，饮食莫能下也，即俗所谓哽证也。夫噎膈证，惟老年人及精亏气虚者方有此病，而少壮者少有，则噎膈证原于虚损，概可知矣。夫饮食下咽，受纳运化由于脾胃，而熏蒸之力则由于肾也。盖脾主中焦，司升降之权，凡中气强健者，食下胃脘自能运化，何噎之有？若脾胃虚则中寒，寒则凝滞而升降窒碍，食属阴物，下咽压伏中气，致中气欲升而被食压之，饮食欲下而虚气隔之，则噎膈斯成矣。肾主下焦，司熏蒸之权，凡肾精旺者则气盛，气盛则熏蒸之力强，

卷
四

二
二
三

① 文合：文蛤。

肾精虚者则气化微而熏蒸无力矣。矧脾肾二脏乃交互相赖者，脾赖命火之熏蒸，肾虚不能熏蒸是土失生化之源也，肾赖饮食化精之滋培，脾虚不能纳运是精失滋灌之源也。故凡病噎膈者，必多吐痰、便结、体瘦。盖脾虚化失其正，饮食下咽概化为痰矣。肾虚水泛，津液皆化为痰，致津不泽肤而体削，液不润肠而便结，故治此只宜温补脾肾，克伐毫不可投。第观从前之方及时师之治皆用青、陈、丁、蔻排胸中之滞，硝、黄、通幽泻大肠之燥，不思胸膈阻者由于气虚，气虚之病尚堪复破其气乎？大肠枯燥由于精亏，精亏之人尚堪泻而亡阴乎？岂非落井下石而复速其死乎？此皆不知病源者也。余常临此证，预告云，必投补养庶可望生，奈病者不信，又欲必效于数剂，不知病伤根本，岂数剂能取效乎？兼之庸流暗阻，云补药多滞，致病者疑。余故皆不经手，凡见病此而得痊者，百无一二也。后之临此证者，必须四君、温胃、养中、寿脾之类，重投参耆以救脾，理阴、右归并加鹿茸以补肾，日勿缺药，效望经旬，愈望经年，信道笃而听治，诚或可得其生矣。

噎膈初起尚未至甚，必乍噎乍开，痰涎尚少，此时只宜温补为主，惟温胃饮、养中煎加附片，或间进理阴煎最善，且此病因脾肾大损，只要吃药无碍，便是药病相投，万无欲速。倘日久痰甚，宜六君子主之，若辛香克伐之药毫不可用。

噎膈证多有大便干结，即精气大亏之候，以精亏不能润肠，气虚不能化津故也。盖噎隔之证最多痰浊，而痰浊乃津液所化，津液化痰而从上吐出，不能下润大肠，故致大便干结也。夫痰涎之生由于脾虚，脾虚因命门之火衰不能熏蒸，命门之火衰由于精虚不能化气也，宜补肾中之精，并润大肠之燥，斯为切当。大剂桂附理阴煎，峻补命门之精气，加肉苁蓉、火麻仁、淮牛膝主之。倘燥结之甚，外宜蜜导法润之，或于大便未燥，颇觉坚硬之时，便于补药内加肉苁蓉数剂为善。前辈云：燥干之时，用酒炒大黄以通之。此亦用不着之法也。盖大苦大寒之物最损阳贼胃，决非此虚弱之人所宜也。

噎膈证本由火衰土亏，寒气湿痰结滞于中，其寒湿侵久必致生虫，故此证多有虫踞于内。然虫既生是脏气大坏，而难为力矣。欲治此虫，惟阿魏丸为最，第阿魏无真，实属难得，或用苦练①根皮及芜荑亦可。

噎膈之人用吴萸浸酒饮之最善，既能解寒凝开结滞，又能杀虫，噎膈初起饮此，曾见有治愈者。

周乃按：陈修园主用吴萸汤，与此合。

关　格

关格，乃阴阳离绝之危证也，在《内经》只言其脉，未言其证。经云：人迎盛至四倍以上为格阳，格阳者阴格于阳也；气口盛至四倍以上为关阴，关阴者阳关于阴也②；若人迎气口俱盛至四倍以上为关格，关格者不得尽期而死。夫人迎在喉之两傍，乃阳明之腑，脉气口即两手之寸口，乃太阴之脏，脉四倍者，乃如弦如革，且大且数者是也。迨后扁鹊云：上鱼为溢，为内关外格；入尺为覆，为外关内格③。只以尺寸言关格，舍人迎而不察。夫《内经》以人迎察六腑之阳，以

---

①　苦练：苦楝。

②　人迎盛……关于阴也：语本《素问·六节藏象论》："故人迎一盛病在少阳，二盛病在太阳，三盛病在阳明，四盛已上为格阳。寸口一盛病在厥阴，二盛病在少阴，三盛病在太阴，四盛已上为关阴。"

③　上鱼为溢……为外关内格：语出《难经·三难》。《难经》传为秦越人所作，故言扁鹊云。

气口察五脏之阴，而扁鹊舍人迎独诊寸口，又妄以尺寸分内关外格，大失《内经》之旨，此扁鹊之讹也。又仲景云：关则不利小便，格则吐逆。夫小便不利病名癃闭，吐逆病名呕吐，二证皆有本条，其与关格何涉？此仲景之讹也。又龚云林①云：关格上下不相通，欲降不降，欲升不升，饮食不下，气横胸膈，多因痰气入中停。据龚氏所云，饮食不下，气横胸膈，是指哽证为关格。夫哽证即经所谓噎膈证也，以噎膈为关格，此龚云林之讹也。惟通一子辨明是证，乃阴阳离绝之否证也。夫人身上为阳，下为阴，阴中不可无阳，阳中不可无阴，故离为心火，偶居其中，肾属坎水而奇居乎内也。若关格之证，上则口渴喜冷，体热躁烦，下则臀腿小腹作胀，或大便泄泻，小便短涩，下体清冷，乃上身纯阳而阳中无阴，则离变为乾而成亢龙有悔之象，下体纯阴而阴中无阳，则坎变为坤而履霜坚冰②之象，是上下否格，两顾不能矣。何以见之？如上身纯阳宜凉，而下体纯阴不宜凉也。下体纯阴宜补，而上身纯阳不宜补也，补之不可，泻之亦不可，乃无法可施者也。此病与真寒假热、真热假寒之证大有不同，临证者当辨其疑似，慎之慎之。

关格之脉洪大异常，凡非风病及虚损劳病之人而忽然脉洪如牢如革者，即是关格之脉，阴阳离绝之候也。

任禄黄之妻，年逾五旬，其体素弱，忽病口渴，喜冷气粗，胸烦，大便泄泻，下身畏寒，请医治，云是阴证，投理中利水之药，下咽之后烦渴更甚，随更医治，云是火盛之病，投白虎

---

① 龚云林：龚廷贤，字子才，号云林山人，明代江西金溪人，曾供职于太医院。著有《万病回春》《寿世保元》等。

② 履霜坚冰：语出《周易·坤》："初六，履霜坚冰至。"

汤，服后加小腹作胀，下体畏寒更甚。次早迎余，诊脉大至极，七至有零，明明脉证俱属关格。余曰：前医认作阴证，只知下身之冷，后医认作火证，只知上身之热，俱粗猛妄治，以冀侥幸者，不知此病下体脱阳，上身竭阴，是阴阳离绝关格证也。况脉洪大异常，乃亢龙有悔之象，证属不治，无方可施。次日即死。

赵宏大，年近三十，忽病昏倒，同屋有医名祥凤者，云是中风，与乌药顺气散、续命汤，不醒，次日迎余诊治。其脉异常洪大且数，比询前医祥凤，云何如？伊云：幸脉有力，乃少壮之所宜，病必无妨，奈服药四剂无效。余晓之曰：少壮之人得衰老之病，非中风厥逆之病，乃精气大亏之候，只宜峻补精气，岂堪麻桂之克伐乎？或曰：此人单身汉，何致精亏？余曰：精之衰旺在乎保养，而保精之法在乎静心，或妄想而精渗，或暧昧而纵情，如此伤精，人皆不知。凡有妇之夫能节能保者亦不致于亏。据尔所云，岂有妻之人即病精亏，而精亏之证决不及于单身者耶？彼又云：据脉洪大，明是有余之证，从何指为精亏乎？余曰：洪大之脉，此乃真阴大坏，不能纳阳而反格阳，阴格于阳则阳独浮，致脉浮气露亢极。如此即《内经》所云：人迎气口俱盛至四倍以上者是也，乃关格不治之脉也。彼无言可答。其病人次早即殁，此系关格之脉也。

呃 逆

呃逆即《内经》之哕证也，因其呃呃连声，故今人谓之呃逆。但其证有寒呃、热呃、虚脱之呃，治呃之药，寒呃宜温，热呃宜凉，若虚脱之呃，乃极危之候也，觉之早而投温补或可冀其侥幸。

热饮下咽而病呃逆者，此因胃中久蓄寒气，饮食之新热气入胃被故寒拒之，则热被寒拒而反冲于上故为呃。凡今人吃胡椒、辣姜者多有是证，此呃逆之最轻者，但使故寒一开，新热之气下达即愈。惟以草刺鼻取嚏，真妙法也，倘取嚏无效，即使大惊吓之，其法更妙。

寒呃证，其证恶心懊恼、口淡食减，此因寒湿压伏阳气，与水中之喷泡相似。治宜温中逐湿，神香散、胃苓汤及理中汤兼五苓散，甚者加荜茇、法夏、附片攻逐寒湿而呃自愈。热呃证，凡神强气壮、脉体滑实、口渴心烦者是也，此因饮食留滞于胃，郁而成热，致上冲而呃，即经所谓诸逆冲上，皆属于火①之候也，惟安胃饮最切。倘大便结燥，烦渴喜水而脉洪者，乃内火灼干津液之证，速宜下之以救其阴，宜大承气汤主之。

虚脱之呃，乃大危之候也。凡吐泻之后，或失血之后，或大汗之后，或虚损劳瘵之后及妇人崩漏产育之后而呃者皆是也。若脉体浮豁而神气尚可者，肾中之真阴亏也，宜贞元饮加人参主之。若神倦脉细者，乃肾中之阳亏也，宜理阴煎、右归饮加人参、鹿茸及大补元煎加附片主之。

任连山，年近六旬，病眩晕，头额微痛，身有微热。医见身热头痛，认作外感，药投发散，四日后方迎余诊。察其面色淡白，脉濡神疲，举动艰苦，时发呃逆，比询呃起何时，病家云：病始无呃，服药后至昨日方呃。夫色淡、神疲、脉濡者，皆阳虚之候也。病始起眩晕，乃上气不足也。额微痛者，阳明之气虚也。身发微热者，即阳虚浮于外也。一派虚证虚脉，全无外感证候，补救尚恐不及，岂堪复投克伐乎？妄投发散不啻

---

① 诸逆冲上皆属于火：语出《素问·至真要大论》。

落井下石，致气愈损，精愈伤，而呃逆作矣。斯时精败不能化气，又不能纳气，致虚微之真气不能归根，奔上而为呃逆也，此真虚脱之危症也，至次日果殁。

朱仲麟，腹痛而呕，两日方止。至第四日早饭后忽病呃逆，至申时呃尚未止。余思呃起饭后，必是故寒气格拒新谷气，即令以草刺鼻取嚏，无效。随进丁香、白蔻，亦无效。岂因痛呕两日，津液真阴大亏，致不能纳气而成虚脱不治之呃耶？再四揣察，若果属虚脱，必须神疲色淡，身重，语迟，其人却又神强体轻，声音响嘹，非虚脱可知，口不渴，体不烦，不洪大，非热呃，更可知非热非虚，必是故寒格新热无疑。取嚏无效，必然大惊方可，却无法可便令惊，及至黄昏后卧睡已熟，伊然呃呃连声。余思此睡浓时正好令其大惊，即以次指卷曲，将指节放病者足背上很①钻一下，病者睡中大惊，大叫一声即醒，呃逆即止。凡故寒拒热之呃逆，取嚏之外惟大惊一法其效如神。

或问：大惊治呃，其理怎样？答曰：夫乍惊者，阳气下，阴气溜，故凡遇大惊之时，神必疲倦，即阳气下之征也。乍逢大惊有失小便者，即阴气溜之征也。凡使惊而治呃，止能治故寒气格新谷气一证，其因火、因食、因虚之呃纵使大惊无济也。盖故寒格新谷之呃，乃阴气居下，格阳上冲，使之乍惊则阴溜，而阳即趋下矣，阳气下则新谷之热气亦随阳气而钻入阴矣，阳钻入阴则阴阳和平，而呃逆立止，此治呃以惊之理也。

李恩高，病呃逆，诊脉五至和平，颜色举动皆如常，无据可察。问起自何时，彼云：半夜睡寐，忽然呃逆而醒，由此呃呃不止。余思故寒格新谷必起于食饮之后，今起于卧寐，非故寒可知。颜色饮食俱如常，又无他病，非食滞虚弱亦可知。细问其口虽不渴，腹中却喜茶。举动轻捷，必是内有伏火使然。与安胃饮加石膏，连进三剂无效。细思腹中喜茶，愈饮愈快，必是血虚有火，况凉药三剂不效者，即经所谓寒之而热者取之阴①，此证是也。改投玉女煎，倍用熟地，二剂呃止。呃止后仍喜茶饮，此属内水不足，与左归饮，十余剂全安。

门人易普一，治一幼妇，间呃间止，颜色脉体俱无恙，不渴不烦，举动皆可，服补脾肾之药及顺气降气之药俱无效，来家告余。余思非寒、非热、非虚脱呃，由何作乎？此妇必因从前纵食，致食停滞胃之下口。夫伤食必恶食，恶其助旧积也。呃间作者，新食助旧积，窒碍而作呃也。间止者，乃新食已消，内积力微不能窒碍而呃止也。然停滞既久，楂、麦恐不能化，况积在幽门，楂、麦至此力亦微矣，必须坚结之物方能驱此顽积。乃用铁屎春碎，研饭糊丸，每服五钱，白汤送下，三次全愈。

门人王祖龙，治王绍桂呃逆已经六日矣。察前医六日所服之药皆是清火发表之剂。其证呃逆不已，睡中妄语，胃口痛连肚脐，拒按，面色惨淡，头晕目眩，恶心，喜热汤，小便短黄，系寒凉饮食滞胃困肠之候也。盖食滞于中，闭压阳气，下阳被寒湿伏压，不能上达，如覆水之坛相似。水压坛中之气，间上冲而为泡，此病气被湿压，致上冲而为呃也。寒湿居胃，侵克阳气而灵明减，以致睡中妄语。气滞于上，不能化水，脾困于

① 寒之而热者取之阴：语出《素问·至真要大论》："诸寒之而热者，取之阴；热之而寒者，取之阳。所谓求其属也。"

中，溲便变色，故尿短色黄也。恶心者，湿聚于中也。喜热者，阳衰于内也。痛而拒按者，食停滞于胃也。前医发表清火皆耗气贼阳之物，岂能堪乎？即以火唧筒覆于胃口之下，拔之痛稍定，乃投附子理中汤加荜茇以温中逐寒，合神香散以导滞，服后半日之久，滞下痛宁而呃逆止，诸证悉除。

附 方

一阴煎	生地	熟地	白芍	麦冬	牛膝	丹皮	甘草
一柴胡饮	柴胡	黄芩	白芍	生地	陈皮	甘草
二陈汤	陈皮	半夏	茯苓	甘草
二柴胡饮	柴胡	陈皮	半夏	细辛	厚朴
二阴煎	生地	麦冬	枣仁	玄参	黄连	茯苓	木通
	甘草	灯心
二妙散	苍术	黄柏
二术煎	白术	苍术	白芍	陈皮	甘草	茯苓	厚朴
	木香	干姜	泽泻
三气饮	当归	枸杞	杜仲	熟地	牛膝	茯苓	白芍
	肉桂	细辛	白芷	附子	甘草	生姜
四神丸	故纸	肉蔻	五味	吴萸
四味回阳饮	人参	附子	炮姜	炙草
四君子汤	台党	焦术	茯苓	甘草
四物汤	熟地	白芍	川芎	当归
四苓散	茯苓	猪苓	泽泻	甘草
五苓散	茯苓	猪苓	泽泻	桂枝	甘草
五积散	白芷	陈皮	厚朴	桔根	枳壳	川芎	半夏
	白芍	茯苓	苍术	当归	麻黄	桂枝	甘草
五福饮	人参	熟地	当归	白术	甘草
五君子煎	人参	白术	茯苓	甘草	干姜
五皮饮	陈皮	腹皮	茯苓皮	姜皮	桑皮

五阴煎	熟地	山萸	扁豆	炙草	茯苓	白芍	五味
	人参	白术					
六气煎	黄耆	肉桂	人参	白术	当归	甘草	
六一散	滑石	粉草					
六和汤	藿香	厚朴	杏仁	砂仁	木瓜	扁豆	人参
	甘草	赤苓	白术	大枣	生姜	半夏	香薷
	苏叶						
六君汤	人参	白术	茯苓	陈皮	半夏	甘草	
金水六君煎	半夏	陈皮	茯苓	甘草	当归	熟地	
六安煎	陈皮	半夏	茯苓	甘草	北芥	杏仁	
六味回阳饮	人参	附片	干姜	枸杞	当归	甘草	
六物煎	当归	生地	白芍	川芎	人参	甘草	
六味逍遥散	白芍	茯苓	当归	白术	甘草	柴胡	
七福饮	生地	熟地	白芍	麦冬	牛膝	丹参	甘草
八仙长寿饮	熟地	枣皮	茯苓	泽泻	丹皮	五味	麦冬
	淮药						
八味地黄汤	熟地	枣皮	茯苓	泽泻	丹皮	附子	肉桂
	淮药						
八味逍遥散	柴胡	当归	白芍	白术	茯苓	甘草	丹皮
	栀仁						
八正散	瞿麦	栀子	扁豆	大黄	滑石	木通	车前子
	甘草	灯心					
八珍汤	白芍	熟地	川芎	当归	白术	茯苓	人参
	甘草						
九味羌活汤	防风	白芷	川芎	苍术	黄芩	细辛	生地

	甘草	羌活				
九仙饮	人参	冬花	桔梗	桑皮	五味	阿胶	贝母
	乌梅	枳壳				
九炁丹	熟地	附子	肉蔻	焦姜	吴萸	荜茇	五味
	粉草	补骨脂				
苏陈九宝汤	薄荷	陈皮	麻黄	桂枝	桑皮	苏子	杏仁
	腹皮	甘草				
十香丸	木香	沉香	泽泻	乌药	陈皮	丁香	小茴
	香附	荔枝	皂角			
十全大补汤	即八珍汤加桂心、陈皮					
百合固金汤	生地	熟地	玄参	浙贝	桔根	甘草	当归
	白芍	麦冬				
桂枝汤	桂枝	白芍	甘草	生姜	红枣	
麻黄汤①	麻黄	杏仁	甘草			
葛根汤	葛根	麻黄	桂枝	白芍	甘草	红枣	生姜
麻黄附子汤	麻黄	附子	甘草			
大青龙汤	红枣	石膏	干姜	桂枝	麻黄	杏仁	甘草
小青龙汤	桂枝	白芍	干姜	麻黄	半夏	五味	细辛
	甘草					
羌活胜湿汤	羌活	独活	藁本	防风	川芎	蔓荆子	炙草
小柴胡汤	柴胡	人参	半夏	黄芩	甘草	大枣
大柴胡汤	柴胡	黄芩	白芍	半夏	生姜	枳实	大黄
	大枣					
升麻葛根汤	升麻	葛根	白芍	甘草		

---

① 麻黄汤：据《伤寒论》，方中当有桂枝。

大防风汤	人参	白术	防风	羌活	黄耆	熟地	杜仲
	官桂	甘草	白芍	牛膝	附子	川芎	
续命汤	白术	苍术	防风	防已	白芍	桂枝	麻黄
疏邪实表汤	川芎	白芍	羌活	苍术	桂枝	防风	甘草
滋阴降火汤	当归	生地	白芍	黄连	茯苓	知母	花粉
	莲肉	玄参	甘草	麦冬	灯心		
玄麦地黄汤	玄参	茯苓	麦冬	生地	熟地	淮山	枣皮
	泽泻	丹皮					
白虎汤	石膏	知母	粳米	甘草	或加人参		
加味肾气汤	熟地	淮山	茯苓	牛膝	丹皮	泽泻	前仁
	甘草	肉桂	枣皮	附子			
除湿汤	半夏	苍术	厚朴	茯苓	陈皮	藿梗	甘草
渗湿汤	黄柏	黄连	泽泻	茯苓	苍术	白术	甘草
加味甘桔汤	甘草	桔梗	连翘	栀仁	黄芩	竹叶	薄荷
桃仁承气汤	桃仁	桂枝	甘草	大黄	芒硝		
大承气汤	大黄	厚朴	芒硝	枳壳			
小承气汤	大黄	厚朴	枳壳				
椒梅汤	花椒	乌梅	槟榔	葱脑			
马全胡汤	干姜	良姜	茴香	甘草	香附	马全胡	
当归拈痛汤	防风	茵陈	猪苓	泽泻	葛根	苍术	白术
	知母	苦参	甘草				
半夏天麻白							
术汤	半夏	天麻	白术	橘仁	黄柏	茯苓	
	泽泻	麦芽	力曲	苍术	生姜		
独活寄生汤	杜仲	牛膝	细辛	秦艽	茯苓	桂枝	桑寄生

	独活	白芍	生地	当归		
龙胆泻肝汤	龙胆草	栀仁	黄芩	柴胡	生地	车前子
	泽泻	木通	当归	甘草		
当归活血汤	当归	人参	赤芍	桃仁	肉桂	红花	枳壳
	生地	柴胡	干姜			
地髓汤	牛膝	桃仁				
麻黄附子细						
辛汤	麻黄	附子	细辛			
天保探薇汤	羌活	独活	柴胡	全胡	陈皮	茯苓	半夏
	枳壳	葛根	苍术	川芎	赤芍	升麻	桔根
	甘草	藿香				
理中汤	白术	干姜	人参	甘草		
附子理中汤	附子	白术	干姜	人参	甘草	
治中汤	人参	白术	干姜	炙草	青皮	陈皮
补中益气汤	人参	甘草	白术	黄耆	升麻	柴胡	陈皮
	当归					
调营养胃汤	人参	黄耆	川芎	当归	柴胡	陈皮	羌活
	防风	细辛	白芍	甘草		
胃苓汤	苍术	陈皮	厚朴	甘草	桂枝	泽泻	白术
	茯苓	猪苓				
归脾汤	白术	人参	黄耆	茯神	志肉	枣仁	术香
	炙草	龙眼	大枣			
附子汤	附子	茯苓	人参	白术	芍药	
黄耆健中汤	甘草	桂枝	生姜	大枣	白芍	黄耆	饴糖
竹叶石膏汤	竹叶	石膏	半夏	甘草	麦冬	粳米	人参

犀角地黄汤　犀角　生地　白芍　丹皮

参归鹿茸汤　人参　当归　鹿茸

黄连解毒汤　黄连　黄芩　黄栀子　黄柏

葛花解醒汤　葛花　豆蔻　砂仁　木香　青皮　人参　白术
　　　　　　茯苓　神曲　干姜　猪苓　泽泻

助阳和血汤　黄耆　当归　防风　甘草　白芷　蔓荆　升麻
　　　　　　柴胡　赤芍

泻肺通窍汤　麻黄　细辛　杏仁　桑白　黄芩　兜铃　葶苈
　　　　　　苏子　大黄

清肺汤　　　桔根　黄芩　贝母　防风　知母　甘草　苏子

清神汤　　　犀角　远志　白藓皮　石菖蒲　人参　甘草

清离滋坎汤　生地　熟地　麦冬　天冬　当归　白芍　山药
　　　　　　茯苓　丹皮　白术　泽泻　黄柏　知母　甘草

七宝汤　　　羚羊角　犀角　胡黄连　车前　石决明　甘草
　　　　　　明丹砂

败毒散　　　桔根　柴胡　茯苓　枳壳　前胡　羌活　独活
　　　　　　川芎　甘草

交加散　　　当归　荆芥

导赤散　　　木通　竹叶　生地　甘草梢

玉泉散　　　石膏　甘草

洗肝散　　　羌活　当归　栀仁　大黄　防风　川芎　薄荷
　　　　　　甘草

牛黄夺命散　牵牛　大黄　枳壳

加味败毒散　人参　地榆　甘草　茯苓　川芎　羌活　独活
　　　　　　柴胡　前胡　枳壳　桔梗　紫竹根

荔香散	荔枝核	小茴香					
加减逍遥散	当归	白芍	熟地	枣仁	茯神	志肉	陈皮
	厚朴						
藿香正气散	紫苏	腹皮	桔根	茯苓	甘草	厚朴	白术
	白芷	生姜	陈皮	半夏	藿香		
推气散	姜黄	枳壳	桂心	甘草			
神香散	丁香	白豆蔻					
平胃散	苍术	陈皮	厚朴	甘草			
神术散	苍术	川芎	藁本	甘草			
参苓白术散	人参	白术	茯苓	山药	扁豆	苡仁	甘草
	白莲	陈皮	砂仁	桔梗			
生脉散, 一名							
参麦散	人参	麦冬	五味				
茯神散	茯神	人参	龙齿	琥珀	赤芍	黄耆	牛膝
	生地	桂心					
香薷饮	香薷	厚朴	黄连				
正柴胡饮	柴胡	防风	陈皮	白芍	甘草	生姜	
参苏饮	人参	紫苏	陈皮	桔梗	前胡	半夏	干姜
	茯苓	甘草	木香	枳壳			
达原饮	槟榔	厚朴	知母	白芍	黄芩	草果	甘草
抽薪饮	黄芩	石斛	木通	栀仁	黄柏	枳壳	泽泻
清流饮	生地	白芍	茯苓	泽泻	当归	甘草	黄芩
	黄连	枳壳					
大分清饮	茯苓	泽泻	枳壳	栀仁	猪苓	前仁	木通
排气饮	陈皮	木香	藿香	香附	泽泻	枳壳	乌药

厚朴

徙薪饮	陈皮	黄芩	麦冬	白芍	黄柏	茯苓	丹皮
芩连消毒饮	柴胡	桔根	羌活	防风	黄芩	黄连	甘草
	枳壳	连翘	荆芥	白芷	川芎		
柴归饮	柴胡	当归	人参	黄芩	生姜	大枣	白芍
	大黄						
廓清饮	枳壳	厚朴	腹皮	芥子	茯苓	莱服	泽泻
	陈皮						
太清饮	知母	石斛	木通	石膏			
绿豆饮	绿豆	食盐					
截疟饮	黄耆	人参	白术	茯苓	陈皮	砂仁	草果
	五味	乌梅	甘草				
休疟饮	人参	白术	首乌	当归	炙草		
清脾饮①	青皮	川朴	白术	半夏	甘草	柴胡	茯苓
	黄芩	草果					
大和中饮	陈皮	枳实	砂仁	山楂	麦芽	厚朴	泽泻
小和中饮	陈皮	山楂	茯苓	厚朴	扁豆	甘草	
温胃饮	人参	白术	扁豆	陈皮	干姜	当归	甘草
和胃饮	陈皮	厚朴	干姜	甘草			
安胃饮	陈皮	山楂	麦芽	木通	泽泻	黄芩	石斛
左归饮	熟地	山药	枸杞	炙草	茯苓	山萸	
右归饮	熟地	淮药	枸杞	甘草	山萸	杜仲	肉桂
	附片						
清化饮	白芍	麦芽	丹皮	茯苓	黄芩	生地	石斛

---

① 清脾饮：原作"清皮饮"，据本书正文改。

苓连消毒饮	黄芩	黄连	羌活	防风	连翘	枳壳	荆芥
	白芷	川芎	射干	甘草		
透邪煎	当归	白芍	防风	荆芥	升麻	甘草
玉女煎	熟地	麦冬	知母	石膏	牛膝	
通瘀煎	归尾	山楂	红花	天台	香附	木香	青皮
	泽泻					
脱花煎	川芎	肉桂	牛膝	车前	当归	朴硝	或加人
	参、附片					
服蛮煎	生地	麦冬	白芍	菖蒲	石斛	丹皮	茯神
	陈皮	木通	知母			
小营煎	熟地	当归	枸杞	白芍	淮山	甘草
大营煎	熟地	当归	枸杞	甘草	杜仲	牛膝	肉桂
镇阴煎	熟地	泽泻	牛膝	肉桂	附片	炙草
大补元煎	人参	熟地	枸杞	当归	杜仲	炙草	山药
	山萸					
决津煎	当归	牛膝	肉桂	泽泻	熟地	乌药
秘元煎	焦术	茯苓	芡实①	人参	枣仁	甘草	五味
	志肉	淮山	金樱			
菟丝煎	人参	山药	当归	菟丝	枣仁	茯苓	甘草
	志肉	鹿角霜				
济川煎	当归	牛膝	泽泻	升麻	枳壳	肉苁蓉
搜毒煎	紫草	骨皮	大力	黄芩	木通	连翘	白芍
	蝉蜕					
扫虫煎	小茴	乌药	槟榔	榧肉	吴萸	乌梅	青皮

---

① 芡实：原作"黄实"，据《景岳全书》卷五十一改。

	雄黄	甘草	朱砂			
清膈煎	陈皮	贝母	胆星	海石	芥子	木通
化阴煎	生地	熟地	牛膝	猪苓	泽泻	黄柏	知母
	绿豆	胆草	车前			
柴陈煎	陈皮	半夏	茯苓	甘草	柴胡	生姜
解肝煎	陈皮	半夏	厚朴	白芍	茯苓	苏叶	砂仁
理阴煎	熟地	当归	干姜	甘草	或加附、桂	
养中煎	人参	山药	白扁豆	甘草	茯苓	干姜
补阴益气煎	人参	当归	淮山	熟地	陈皮	升麻	紫胡
	炙草					
胃关煎	熟地	淮山	扁豆	炙草	炮姜	吴萸	白术
举元煎	人参	黄蓍	炙草	升麻	白术	
寿脾煎	白术	当归	淮山	枣仁	志肉	人参	莲肉
	炙草					
圣术煎	白术	肉桂	陈皮			
暖肝煎	当归	枸杞	茯苓	小茴	肉桂	乌药	沉香
凉血养营煎	生地	当归	白芍	甘草	骨皮	紫草	黄芩
	红花					
礞石丸	礞石	大黄	黄芩	沉香		
温脏丸	人参	白术	当归	白芍	茯苓	川椒	榧肉
	槟榔	干姜	吴萸	使君子		
滋肾丸	黄柏	知母	肉桂			
枳术丸	白术	枳实				
苍术丸	茯苓	白芍	甘草	川椒	小茴	厚朴	故纸
	苍术					

扶桑丸　　　嫩桑叶一斤为末　黑脂麻四两为末　白蜜一斤
巩堤丸　　　熟地　菟丝　白术　五味　附片　茯苓　益智
　　　　　　故纸　韭子
玉关丸　　　白面　枯矾　文蛤　五味　诃子　滚汤和丸
敦阜糕　　　白面　白术　故纸
金樱膏　　　金樱子　人参　桑螵蛸　山药　杜仲　益智仁
　　　　　　苡仁　山茱萸　芡实　枸杞　青盐
赤金豆　　　巴霜　生附　皂角　轻粉　丁香　木香　朱砂
　　　　　　竺黄

总 书 目

I

诊　　法

针灸推拿

本　草

III

淑景堂改订注释寒热温平药性赋　　临症经验方